看護教育のための
パフォーマンス評価

ルーブリック作成からカリキュラム設計へ

糸賀　暢子　あじさい看護福祉専門学校看護学科・学科長
元田　貴子　あじさい看護福祉専門学校看護学科・専任教員
西岡加名恵　京都大学大学院教育学研究科教育科学専攻教育方法学講座・教授

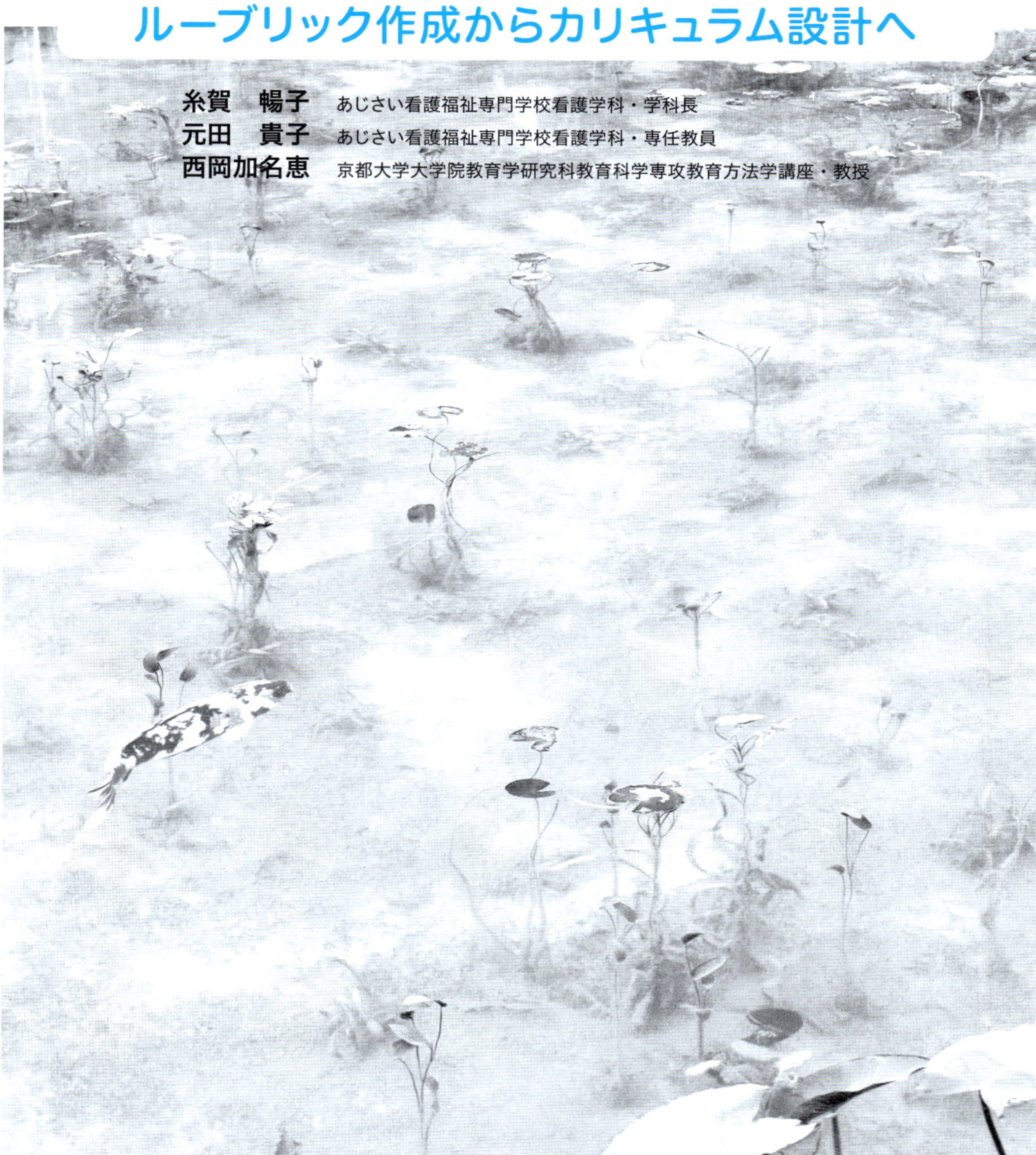

医学書院

《著者略歴》

● 糸賀暢子 いとがようこ

あじさい看護福祉専門学校看護学科・学科長

島根県出身．看護専門学校を経て看護師免許取得．2001年名城大学大学院法学研究科修士課程修了．1999年に中学社会科専修・高校公民専修，2001年に高校地理歴史１種教員免許取得．2005年(平成17)度厚生労働省看護研修研究センター幹部看護教員養成課程修了を経て現職．専門領域は精神看護学．趣味はロープウェイで登れる山のトレッキングと自然の写真撮影(本書収載)．思い出の１冊は『種をまく人』(ポール・フライシュマン)．

● 元田 貴子 げんだたかこ

あじさい看護福祉専門学校看護学科・専任教員

岐阜県出身．看護専門学校を経て看護師免許取得．2002年名城大学法学部法学科卒業．2007（平成19）年度厚生労働省看護研修研究センター看護教員養成課程修了を経て現職．専門領域は在宅看護論．趣味は仏像・神社仏閣巡り・登山・ダイビング等々．思い出の1冊は『星の王子さま』(サン＝テグジュペリ)．

● 西岡加名恵 にしおかかなえ

京都大学大学院教育学研究科教育科学専攻教育方法学講座・教授

広島県出身．1995年京都大学大学院教育学研究科修士課程修了．1998年英国バーミンガム大学教育学研究科Ph.D.(Ed.)取得．1999年鳴門教育大学講師，2004年京都大学大学院教育学研究科助教授，2007年同准教授（職名変更），2017年より現職．主著に，『教科と総合学習のカリキュラム設計　パフォーマンス評価をどう活かすか』(単著，図書文化)『新しい教育評価入門　人を育てる評価のために』(共編著，有斐閣）等．趣味は朝ドラを見ること．思い出の1冊は『自由への長い道(ネルソン・マンデラ自伝)』．

看護教育のためのパフォーマンス評価
—ルーブリック作成からカリキュラム設計へ

発　行　2017年 8 月 1 日　第 1 版第 1 刷©
　　　　2023年 11 月 1 日　第 1 版第 6 刷

著　者　糸賀暢子・元田貴子・西岡加名恵

発行者　株式会社　医学書院
　　　　代表取締役　金原　俊
　　　　〒113-8719　東京都文京区本郷 1-28-23
　　　　電話　03-3817-5600(社内案内)

印刷・製本　三美印刷

ISBN978-4-260-03199-8

はじめに

「看護は，看護しないとわかりません」「患者情報を集め，病態関連図を書いても，それだけでは患者がどのような援助へのニーズをもっているのか全く見えてこなかった.『このままでいい』という患者の言葉を信じ切れていない自分に気づいた」「看護に必要な情報は看護しないと入ってきません」……. 学生たちのこうしたさりげない言葉が，筆者がいつしかとらわれてきた伝統的な教育方法論を打ち砕きました.

21世紀の看護を担う学生に何を学び，理解してほしいのか——. その真のゴールから遡って評価基準を設定し，到達目標に向かうためにどのような学習体験が必要かを考える過程こそ，本書で解説することになる「逆向き設計」論に基づくカリキュラム設計，授業づくりの始まりでした. そうして患者中心の，患者目線の看護とは何かという答えを教育現場で模索するうちに，瞬く間に10年という月日が経過しました. 実習の見直しから着手して，2011年からは目的とゴール，学習内容と方法の一貫性を高めるカリキュラムの再編の流れへとつながって現在に至っています.

そして本書は，2013年の夏に，ある研修の場で京都大学の教育学研究者である西岡加名恵と糸賀がともに講師に招聘されたことがきっかけで企画されました.「逆向き設計」論を紹介する西岡の講演を聴いて，筆者は「これぞ私たちで取り組んできたカリキュラム設計だ！」と感じました. 一方，西岡も同じ檀上で糸賀の講演を聴いて，「『逆向き設計』論を突きつめてできるカリキュラムの理想形が，こちらの看護学校に体現されている！」と感じられたそうです. この出会いの後で交流が生まれ，筆者の学校のパフォーマンス課題とルーブリックが洗練されていく原動力となりました.

本書で紹介する実践は，筆者が携わってきた看護専門学校の卒業生・在校生たちや教職員とともに生まれました. その初心を留めるため，各章の扉では私たち教員を励まし，駆り立ててくれた学生たちの言葉をまず掲げています. 現場の看護のためにと考え抜いた学生たちの飛躍こそが「逆向き設計」の真髄であることを示すためです. 患者さんへの思いを，看護教育の真髄に迫る言葉で素直に表現してくれた学び手の皆さん（紙幅の都合で紹介できなかった方々ともども）へ，最初に感謝を捧げます.

「逆向き設計」は教師の力量が問われると言われます. 臨地実習の場では教師や指導者がモデルとなって学生とともにベッドサイドで求められる看護ができなければ，「逆向き設計」のカリキュラムは実現できません. 改革への理解とご協力をいただいたあじさい看護福祉専門学校の山田實紘理事長，鈴木俊子学校長をはじめ，努力と研鑽をおしまず支えてくれた本校の教員・スタッフたちに心から感謝いたします. 第6章の扉写真は教務事務間島直子課長撮影，その他は筆者によるものです．

また，実践から看護を学べる実習を構築するうえで，実習施設の全面的な理解と協力が不可欠です．本校の教育改革は，主たる実習施設である社会医療法人木沢記念病院の理解と協力なしにはなし得ませんでした．感謝いたします．また医学書院の青木大祐さんたちに，筆者たちの思いを読者に届けるために種々尽力いただいたことも付記します．青木さんには2010年の月刊『看護教育』初寄稿時からずっと助言いただいてきました．とても心強かったです．

なお表紙に散りばめられた写真の中には，筆者の施設からほど近い岐阜県関市板取にある「名もなき池」があります．地域の方が高賀山から湧き出る清水をためて色とりどりの鯉を放たれたことで，今ではモネの絵画のように美しい名勝地として全国に知られる存在となりました．同様に，看護学校から巣立ってゆく学生たちが本来もっている美しい心が引き出され，映し出される教育が実現できますよう，本書が看護の先生方に役立つ内容であり，これから看護教員になられる方や臨地の指導者の方の参考書としても手に取っていただけることを願っています．

2017年初夏　執筆者を代表して

糸賀暢子

目次

装丁デザイン/トップスタジオデザイン室（轟木亜紀子）

序章

なぜ今，パフォーマンス評価なのか

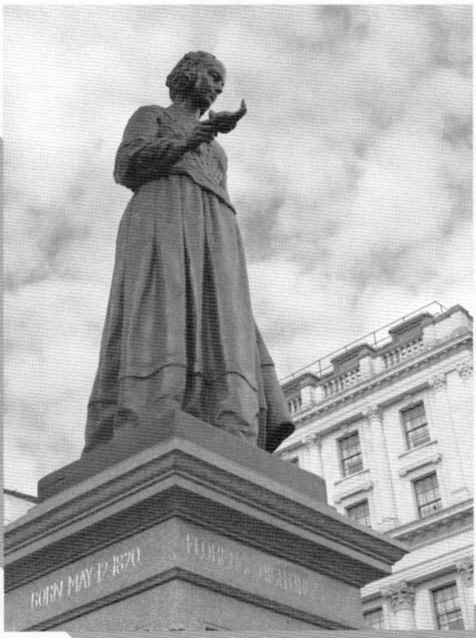

「看護師が行う看護は，その看護師が受けた教育に左右される」

—— 平岡えみ（第21期生）

看護教育の現場の教師たちは，学生の多くが「自分で考えず，すぐ教師にどうしたらいいか聞く」「自分で考えたことを発言したり，判断したりして行動できない」「情報収集が目的化して，看護に結びつかない」「学校で学んだ知識を臨床現場で活用できない」「ベッドサイドに行かないで，実習時間のほとんどをナースステーションやカンファレンスルームで過ごしている」「学校で学んできた看護技術を，実際の現場ではほとんど実践できない」といった悩みを共有していると耳にします．

このような悩みの奥には，「もっと学生が主体的・自律的に学習ができる教育をしたい」「臨床現場で自ら考え行動してほしい」「もっと患者のベッドサイドで看護をしてほしい」という，**先生方自身の願い**があるように思います．

「看護教育の内容と方法に関する検討会報告書」(2011 年)[1]は，まさにこのような看護教育の実情と課題を踏まえて，これからの看護教育の方向性を打ち出すものでした．本報告書では，卒後間もない看護師の実践力が低下している現状から，看護過程の展開自体を目的とする実習への懸念，「知識」の概念の変化に伴うパフォーマンス評価への転換，学生個々の体験を教材化する帰納的学習の必要性などを明示しています．

これらの指摘は各学校に看護実践力とは何か，教育とは，学びとは，評価とは何かといった**根源的な問いからのカリキュラムの再構築**を求めているのではないかと，筆者は考えました．

また，「医道審議会保健師助産師看護師分科会，保健師助産師看護師国家試験制度改善検討部会報告書」(2016 年)[2]では，免許取得時に求められる実践力を問うことを目指す状況設定問題に関して，より具体的な内容が示されました．

例えば，経時的に変化する状況の中で展開する看護活動を問う問題や，思考や判断のプロセスを問う問題を積極的に出題することが望ましいとされています．これらは明らかに国家試験で看護実践のパフォーマンスを評価することを示唆するものでしょう．

本書は，学生自身がルーブリックを道標として自己評価をしながら主体的・自律的に学習に取り組み，**「看護を学び」・「看護ができる」学生**を育成する教育を目指した**パフォーマンス評価**の実践を紹介するものです．その際に有効な方法として，**「逆向き設計」論**に基づくカリキュラム作りを提案しています．

本書の構成と内容

まず，筆者の所属するあじさい看護福祉専門学校(以下，本校)がなぜパフォーマンス評価をとり入れたのか，そのきっかけについて紹介しましょう．

図 i-1 は本校 3 年生の「クリティカルケア実習」リフレクション・ノートの 1 例です．救急外来初日から状況の中で知識とスキルを使って，自己の最善を尽くして看護

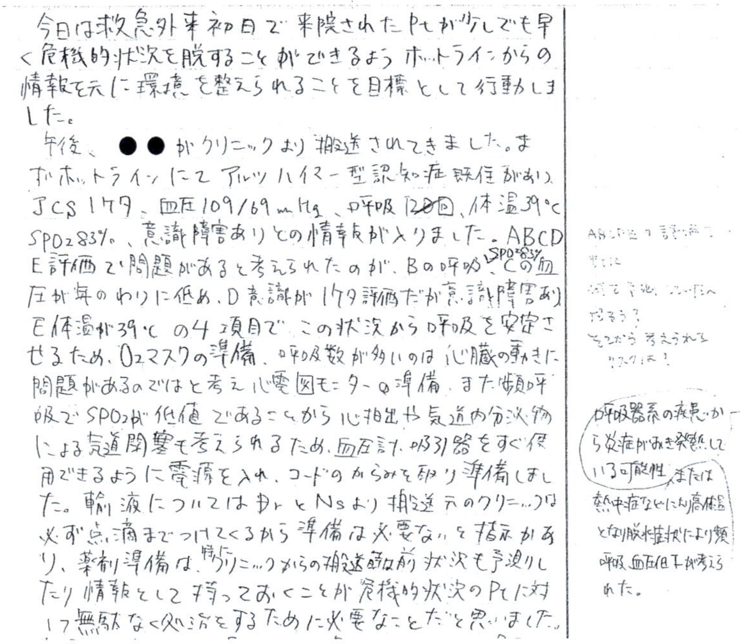
今日は救急外来初日で来院されたPtが少しでも早く危機的状況を脱することができるようホットラインからの情報を元に環境を整えられることを目標として行動しました。
午後、●●がクリニックより搬送されてきました。まずホットラインにてアルツハイマー型認知症既往があり、JCS 1ケタ、血圧109/69mmHg、呼吸12回、体温39℃、SpO2 83%、意識障害ありとの情報が入りました。ABCDE評価で問題があると考えられたのが、Bの呼吸SpO2 83%、Cの血圧が年のわりに低め、D意識が1ケタ評価だが意識障害あり、E体温が39℃の4項目で、この状況から呼吸を安定させるため、O2マスクの準備、呼吸数が多いのは心臓の動きに問題があるのではと考え心電図モニターの準備、また頻呼吸でSpO2が低値であることから心拍出や気道内分泌物による気道閉塞も考えられるため、血圧計、吸引器をすぐ使用できるように電源を入れ、コードのからみを取り準備しました。輸液についてはDrとNsより搬送元のクリニックでは必ず点滴までつけてくるから準備は必要ないと指示があり、薬剤準備は、特にクリニックからの搬送前状況も予測したり情報として持っておくことが危機的状況のPtに対して無駄なく処置をするために必要なことだと思いました。

図 i-1　実習初日の学生リフレクション・ノートの例（酒向花織さん提供）

を実践している様子が窺えます．このような実践が可能になったのは2007年からです．まず2006年に自己点検・自己評価を行い，「看護基礎教育として本当に学んでほしいこと，評価したいことが評価できていない」という課題，つまり，目指している看護実践の評価の妥当性に関する課題を明らかにするところから始めました．そこで，学生が学んだ知識を実践的な状況の中で活用し，最善を尽くして相手の安全・安楽・安寧・健康回復を目指して看護するための統合された能力の獲得と評価を実現するために，パフォーマンス課題とルーブリックを活用したカリキュラムの再構築を行うに至りました．その結果，学生自身が看護の実践を通して看護実践力を培うカリキュラムを開発したことで，筆者たちがめざす学習の命といえる**学生たちの自由な思考と探究**が出現するようになりました．そんな**看護師として本当に目指したい結果から遡ってカリキュラムを作った過程**が，結果的に，**現代の教育学が提唱する「逆向き設計」論に対応するもの**となっていました．

本書は，その歩みを支えてくれた京都大学大学院教育学研究科の西岡加名恵氏（以下，西岡）とともにまとめました．読者の皆さん（看護教員仲間）のお役に立てるように，本校が歩んだ軌跡と実践から「逆向き設計」によるカリキュラムがもつ魅力と効果を伝えつつ，皆さんそれぞれの自校の理念にかなうカリキュラム再編に寄与する情報をまとめた構成となっています**（図 i-2）**．

第１章から第５章は，授業，演習，実習の実際について解説します．いわゆる「**ミクロな設計**」と言われるものです．

第６章から第８章では，カリキュラム全体を捉える「**マクロな設計**」と，「逆向き設

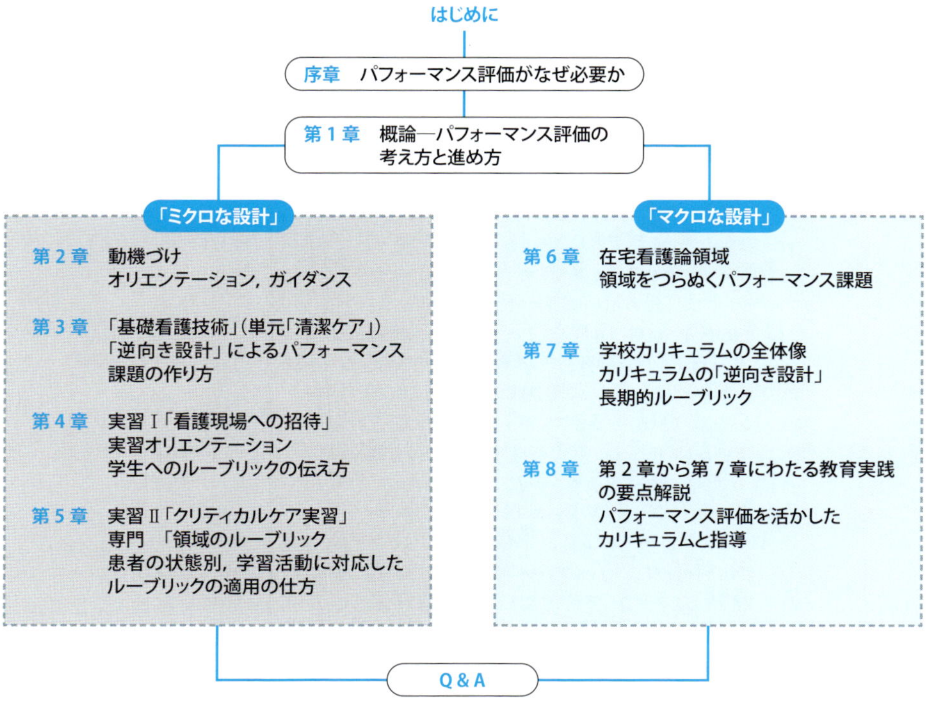

図 i-2　本書の構成――読者の関心別の設計図として

計」論に基づくカリキュラムの改善について解説します．

まず第１章で，西岡がパフォーマンス評価の考え方と進め方，教育評価やパフォーマンス評価の基本について解説します．第２章から第５章では，本校がどのようにパフォーマンス課題とルーブリックを活用しているか，入学時の導入，ならびに講義，演習，臨地実習それぞれの実践を解説します．

第２章は，入学時オリエンテーション，ガイダンスを紹介します．そこでは，看護専門職者としての具体的イメージをもたせて自ら考え，学び，行動できる看護師として成長を遂げていく意志を立ち上げ，動機づけを目指します．また，はじめてパフォーマンス課題に取り組むうえで，スタート段階から３年間のビジョンをもつための重要なポイントを押さえます．

第３章は，講義と演習におけるパフォーマンス課題やルーブリック，それらを用いた実践を説明します．基礎看護技術の「生活を整える看護」の科目から，単元「清潔ケア」の授業をどのように「逆向き」に設計するのか，パフォーマンス課題の作成から，単元目標に向かう授業設計とパフォーマンス課題（技術テスト）の評価基準（ルーブリック）について解説します．

第４章，第５章は，臨地実習の「逆向き設計」を解説します．設計の基本的な考え方は同じですが，実習領域（科目）における重点目標と学習内容がどのように設定され，学習方法と評価基準（ルーブリック）がどのように変わるのか，第４章では基礎看護実習（本校では「看護現場への招待」）について，第５章では成人看護学実習（「クリティカルケア実習」)について解説します．2つの例を通して，実習における重点目標から学習内容，評価の一貫性をどう確保すればよいか，理解できると思います．

第6章では，専任教員の元田が在宅看護論の領域を例に，領域を貫くパフォーマンス課題とルーブリックの実際を解説します．

第7章では，カリキュラム全体の「マクロな設計」の長期的ルーブリックと，教科・単元の「ミクロな設計」とルーブリックの対応について説明します．また，本校の「共生と創造」の理念に向かうパフォーマンス課題，実習の再構築を紹介します．実習での体験から意味や価値を見出し，深い理解をもたらす作品を紹介します．

第8章では，パフォーマンス評価を活かしたカリキュラムと指導について，第2章から第7章の実践と関連づけて，「逆向き設計」における「マクロな設計」についてとともに西岡が解説しました．「逆向き設計」論は，現在，初等・中等の教育界でも大いに注目され，導入されています．一般教育課程におけるカリキュラムの改善から私たち看護教員が学ぶことの意義は大きいと思います．

付録のQ&Aでは，これまでにパフォーマンス評価に取り組まれた学校の先生方からよくいただく質問にお答えしました．評価から教育方法，カリキュラムの見直しをはじめた経緯と，その過程で教師がどのようなつまずきを体験し，乗り越えてきたか．パフォーマンス評価とルーブリックを導入して教員・学生にどのような変化，成長が見られたのか．また，どのように学生の看護への関心や意欲を維持しつつ，重点目標に到達するよう支援しているのか，具体的にお答えします．その最後に，カリキュラムを「逆向き設計」しても**なお残る課題**は何か．これから「逆向き設計」に取り組まれる学校が特に留意すべき点についても述べます．

本書のメッセージ

以上，本書は「『理解をもたらすカリキュラム設定』は，規範的なプログラムではない」[3]こと，「一歩ずつ従わなくてはならないような手引きではなく，概念的な枠組みと，たくさんの入り口と，設計テンプレート，さまざまなツールと方法，そして付随する一組の設計スタンダードを提供する――一歩ずつ従うべき手引きなどは，教育においてであれ建築においてであれ，良い設計とは正反対」[3]という考えを前提に，読者がそれぞれの関心に応じて読み進められるよう，さまざまな入口からスタートすることができるガイドブックとして解説しました．看護教育の現場に直結する本校の実践に基づく章から読み始められても良いですし，これまでのカリキュラムに課題を見出していない方や従来の思考を覆す「逆向き設計」のカリキュラムに不安や戸惑いを感じられる方は，世界各国で広がりを見せる「逆向き設計」論を日本に紹介されたプロフェッショナルの教育学研究者である西岡のパート(第1，8章)をまず抜き出して読み進められることをお勧めします．

本書を手掛かりに，それぞれの学校の理念から，一人ひとりの教員によって作り出されるものこそ，本物のカリキュラムです．

なぜならば，「カリキュラムはあなただ！」[4]「『カリキュラムを構成し，実行し，評価し，改善する』という『編成作業の責任主体』としての教師のすべての活動の中にカリキュラムが反映している」[5]からと，筆者も考えるようになったからです．

◆ ◆ ◆

本書は，現在看護教育が抱えているさまざまな課題をすべて解決できる手引き書ではありません．また，パフォーマンス評価のやり方，ルーブリックの作り方を手取り足取り伝えるワークブックでもありません．まして，パフォーマンス評価の理論に沿ったカリキュラムのスタンダードを目指すものでもありません．

パフォーマンス評価が目指すのは，看護実践力として目指すべき目標に向かうためのカリキュラム一貫性です．本書が伝えたいメッセージは，**目標に到達するためのカリキュラム設計として「逆向き設計」が大変優れている**ことです．そして，これまでの看護教育，評価の視点になかった学生のケアを受ける患者，家族の目線にたって，患者，家族が今，最も必要としているケアが提供できることを目指していること．さらには，臨床現場で看護を実践し，学ぶ学生の視点から教育を再構築することです．

それだけに，形式や形に当てはめる作業ではなく，「看護教育として本当に学んでほしいことを学べているのだろうか？」「本当に学んでほしいことを評価できているのだろうか？」と，常に自問しながら，明確なゴールを見つけることが重要です．

課題克服の原動力となる「もっと主体的に，自律的に看護を学んでほしい」「看護の楽しさ，やりがいを感じてほしい」という先生方の情熱こそが看護の世界を変える1本の葦(あし)となると信じています．

(糸賀暢子)

《文献》

1) 厚生労働省：看護教育の内容と方法に関する検討会報告書，2011.
http://www.mhlw.go.jp/stf/houdou/2r98520000013l0q-att/2r98520000013l4 m.pdf[2017.8.1 確認]
2) 厚生労働省：保健師助産師看護師国家試験制度改善検討部会報告書，2016.
http://www.mhlw.go.jp/file/05-Shingikai-10803000-Iseikyoku-Ijika/0000115632.pdf[2017.8.1 確認]
3) G.ウィギンズ，J.マクタイ(著)，西岡加名恵(訳)：理解をもたらすカリキュラム，日本標準，p.9, 2012.
4) 安彦忠彦：教育課程編成論，放送大学教育振興会，p.118, 2004.
米国のカリキュラム学者ラウンズベリー（Lounsbury J）の言葉より
5) 上掲 4)，p.118.

第 1 章

パフォーマンス評価の進め方

「逆向き設計」論の基本的な考え方

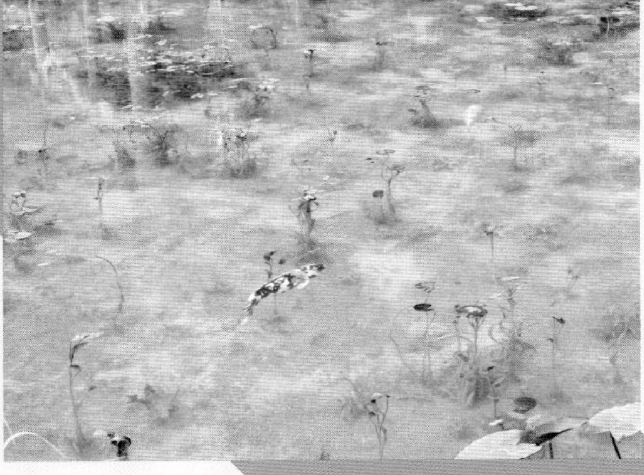

「どの理論家が何と言おうと，あなたの目の前の患者さんがそれを望んでいないのなら，それは看護ではない」
—— 渡邉望生（第22期生）

教育評価をめぐる理論的な展開

近年，看護教育において，実践力を評価する方法としてパフォーマンス評価が注目されています[*1]．パフォーマンス評価とは，知識やスキルを実際に使いこなすことを求めることによって，学習者の理解の様相を捉えようとする評価方法の総称です．パフォーマンス評価は，知識やスキルを単に暗記・再生するだけではなく，リアルな状況において活用・応用・総合する力を評価することが重要だという考え方を背景に登場しました．看護教育においても，その重要性の認識が広がっていると言えるでしょう．

本章では，パフォーマンス評価の基本的な考え方や進め方について，紹介します．

第1節では，パフォーマンス評価が登場した背後にある，教育評価に関する理論の展開を整理します．パフォーマンス評価を活かすカリキュラム設計の考え方として，「逆向き設計」論が登場しています．そこで第2節では，「逆向き設計」論に依拠すれば，どのように「知の構造」と評価方法との対応関係が捉えられるのかを解説します．

続く第3・4節では，パフォーマンス評価の典型的な方法であるパフォーマンス課題や，そこで用いられる評価指標（ルーブリック）の作り方について，説明します．最後に第5節で，ポートフォリオ評価法の進め方についても確認しておきましょう．

教育評価とは何か――この問いに対して一般的にありがちな答えは，「学習者の成績をつけること」というものでしょう．歴史を振り返っても，教育における評価は，ながらく子どもの能力を測定するものだと理解されてきました．この観念を転換し，「教育を評価するものこそが教育評価である」と定義したのが，米国においてはタイラーであり，日本においては到達度評価論者たちでした．

ここでは，教育評価概念の成立以降，パフォーマンス評価が登場・普及するに至るまでの，米国と日本の理論史を簡単に紹介しておきましょう．

1 米国における教育評価論の展開

タイラー（Tyler RW）は，1930年代の米国において，**エバリュエーション（教育評価）の概念**を提唱した人物です．当時，評価をめぐって隆盛を極めていたのは，ソーンダイク（Thorndike EL）らの**測定論**の考え方でした．測定論は，子どもの能力は固定的なものであり，正規分布曲線[*2]に当てはまるように分類されると想定するものです．しかし，タイラーは，教育の改善に役立てるという視点から見て，この測定論には問題があると考えました[1)]．

1949年の著書『現代カリキュラム研究の基礎（Basic Principles of Curriculum and

＊1　専門誌でも，月刊「看護教育」2014年8月号特集：学習の「質」を高めるパフォーマンス評価，隔月刊誌「看護人材育成」2015年12月-2016年1月号特集：パフォーマンス評価の具体策と評価者に求められる役割～ルーブリックに迫る，がそれぞれ組まれた．

＊2　ベル・カーブ．図1-1［p.10］参照

Instruction)』の中で，タイラーは，カリキュラム編成を行う際に，①達成すべき教育目的を設定し，②目標の達成に役立つ学習経験を選択し，③効果のある指導のために学習経験を組織し，④学習経験の効果を評価することを提唱しました[2]．

このタイラー原理においてエバリュエーション(教育評価)は，「教育目標が，カリキュラムや学習指導のプログラムによって，実際にどの程度実現されているのかを判定するプロセス」として定義されることとなったのです．

目標に準拠して評価を行い，それを教育の改善につなげるというタイラーの発想は，その後，ブルーム(Bloom BS)に継承されました．ブルームもまた，測定論の考え方を明快に批判しました．測定論は，本来，子どもの能力を伸ばすものであるという教育の考え方と矛盾すると指摘したのです．1968年，ブルームは，すべての子どもたちに学力を保障することを目指し，**マスタリー・ラーニング**を提唱しました．これは，学習の過程で形成的評価を行い，つまずいている子どもには回復指導を行うことを追求するものです[3]．

一方で，ブルームらは，1956年以降，**教育目標の分類学(タキソノミー)**を提案していきました．教育目標の分類学は，認知領域，情意領域，精神運動領域のそれぞれについて，学んだ内容をどのレベルの行動として表出できるのかを整理することによって，高次の学力の形成を目指したものでした[4]．ただし，教育目標の分類学では結果的に，教育目標を要素的な行動目標に分解することになってしまいました．また，学習は低次の目標から高次の目標へと進むものだと**誤解**されたために，結果的に高次の目標にはたどりつけない，という問題をもつこととなりました．その後，学習に関する研究が進むにつれて，教育目標についても，ブルームらの分類学とは異なる構造で捉えようとする提案がさまざまに登場しました[5]．

さて，1980年代の米国においては，客観テストの結果によって，学校が説明責任を果たすことを求める政策が採られました．それに対し，学校現場からは，客観テストで測られる学力には限界がある，子どもたちにはむしろ思考力や創造性を育成することが重要だという主張が登場しました．1990年代には，思考力や創造性が実際に発揮されるような実際のパフォーマンスを見て評価することが重要だ，とする**パフォーマンスに基づく評価(パフォーマンス評価)**が提唱されるに至ったのです．

このように，パフォーマンス評価の根底には，学校/教室内でのテストのために特別に設定された状況ではなく，現実世界/社会に力が試されるような状況を模写したりシミュレーションしたりしながら評価することの重要性を強調する**「真正の評価」論**があります．

本書で紹介する「逆向き設計」論は，米国における代表的な「真正の評価」論者であるウィギンズ(Wiggins G)とマクタイ(McTighe J)が，共著書『理解をもたらすカリキュラム設計(Understanding by Design)』(1998年，増補第2版は2005年)で提唱したカリキュラム設計論です．「逆向き設計」論は，カリキュラム設計にあたって，教育目標，評価方法，学習経験と指導を三位一体のものとして設計することを提案するものです．教育によって最終的(単元末，学年末，卒業時)にもたらされる成果(「求められている結果」）から遡って教育を設計する点，また通常，指導が行われた後で考えられがちな評価方法〔「承認できる証拠（エビデンス）」〕を先に構想する点から，「逆向き」と言われています．

「逆向き設計」論は，**タイラー原理を発展的に継承したカリキュラム設計論**です．それと同時に，**教育目標や評価方法をめぐる理論の現代的な到達点に位置するもの**とも言えます．その詳細については後段で解説しますが，その前に戦後日本における教育評価論の展開についても紹介しておきましょう．

2 戦後日本における教育評価論の展開

カリキュラムや評価に関する日本の教育政策を見るうえで，鍵となるのが学習指導要領と指導要録です．学習指導要領は，各学校[*3]が教育課程を編成するうえでの基準となる文書であり，教科書検定の基準ともなります．文部科学省が告示し，法的拘束力があります．一方，指導要録は，児童・生徒の学籍，指導の過程や結果の要約を記録し指導に役立てるとともに，調査書（内申書）の原簿となるなど，外部への証明にも用いられます．各学校には，指導要録の作成と保存が義務づけられています．

戦後日本の指導要録においては，米国の「測定論」からの影響もあり，ながらく相対評価が採用されてきました．相対評価とは，集団の中での順位によって成績をつけるものです．最上位7％なら評定5，次の24％なら評定4…といったように序列によって成績が決まることから，排他的な競争が生まれます（**図 1-1**）．そもそも必ずできない学習者がいることを前提としていることから，非教育的な評価と言わざるをえません．さらに，相対評価で示される成績は，あくまで集団の中での順位であるため，集団が変われば指し示す内容が変わる，また妥当性のない評価方法でつけられた順位でも成績となりえてしまうなど，必ずしも学力の実態を映し出す評価ではありません．

そうしたなか，「すべての子どもたちに確かな学力を保障する」という理念のもと，

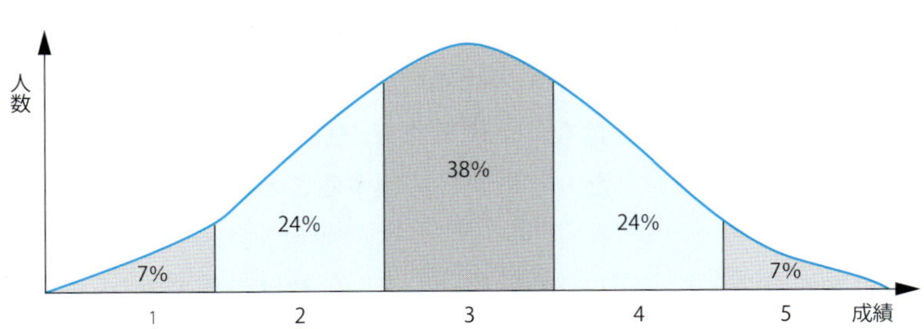

図 1-1 正規分布曲線と５段階相対評価
（田中耕治：教育評価を考える，田中耕治，西岡加名恵：総合学習とポートフォリオ評価法 入門編 総合学習でポートフォリオを使ってみよう！，日本標準，p.31，1999．より）

＊3 幼稚園・小中学校・高等学校・特別支援学校．http://www.mext.go.jp/a_menu/shotou/youryou/main4_a2.htm 参照

ブルームの理論にも学びつつ，1970 年代半ばに登場したのが**到達度評価論**でした．到達度評価論は，「……がわかる」「……ができる」のように，到達点が明確になるような到達目標を設定し，それを規準にして評価を行うことを主張するものです．到達度評価運動に参加した教師や研究者は，子どもたちに保障すべき学力を目標として明確化し，それを規準として評価を行うことによって，教育を評価して改善し，学力保障を実現すべきだという主張を展開しました．このことは，教育の前に子どもの実態を把握する診断的評価，教育の途中で状況をつかみ，教育の改善に役立てる形成的評価，教育の締めくくりに到達点を確認する総括的評価という 3 つに評価の機能を分化させるものでした．しかしながら，到達度評価に代表されるような「目標に準拠した評価」が採用されるのは，2001 年の指導要録改訂まで待たなくてはなりませんでした．

◆　◆　◆

2000 年を前後する頃から，日本においては，教育評価の改革が大きく進むこととなりました．まず，1998 年改訂学習指導要領において「総合的な学習の時間」が導入されたことにより，**ポートフォリオ評価法**が衆目を集めることとなりました．子どもたちが自ら課題を設定し，探究的な学習を進める「総合的な学習の時間」においては，従来のような筆記テストで評価を行うことができないことが明らかだったからです．

また，2001 年改訂指導要録において「目標に準拠した評価」が採用されたことにより，多くの学校現場において，目標や評価規準（基準）の研究開発が始まりました．

さらに，2004 年には，いわゆる **PISA ショック**が起こりました．OECD（経済開発協力機構）が実施している国際比較調査 PISA（生徒の学習到達度調査）において，日本の生徒たちの「読解力」が参加国の平均程度という結果が出たことが，衝撃をもって受け止められたのです．知識やスキルを活用する力を重視する PISA の「読解力」の影響から，また「総合的な学習の時間」の実践の中で探究力を支える活用力の重要性が意識されるようになってきたことから，2008 年改訂学習指導要領においては，知識やスキルを活用する思考力・判断力・表現力を強調する教育政策が採られることとなりました．そうしたなか，先進的な学校では，「逆向き設計」論に基づくパフォーマンス評価の研究開発が進められることとなりました．

学習指導要領の 2017 年改訂にあたっては，「予測困難な時代に，一人一人が未来の創り手となる」力を身に付けさせていくために，問題解決や論理的思考，コミュニケーションなどの汎用的スキル，ならびに自己調整や批判的思考を可能にするメタ認知なども含めた「資質・能力」の育成を目指すという方針が打ち出されました．そこでは，育成すべき「資質・能力」が，①生きて働く「知識・スキル」の習得，②未知の状況にも対応できる「思考力・判断力・表現力等」の育成，③学びを人生や社会に生かそうとする「学びに向かう力・人間性等」の涵養，という 3 つの柱で捉えられています．また，**「主体的・対話的で深い学び」（アクティブ・ラーニング）**の視点から授業の改善を図るとともに，パフォーマンス評価などを取り入れてバランスのとれた学習評価を行うことが推奨されています[6)]．今後，学校現場において，パフォーマンス評価の普及が一層進むことが予想されます．

「知の構造」と評価方法

パフォーマンス評価を用いるにあたっては，それに対応するカリキュラム設計をすることが求められます．その際に有効な提案を行っているのが，「逆向き設計」論です．本節では，「逆向き設計」論の概要を紹介するとともに，そこで提案されている「知の構造」と評価方法の対応関係を整理しておきましょう．

1　「逆向き設計」論

「逆向き設計」論の提案は，大きく，「ミクロな設計［単元の設計］」と「マクロな設計［長期的な指導計画の設計］」に関するものに分けられます[7]．単元とは，学習内容の有機的な一まとまりであり，1時間～数十時間程度の一連の授業から構成されるものです．通常，年間指導計画は，単元を配置する形で設定されることになります．

「ミクロな設計」については，①「求められている結果(目標)」を明確にし，②「求められている結果」が達成できているかどうかを確かめるうえで「承認できる証拠(評価方法)」を決定したうえで，③「求められている結果」「承認できる証拠」に対応できる学習経験と指導を計画すべきだと主張されています(**図1-2**)．目標設定にあたっては，重点的に扱う目標として，単元を通して探究すべき「本質的な問い」と，対応して身につけさせたい「永続的理解」を明確にすることが求められています．また，評価方法の決定にあたっては，パフォーマンス課題を含め，さまざまな評価方法を組み合わせて用いることが重要だと指摘されています．**パフォーマンス課題とは，さまざまな知識やスキルを総合して使いこなすことを求めるような複雑な課題を意味しています**．さらに，学習経験と指導を計画するにあたっては，子ども・青年が見通しをもっ

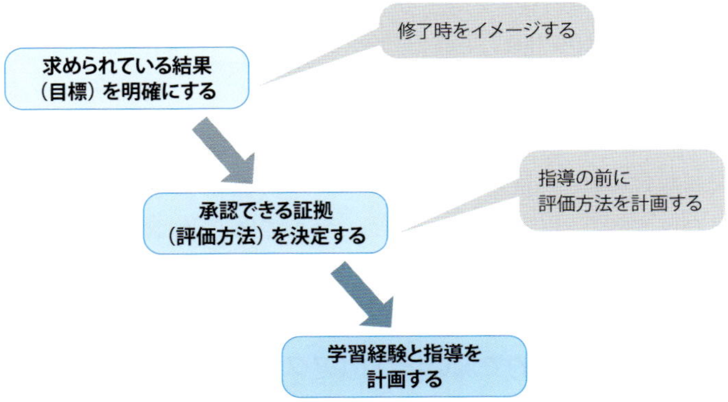

図1-2　「逆向き設計」の3段階
〔G. ウィギンズ，J. マクタイ(著)，西岡加名恵(訳)：理解をもたらすカリキュラム設計「逆向き設計」の理論と方法，日本標準，p.22，2012(原著第1版1998，増補第2版2005)．より改変〕

て学習に取り組み，自己評価を踏まえて効果的に改善を図ることができるよう，指導を工夫することが提案されています．

なお，これらの単元設計の3段階について，『理解をもたらすカリキュラム設計』の第1版(1998年)では順に考えることが強調されていました．しかしながら，増補第2版(2005年)では3つの段階を**必ずしも順に考える必要はなく，考えやすいところから考え始めて最終的に3つの段階が対応するように設計されればよい**とされています．

一方，「マクロな設計」については，「ミクロな設計」と往復させながら，カリキュラム全体の改善を図るという見通しが示されています(**図1-3**)．

図1-3の右上に示されている「『逆向き』に設計する」という項目は，「逆向き設計」の3段階(**図1-2**)を踏まえて単元を設計することを意味しています．教師たちがチームで「より賢く働いたり」，「設計スタンダード[よい設計の条件を示すチェックリスト]」に照らして設計の質を点検したりしつつ，単元や授業を設計します．

設計した単元を実施すると，学習者からのフィードバックが得られたり，学習者の作品が手に入ったりすることになります．その結果を評価すると，さまざまな改善点が浮かび上がることとなります．その気づきを活かして，単元や授業といった「ミクロな設計」だけでなく，科目や教科といった「マクロな設計」の改善も図られます．詳細は後述しますが，「逆向き設計」論においては，「本質的な問い」や「永続的理解」の視点から単元と単元を関連づけ，構造化する発想が採られています．

カリキュラム設計にあたっては，ややもすれば長期的な指導計画が日々の授業の実践とうまくつながらず，机上の空論と化してしまう傾向も見られます．「逆向き設計」

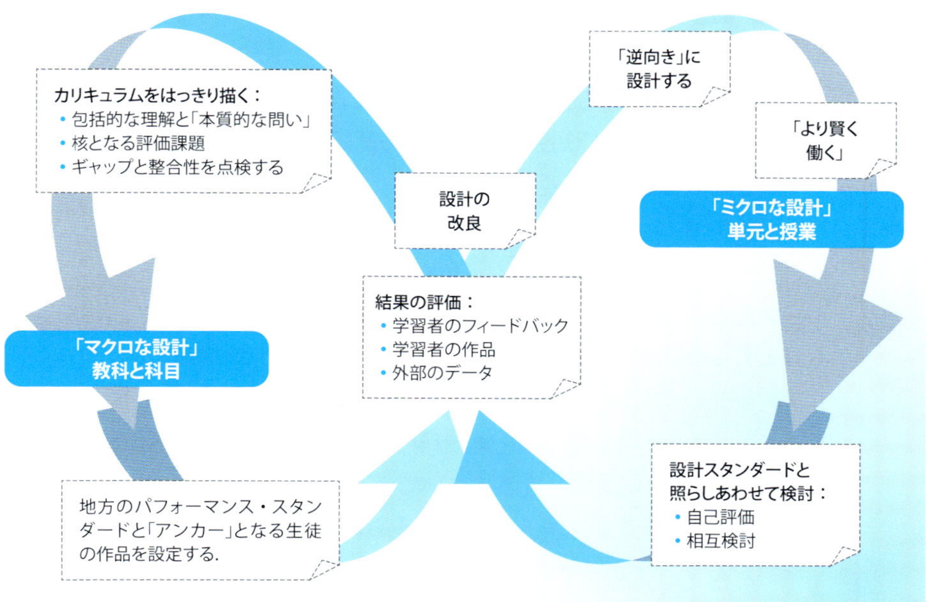

図1-3　「ミクロな設計」と「マクロな設計」の往還
(Wiggins G, McTighe J：*Understanding by Design：Overview 2002*, PowerPoint Slides, p.111, 2002. より)

論においては，単元における「本質的な問い」を抽象化した，包括的な「本質的な問い」により，単元間で目標やパフォーマンス課題の系統化を図る発想が取られています．

「マクロな設計」の詳細については第8章(p.154)にゆずりますが，単元設計と長期的な指導計画とを往還させるという構想は，実質的なカリキュラム改善を進める見通しを与える点で意義深いと言えるでしょう．

2 「理解」の重要性

では，「逆向き設計」論では，どのような「結果(目標)」を想定しているのでしょうか．ウィギンズらは，カリキュラム設計にあたってよく見られる問題として，**「双子の過ち」**があると言います．楽しく活動していても理解が伴っていない**活動主義**と，幅広い内容を網羅しているけれども理解が伴っていない**網羅主義**は，一見，全く別物に見えるものの，「理解(understanding)」をもたらしていない点では「双子の過ち」だと断じるのです．

このようにウィギンズらが「理解」を重視する背景には，学習に関する研究の進展もありました．1960年代以降，学習科学や認知科学の研究が進む中で，2000年までには次の3点が共通理解されるに至っています[8)]．

①学習者が科学的理論を学ぶためには，素朴概念を自ら修正する学習が必要である．

②学習の転移[以前に学習したことが後の学習に影響を及ぼすこと]を起こすためには，概念的枠組みに基づいて知識を構造化するような深い理解が必要である．

③適応的熟達者[外部要求に対して柔軟で適応性が高い熟達者]に育てるためには，メタ認知[自己の認知過程についての認知と知識]の能力を多様な教科の指導を通して高めることが重要である．

つまり，効果的に学習を進めるためには，学習者が主体的に学ぶこと，知識やスキルを構造化された状態で身につけること(深い理解)，メタ認知を高めることが重要であると明らかになっているのです．

学習研究の成果にも学びつつ，ウィギンズらは「知の構造」を**図1-4**のように捉えています．すなわち，人間の「知」の最も表層(低位)には，「事実的知識」と「個別的スキル」が存在しています．看護について考えると，たとえば，清潔ケアの多様性に関する知識，清潔ケアのスキルなどが考えられるでしょう．これらはもちろん知っておく価値がありますが，それだけでは現実的な状況の中で使いこなす力とはなりません．より重要な知識・スキルとして，「転移可能な概念」や「複雑なプロセス」があります．看護でいえば，「生活」「習慣」「尊厳」といった概念，「五感と行き届いた心で観察

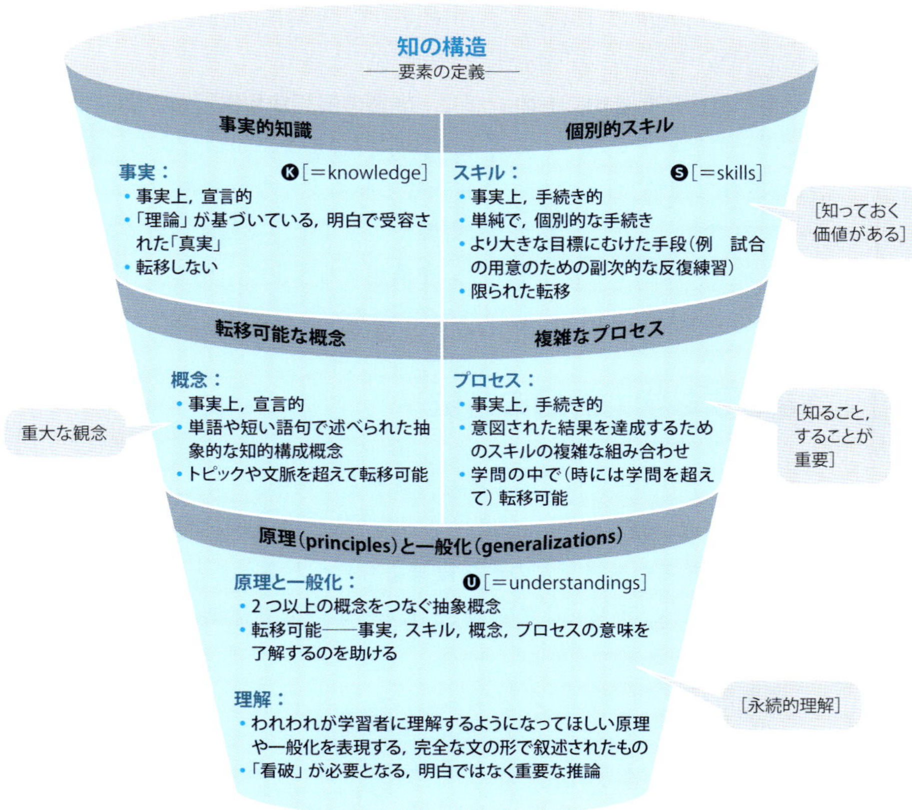

図 1-4　「逆向き設計」論が捉える「知の構造」――要素の定義
(McTighe J, Wiggins G：*Understanding by Design：Professional Development Workbook*, ASCD, p.65, 2004. より改変)

する」「状況に応じて，できること・すべきことを判断する」といったプロセスが考えられるでしょう．さらに，それらの概念やプロセスを総合して理解しておくべき「原理や一般化」があります．たとえば，「担当した患者さんの安全・安楽・安寧・健康を回復するためには，患者さんの背景と状況を正確に把握し，問題の原因を明確化したうえで，実行可能な解決策，具体的にできる行動を提案することが必要である」という内容は，看護教育のすべての分野を貫くような重要な理解(「永続的理解」)と言えます．

このように「知の構造」を捉えたうえで，ウィギンズらは，深い理解が実際にパフォーマンスとして表出される姿を見ることによって，理解の程度を評価することを提案します．彼らは，理解していれば，「説明する」「解釈する」「応用する」「パースペクティブ[全体像]をもつ」「共感する」「自己認識をもつ」といったパフォーマンスが可能になるだろうと捉えるのです[9]．これを「理解の6側面」と呼んでいます．

このようなウィギンズらの主張は，ブルームらが提唱した教育目標の分類学(タキソノミー)を発展的に継承するものです．教育目標の分類学において，認知領域は，「知識，理解(comprehension)，応用，分析，総合，評価」という6つのレベルで捉えられていました．ウィギンズらが重視する「理解（understanding）」は，「教育目標の分類学」でいうところの「総合」に該当する，とされています[10]．しかしながら，決して学習の最後に登場するものでなく，**学習の最初から学習者に身についているもの**として捉え直されています．こうして，学習者が身につけている「素朴な理解」をより「洗練された理解」へと深化・発展させていくようなカリキュラムを構想することとなったのです．これは，要素的な知識やスキルを，実践において総合して使いこなすことを確実に保障するカリキュラムを構想するうえで，極めて有効な「知」の捉え直しといえるでしょう．

3　さまざまな学力評価の方法

ここで，学力評価にはどのような方法があるのかについて整理しておきましょう．

図1-5では，現在までに登場しているさまざまな評価方法を概観しています．縦軸では評価方法を単純なものから複雑なものへと並べるとともに，左側に「筆記による評価」，右側に「実演による評価」を示すという形で整理しています．

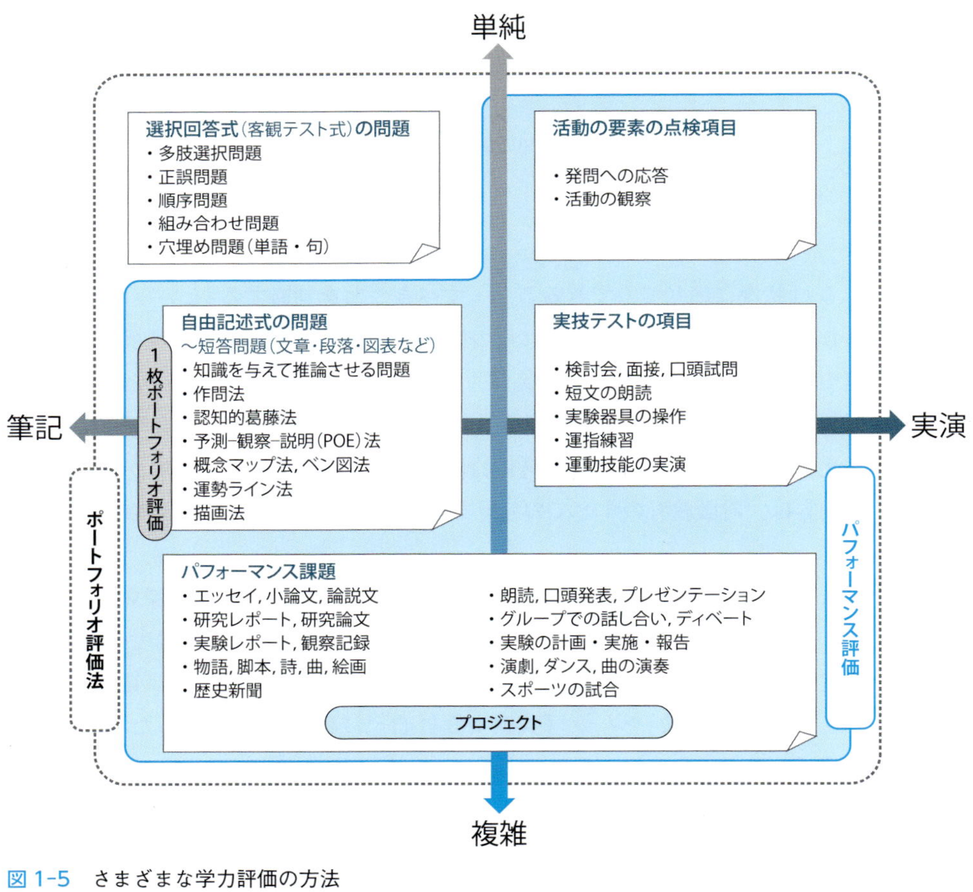

図1-5　さまざまな学力評価の方法
（西岡加名恵：教科と総合学習のカリキュラム設計　パフォーマンス評価をどう活かすか，図書文化，p.83, 2016．より）

「筆記による評価」で最も単純なものが，**選択回答式(客観テスト式)**の問題です．たとえば，大学入試センター試験を思い浮かべていただくとわかりやすいかと思います．○か×かで採点できるような問題であり，マークシートを使うことができます．筆記テストにおいても，もう少し複雑な問題を出すことはできます．これが，**自由記述式**の問題です．1～数段落程度の文章を書いたり，図を画いたりすることを求めるような問題です．さらに複雑になると，レポート(「実習を振り返り，残された課題について調査したことをレポートにまとめなさい」)やリーフレット(「訪問看護ステーションをデザインしよう！」)など，まとまった完成作品を求める課題となります．そういった複雑な課題が，**パフォーマンス課題**です．

パフォーマンス課題には，実演を求めるものもあります．たとえば，プレゼンテーションや看護過程を使う実践を求める課題などが考えられます．「実演による評価」のうち，より単純なものは実技テストとなります．看護教育を例にとると，一連の看護過程を使ったアセスメント・計画・実施・評価を求めるのはパフォーマンス課題，一定時間内に早く正確に薬物投与をする(注射する，点滴する)ことを求めるのは実技テストと言えるでしょう．さらに単純になると，発問への応答を確認したり，チェックリストに沿って活動の諸要素を点検したりしていくような評価方法があります．

パフォーマンス評価は，客観テストで測れる学力には限界があるという，客観テスト批判から登場した用語であるため，**図 1-5** では選択回答式の問題以外の評価方法を囲む形で示しています．

パフォーマンス課題は，通常，単元のまとめの課題として位置づけられます(**図 1-6**)．パフォーマンス課題に必要な知識やスキルを身に付けたうえで，それを組み合わせて用いたり(パターン 1)，同じような課題を繰り返す中で，徐々に質を改善したりする(パターン 2)のです．これらはあくまで理念形ですので，さまざまなアレンジが考えられます．たとえば，最初に試しに課題に取り組ませ，要素を補ったうえで，まとめの課題に取り組ませること(パターン 3)も可能でしょう．

なお，リアルな状況の中で与えられる課題は，真正のパフォーマンス課題と呼ばれます．ただし，課題の真正性には，さまざまな程度が考えられます．たとえば，実習で学生たちが取り組む課題は，最も真正性の高い課題と言えるでしょう．しかしながら，講義や演習で与えられる課題も，シミュレーションの状況設定をすることで，真正性を高めることができます．課題の真正性を高めることには，学習者に学習の意義を感じさせるとともに，現実の問題解決に必要となるような質の力量を身に付けさせる効果が期待されます．

一方，ポートフォリオとは，子ども作品や自己評価の記録，教師の指導と評価の記録などをファイルや箱など系統的に蓄積していくものを意味しています(**図 1-7**)．ポートフォリオ評価法とは，ポートフォリオ作りを通して，子どもが自らの学習のあり方について自己評価することを促すとともに，教師も子どもの学習活動と自らの教育活動を評価するアプローチです．ポートフォリオには，客観テストの結果も含め，すべての評価方法で生み出された資料を収めることができるため，**図 1-5** では，図

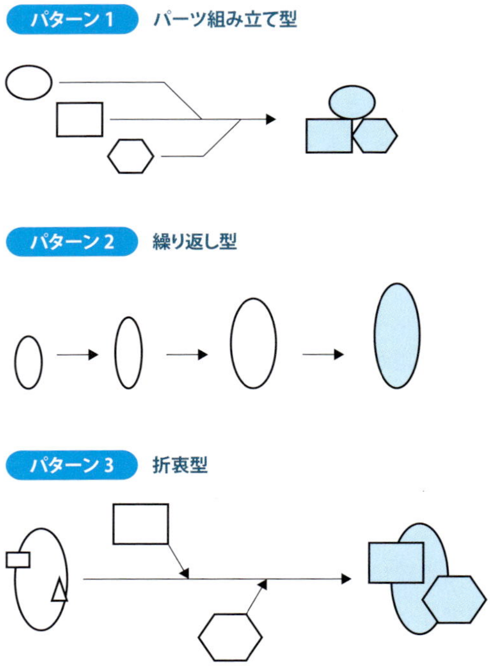

図 1-6 パフォーマンス課題の位置づけ
——単元内・単元間の構造化
（西岡加名恵：『逆向き設計』とは何か，西岡加名恵編：「逆向き設計」で確かな学力を保障する，明治図書，p.12，2008．より）

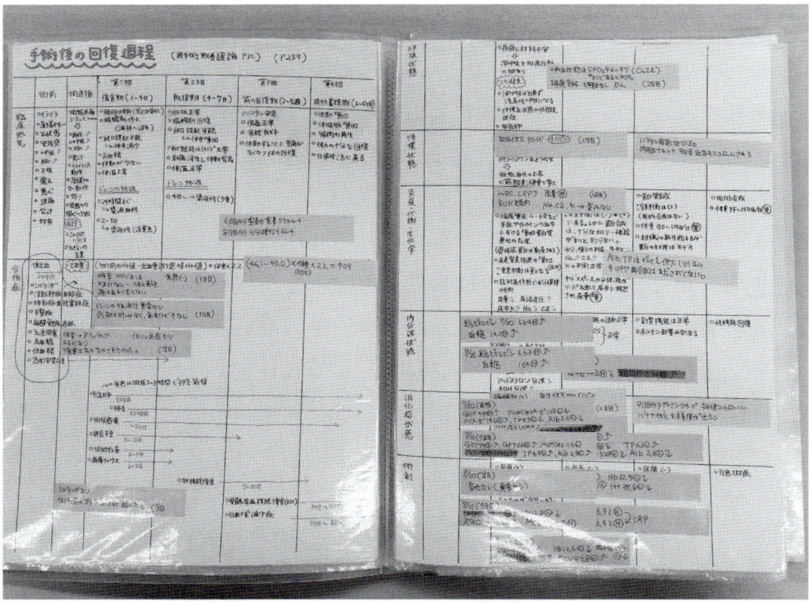

図 1-7 ポートフォリオに収められた作品の例（池戸恭子さん提供）

全体を囲む形で示しています．ポートフォリオ評価法も，パフォーマンスに基づく評価（広義のパフォーマンス評価）の方法の一種です．

4 「知の構造」と評価方法・評価基準の対応

「逆向き設計」論を踏まえると，「知の構造」と評価方法の対応については，**図 1-8** のように捉えることができます．図の左側には，**図 1-4** で示した「知の構造」が表されています（ただし，上下が逆転しているので注意してください）．また，図の右側には，評価方法とのおよその対応関係が示されています．すなわち，「原理や一般化」に関する「永続的理解」を評価するにはパフォーマンス課題が必要である，要素的な知識（概念）・スキル（プロセス）を身に付けているかを確認するには筆記テスト・実技テストが有効である，とされているのです．

なお，**図 1-8** では，「知の構造」と評価基準との対応も示しています．本書では，何に準拠して評価を行うかを示す用語として「**規**準」，到達点を具体的に明示するものとして用いられるものを「**基**準」としています．

ルーブリックは理解の深さをレベルに分けて捉える評価基準である（詳細は後述します）のに対し，チェックリストは個々の要素的な知（知識・概念，スキル・プロセス）の習得を捉える評価基準を指します．

パフォーマンス課題の作り方

本節では，「逆向き設計」論を踏まえると，学科の授業で与えられるパフォーマンス課題をどのように作ることができるかについて説明しましょう[11]．

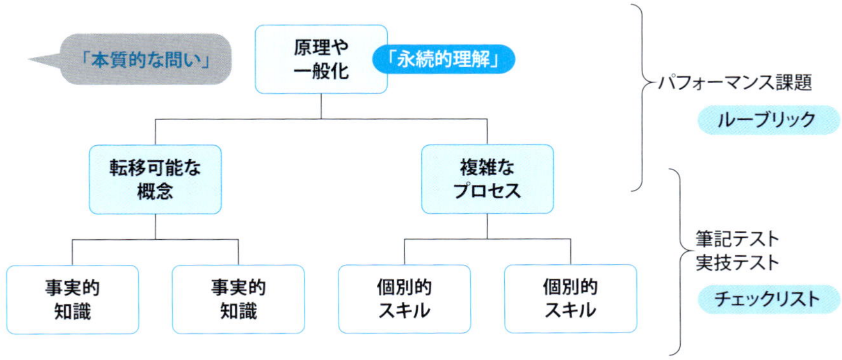

図 1-8　「知の構造」と評価方法・評価基準の対応
（西岡加名恵：教科と総合学習のカリキュラム設計　パフォーマンス評価をどう活かすか，図書文化，p.82，2016．より）

1　単元を選定し，単元の中核に位置する重点目標に見当をつける

パフォーマンス課題を用いるにあたっては，まず，パフォーマンス課題に適した単元を設定することが求められます．すべての単元で，パフォーマンス課題を用いる必要はないので，さまざまな知識やスキルを総合してリーフレットなどの作品を作ったり模擬的な実演に取り組ませたりするのに適した単元を選ぶことが重要となります．

そのうえで，単元全体で達成させるべき重点目標は何かと考えます．**図1-8**に示した対応関係を踏まえると，パフォーマンス課題については，重点目標(「原理や一般化」についての「永続的理解」)に対応させて考案することが有効です．ここでは，「担当した患者さんの安全・安楽・安寧・健康を回復するためには，患者さんの背景と状況を正確に把握し，問題の原因を明確化したうえで，実行可能な解決策，具体的にできる行動を提案することが必要である」という「永続的理解」の例で，考えてみましょう．

2　「本質的な問い」を明確にする

単元の中核に位置する重点目標に見当がついたら，それを「本質的な問い」に転換します．「本質的な問い」は，学問の中核に位置する問いであると同時に，生活との関連から「だから何なのか？」が見えてくるような問いでもあります．通常，一問一答では答えられないような問いであり，論争的で探究を触発するような問いです．特に「本質的な問い」を問うことで，個々の知識やスキルが関連づけられ総合されて「永続的理解」へと至ることができます．「～とは何か？」と概念理解を尋ねたり，「～するには，どうすればよいか？」と方法論を尋ねたりする問いが，「本質的な問い」となる場合が多いと考えられます．

「本質的な問い」は，カリキュラムにおいて入れ子状に存在しています(**図1-9**上部)．「担当した患者さんの安全・安楽・安寧・健康を回復するためには，看護師として何をどのようにすればよいのか？」という問いは包括的な「本質的な問い」ですが，単元の指導にあたっては，単元の具体的な教材に即してより具体的な単元ごとの「本質的な問い」を設定することが求められます．たとえば，基礎看護技術の単元「清拭」においては，「担当する患者さんのために，どのように清拭を行えばよいのか？」という問いが考えられるでしょう．

3　パフォーマンス課題のシナリオを作る

最後に，単元の「本質的な問い」を学習者自身が問わざるを得ないようなシナリオを設定して，パフォーマンス課題を考案します．具体的には，**表1-1**に示したような6要素(GRASPSと略記される)を考えるとよいと提案されています(「なやンだナ，ア

アそうか」は，筆者が日本語に翻案したものです）．

表 1-1 に示した例について課題文を整えると，次のような課題が考案できます．「あなたは，胃がんの手術後 7 日目の患者さん(70 歳女性)を担当している看護師です．患者さんを清潔にするため，20 分以内で清拭をしてください．患者さんにとって安全で安楽な清拭を実施するとともに，自分の清拭について自己評価し，改善すべき点を述べてください」[*4]．

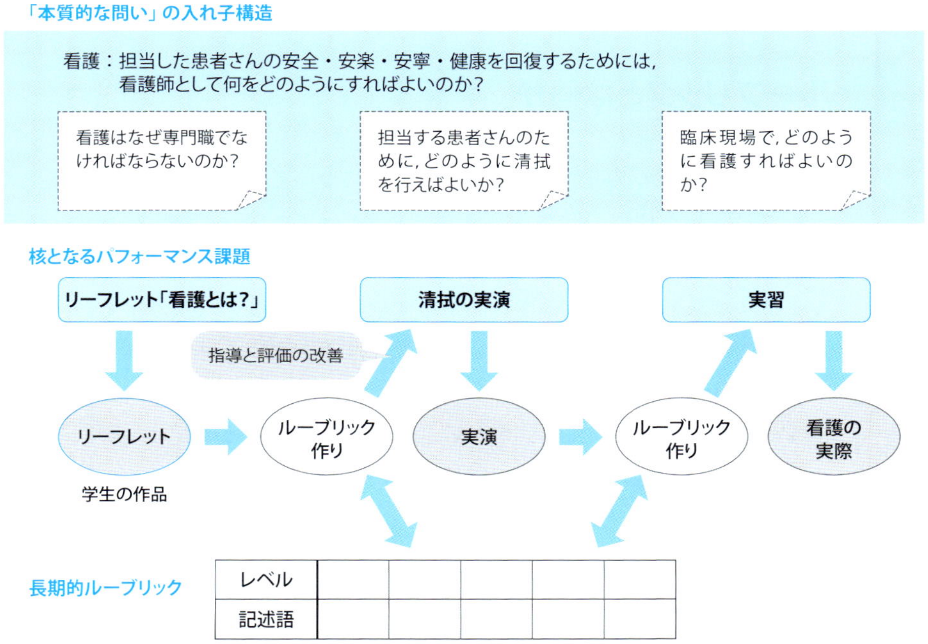

図 1-9 「本質的な問い」の入れ子構造とパフォーマンス課題，長期的ルーブリックの関係

表 1-1 パフォーマンス課題のシナリオに織り込むべき 6 要素

な―何がパフォーマンスの目的(Goal)か？ (例)患者さんを清潔にする． **やン**―(学習者が担う，またはシミュレーションする)役割(Role)は何か？ (例)担当看護師． **だナ**―誰が相手(Audience)か？ (例)担当の患者さん(70 歳の女性．胃がんの手術後 7 日目)． **アア** **そ**―想定されている状況(Situation)は？ (例)20 分以内で清拭をする． **う**―生み出すべき作品(完成作品，実演：Product, Performance)は何か？ (例)安全・安楽な清潔ケア． **か**―(評価の)観点(成功のスタンダードや規準：Standards and criteria for success)は？ (例)安全性，安楽さ，自己評価

(McTighe J, Wiggins G：*Understanding by Design*：*Professional Development Workbook*, ASCD, p.171, 2004. を踏まえ作成)

＊4 この課題の実践については，第 3 章を参照してください．

ルーブリック
――パフォーマンスの質を捉える

パフォーマンス課題に取り組み始めると問題になるのが，完成作品や実演といったパフォーマンスの採点基準でしょう．ここでは，パフォーマンス評価において用いられる評価基準表である，ルーブリック（評価指標）について説明しましょう．

1　ルーブリックとは何か

パフォーマンス課題で生み出された作品については，さまざまな知識やスキルを総合して得られた理解の深さを評価するためのものであるため，○か × かで採点することが難しいものです．そこで，採点指針として，ルーブリックが用いられます．ルーブリックとは，成功の度合いを示す数レベル程度の尺度と，それぞれのレベルに対応するパフォーマンスの特徴を記した記述語から成る評価基準表です．実例については，**表 3-2**（p.62）を参照してください＊5．

ルーブリックについては，個々の課題に対応して作る場合と，長期的な発達を捉えるために作る場合があります．前者を特定課題ルーブリック，後者を長期的ルーブリックと言います．また，評価の観点については分ける場合と分けない場合があります．

2　特定課題ルーブリックの作り方

ここでは，特定課題ルーブリックの作り方について，紹介しておきましょう．

まず，筆記による作品を求める課題に対応するルーブリックについては，**表 1-2** のような手順で作ることができます．

表 1-2 の手順でルーブリックを作った場合，各レベルに対応する典型的なパフォーマンスの事例（これを「アンカー作品」と言う）を整理することができます．そのようなアンカー作品をルーブリックに添付しておくと，各レベルで求められているパフォーマンスの特徴をより明確に示すことができます．

実演を求める課題の場合，**表 1-2** の手順ではルーブリックを作ることができません．そこで，「素晴らしい実演」「良い実演」「合格ラインの実演」「もう一歩の質の実演」「かなり改善が必要な実演」といった具合に，実演の具体例をまず分類し，それらに見られる特徴を読み取ることによって記述語を作ると良いでしょう．

いずれの場合にも，ルーブリックは，学習者のパフォーマンスに表れる理解の様相

＊5　**表 3-2** の例では，A・B・C という 3 つのレベルでパフォーマンスの巧拙を捉えるルーブリックと，パフォーマンスに必要となるような要素を捉えるチェックリスト/チェックポイントが示されています．

表 1-2　特定課題ルーブリックの作り方

①パフォーマンス課題に取り組ませ，学習者の作品を集める． ②パッと見た印象で，「5　すばらしい」「4　良い」「3　合格」「2　もう一歩」「1　かなりの改善が必要」という5つのレベルで採点する．複数名で採点する場合は，お互いの採点がわからないように，採点を作品の裏に貼り付けるなどの工夫をするとよい(**図 1-10 左**)． ③全員が採点し終わったら，付箋紙を作品の表に貼り直し，レベル別に作品群に分ける．複数名で作る場合は，意見がだいたい一致した作品群から分析するとよい(評価が分かれた作品については，よけておく)．それぞれのレベルに対応する作品群について，どのような特徴が見られるのかを読み取り，話し合いながら記述語を作成する(**図 1-10 右**)． ④ひと通りの記述語ができたら，評価が分かれた作品について検討し，それらの作品についても的確に評価できるように記述語を練り直す． ⑤必要に応じて評価の観点を分けて，観点別ルーブリックにする．たとえば，観点によって複数の学習者の作品の評価が入れ替わる場合には，観点を分けたほうが良い．ただし，観点については分けすぎると煩雑になるため，多くても2〜6個にとどめることが望ましい．

(McTighe J, Wiggins G：*Understanding by Design*：*Professional Development Workbook*, ASCD, p.171, 2004. を踏まえ作成)

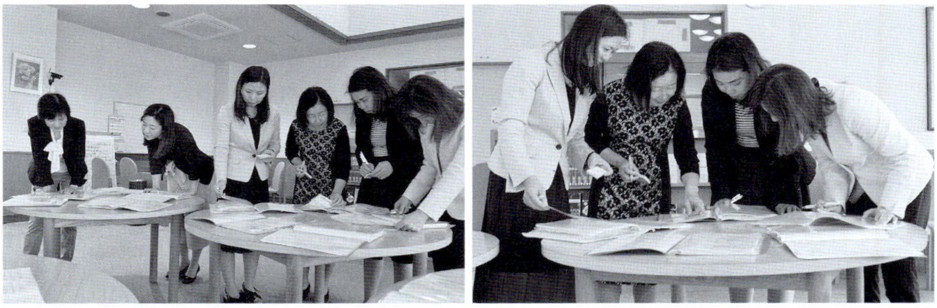

図 1-10　ルーブリック作りの様子(あじさい看護福祉専門学校提供)

を総合的に捉える評価基準表となります．これは，パフォーマンスに含まれる要素を分析し，それをチェックリストにする発想とは異なることがおわかりいただけるでしょう．ルーブリック作りに取り組めば，学習者のパフォーマンスの実態に即して評価基準を明確にすることができ，ひいては次の目標や指導の手立てが的確に構想できるようになります．また，ルーブリック作りに複数名で取り組めば，評価の観点や水準について共通理解することもできるでしょう．

3　実習を評価するルーブリック

次に，実習を評価するルーブリックについては，どのように考案すればいいのでしょうか．

実習については，真正のパフォーマンス課題を複数，取り組むものだと捉えられます．たとえば，次のような課題に取り組むと解釈できるでしょう．

①生活支援実習：この実習では，はじめて一人の患者 A さんを担当します．A さんが今，自分に何を求めているのかという状況について，五感と行き届いた心を向けて観察してください．また，得られた情報をもとに，医療チームの一員とし

て自分にできること(生活環境を整える，日常生活への支援を行うなど)を行ってください.

②周手術期看護実習：手術を受ける患者Bさんに対し，手術前後の流れや注意事項など必要な事柄について説明するパンフレットを作成し，Bさんとご家族に説明してください．また，Bさんとご家族の不安が軽くなるよう，できるだけの支援を行ってください．さらに，術後合併症を予測し合併症を予防する看護を実践し，退院後の生活を見据えた退院指導をしてください.

各実習における評価基準を明確にするためには，各実習において取り組まれる必須の課題を明確にするとともに，各課題に対応するルーブリックやチェックリストを明示すればよいと考えられます．

たとえば，**表4-2**(p.77)では，「生活支援実習」に先立って行われる実習「看護現場への招待」における学習活動と評価資料，評価規準が示されています．「看護現場への招待」は，病院で働く看護師のジョブシャドウイング[*6]を行うことが求められる実習です．**表4-3**(p.78)では，(1)実習計画を立てて，準備をして実習に臨む，(2)患者が安楽に過ごせるよう環境を整える，(3)看護師の仕事(しなくてはならないこと，してはならないこと)を理解する，(4)医療現場の危険に気づき，回避する，(5)体験したことを振り返り，看護についての理解を深める，という5つの観点(「具体的な評価規準」)が示されています．これは実質的には，実習で取り組むパフォーマンス課題を列記したものといえるでしょう．また，「具体的な評価規準」のそれぞれについて，ルーブリック(「評価基準」)が用意されています．さらに，それぞれの観点に即して，欠かせない要素がチェックリスト(「ポイント」)として整理されています．チェックリストとルーブリックを組み合わせることで，必要な知識・スキルを身に付けさせるとともに，それらを総合して活用する力量の成長を捉えるものとなっている点は，有効性の高いものとして注目する価値があるでしょう．

このようなルーブリックについても，学習者の具体的な姿を思い浮かべ，それをレベルに分けて捉えることによって作成するのが重要と言えるでしょう．

4　長期的ルーブリック

「逆向き設計」論に基づいてパフォーマンス課題を開発・実施した場合，包括的な「本質的な問い」に対応して，繰り返し類似の課題が与えられます(**図1-9**)．パフォーマンス課題に取り組むにあたっては，作品が生み出されるたびに特定課題ルーブリックを作り，指導と評価の改善を図ることが重要です．

また，特定課題ルーブリックの記述語の抽象度を上げると，同じ包括的な「本質的

＊6　影のように寄り添い，仕事を観察すること．

な問い」に対応する類似のパフォーマンス課題を繰り返す中でもたらされる成長を捉えるような長期的ルーブリックを作ることができます．長期的ルーブリックとは，単元や学年を越えて長期にわたる成長を描き出すようなルーブリックです．長期的ルーブリックについては，既に開発されている例を用いたり，複数学年に同じパフォーマンス課題を与えてルーブリックを作ったりすることによって作成される例もあります．

あじさい看護福祉専門学校の看護学科においては，**表 7-1**(p.134)の長期的ルーブリックに示したような見通しのもとカリキュラムが作られています．この点については，第 8 章で改めて検討しましょう．

ポートフォリオ評価法

最後に，ポートフォリオ評価法の基本的な進め方について確認しておきましょう．

1 ポートフォリオの設計

教育現場でポートフォリオを用いるに当たっては，その目的と，収録する資料の範囲，容器，ならびに所有権(ownership)を明確にする必要があります．

まず，ポートフォリオ作りの目的については，学習の足跡を残して学習者自身のその後の学習に役立てるため，また教師の指導に役立てるため，あるいは外部への証明に用いるため，などが考えられます．次に，どの期間，どの学習範囲に対応してポートフォリオを作るのかを考えます．まず，期間としては，「1 つの課題」「1 つの単元」「1 学期間」「1 年間」「数年間」などが考えられます．また，学習の範囲としては，「1 つの教科」「1 つの領域」「1 つの観点」「学校のカリキュラム全体」「課外も含めた学び全体」などが考えられるでしょう．

収める資料のサイズや量に合わせて，適切な容器も選んでおく必要があります．通常はファイルや箱が用いられますが，近年では，パソコン上に電子データで蓄積する e ポートフォリオも普及し始めています[12]．

所有権とは，ポートフォリオに収める資料やその評価規準(基準)の決定権です[13]．所有権に注目すると，ポートフォリオは，次の 3 種類に大別されます．

a．基準準拠型ポートフォリオ：収める資料やその評価規準(基準)について，教育者があらかじめ決定しているもの

b．基準創出型ポートフォリオ：収める資料やその評価規準(基準)について，教育者と学習者が交渉しながら決めていくもの

c．最良作品集ポートフォリオ：収める資料やその評価規準(基準)について，学習

者が決定するもの.

ポートフォリオを活用するにあたっては，これらのうちのどのタイプにするのかを考えておく必要があります．看護教育においては，当初，最良作品集ポートフォリオが普及しました．しかしながら，資格にかかわるという点からいえば，むしろ基準準拠型ポートフォリオを活用するほうが妥当でしょう．

2 指導上のポイント

いずれのタイプのポートフォリオを用いるにせよ，指導にあたっては，次の3点に留意することが求められます．

第1に，学習者と教師の間で**見通しを共有**することです．ポートフォリオをなぜ作るのか，意義は何か，何を残すのか，いつ，どのぐらいの期間をかけて作るのか，どう活用するのかといった点について共通理解したうえで取り組むことが求められます．

第2に，蓄積した作品を**編集する機会**を設けることが重要です．これには，たとえば，資料を整理して目次を作る，日常的に資料をためておくワーキング・ポートフォリオから永久保存版のパーマネント・ポートフォリオに必要な資料だけ取捨選択して移す，といった方法があります．

第3に，定期的に，**ポートフォリオ検討会**を行うことが重要です．ポートフォリオ検討会とは，学習者と教育者やその他の関係者がポートフォリオを用いつつ学習の状況について話し合う場を意味しています．学習者にとって到達点と課題，次の目標を確認し，見通しをもつ機会となるだけでなく，学習の成果を披露する場にもなることでしょう．

3 あじさい看護福祉専門学校のポートフォリオ

ここで，あじさい看護福祉専門学校看護学科(以下，あじさい看護)で用いられているポートフォリオについて説明しておきましょう．これは，実習の目的・目標，実習時間，実習場所，実習方法・内容，評価基準〔ルーブリックとチェックリスト，**表4-3**(p.78)と**表5-2**(p.97)参照〕，諸注意などを明示したものです．あじさい看護では，各学生が，1つひとつの科目(講義・演習・実習)について1つのポートフォリオを作成します．基本的には，汎用的な30または40ポケットのクリヤーブックが用いられています．

講義・演習のポートフォリオについては，授業で教師が配付した各種のプリントやワークシート，技術テストのルーブリックのほか，学生が作成したさまざまな記録(援助方法と根拠について考察したもの，リフレクションなど)が収められています．

一方，実習のポートフォリオの場合は，冒頭に，学生自身が記入した「ビジョン・

ゴール」のシート(**図 5-3**, p.102), 成長報告書, 成長エントリー, 実習俯瞰一覧, 実習の目標や評価基準を明示するシラバスのほか, その実習に関して学生が調べたことのノートや各種資料のコピー, 看護計画用紙, 相互評価の記録などが収録されています[14〜16)]*7. 「ビジョン・ゴール」のシートや成長報告書, 成長エントリー, 実習俯瞰一覧については, 鈴木敏恵氏の提案する書式[17)]が用いられています.

あじさい看護で学生がポートフォリオを作成するにあたっては, ルーブリックなどの評価基準が教師から示されているものの, 基本的に学生は**自分の残したい資料**を残すことができます. つまり, 教師が示した評価基準を参照しつつ, 学生自身が自らの評価基準を生み出していく**基準創出型ポートフォリオ**が用いられていると言えるでしょう. あじさい看護のポートフォリオは, そこに残されている記録を成績づけの対象として用いることではなく, 学生たちの自律的な学習を促すためのツールとして位置づけられています.

また, あじさい看護においては, 日常的に資料をためておく**ワーキング・ポートフォリオ**の形でポートフォリオが作られています. さらに2017年度からは, 保存版の**パーマネント・ポートフォリオ**として, パーソナルポートフォリオ作りにも取り組み始めています. そこには3年間の資料が蓄積され, 学生の学習と教員による指導に役立てることが可能になっています.

さらに, 実習後に実習を振り返り, そこで得られた課題をさらに深める「**実習の再構築**」が行われています(第7章, p.140参照). そのような活動を行う際にも, ポートフォリオは, 必要不可欠はツールとなっていると言えるでしょう.

(西岡加名恵)

《文献》

1) 田中耕治：教育評価, 岩波書店, pp.23-30, 2008.
2) R. W. タイラー(著), 金子孫市(監訳)：現代カリキュラム研究の基礎　教育課程編成のための, 日本教育経営協会, 1978(原著1949).
3) Bloom BS："Learning for Mastery" in *The Evaluation Comment*, 1(2), 1968.
4) B. S. ブルーム他(著), 梶田叡一他(訳)：教育評価法ハンドブック　教科学習の形成的評価と総括的評価, 第一法規出版, 1973(原著1971).
5) 石井英真：現代アメリカにおける学力形成論の展開　スタンダードに基づくカリキュラムの設計, 東信堂, 2011.
6) 中央教育審議会：幼稚園, 小学校, 中学校, 高等学校及び特別支援学校の学習指導要領等の改善及び必要な方策等について(答申), 2016.
7) G. ウィギンズ, J. マクタイ(著), 西岡加名恵(訳)：理解をもたらすカリキュラム設計　「逆向き設計」の理論と方法, 日本標準, 2012(原著第1版1998, 増補第2版2005).
8) 米国学術研究推進会議(編著), 森敏昭他(監訳)：授業を変える, 北大路書房, 2002(原著2000).
9) 上掲7), pp.99-125.
10) 上掲7), p.408.
11) 西岡加名恵：教科と総合学習のカリキュラム設計　パフォーマンス評価をどう活かすか, 図書文化, 2016.
12) 小川賀代, 小村道昭(編)：大学力を高めるeポートフォリオ　エビデンスに基づく教育の質保証をめざし, 東京電機大学出版局, 2012.
13) 西岡加名恵：教科と総合に活かすポートフォリオ評価法　新たな評価基準の創出に向けて, 図書文化, p.67, 2003.

＊7　この項の記述は, 本校での調査(2016年8月29日), ならびに文献14〜16)の内容を踏まえて執筆した.

14）糸賀暢子：プロジェクト学習・ポートフォリオ評価で学生に身に付く力　『学ぶ楽しさ，嬉しさ』を実感する教育への転換，看護教育 51(2)：116-121, 2010.
15）糸賀暢子：学生の看護実践力が向上する実習評価へ　ポートフォリオ評価とルーブリック導入に至る本校のあゆみから，看護教育 51(12)：1040-1047, 2010.
16）糸賀暢子：基礎看護実習での導入　ポートフォリオとルーブリックを用いた評価の実際，看護教育 51(2)：1048-1056, 2010.
17）鈴木敏恵：看護師の実践力と課題解決力を実現する！　ポートフォリオとプロジェクト学習，医学書院，2010.

第2章

パフォーマンス評価への導入・動機づけ

入学時ガイダンスとオリエンテーション

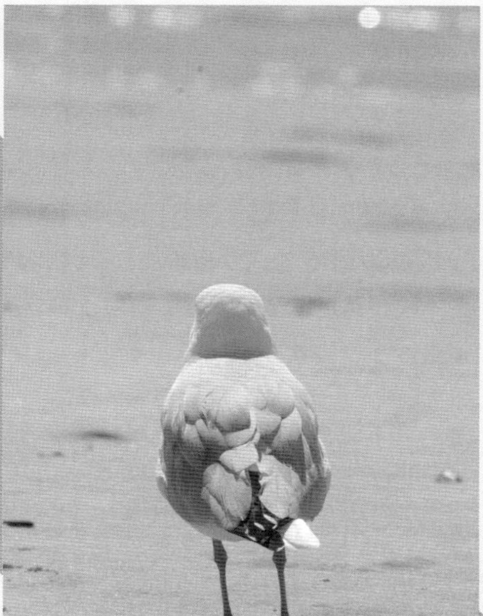

「良い実習をできるか，というのは後からついてくるものであり，それを目的としているのではないと気づいたときから，より患者さんのことをしっかり考え，関わるようになった」

―― 新井佳奈（第21期生）

ガイダンスの考え方

本校が目指す「学生が主体的・自律的に学び，行動する教育」のためのしかけは，3年間のカリキュラム全体に行き渡らせています．そのスタートが，**入学時ガイダンス**[*1]と**オリエンテーション**です．

その解説に入る前に，まず入学から2か月半時点での実習の展開を紹介しましょう．

7月，入学して初めての臨地実習，「看護現場への招待」に出た学生のノートを**図2-1～3**に示しています．初めての臨床現場で，不安や緊張を乗り越えてこれまでに学んだ知識を使って考え，行動し，実践から学び，次の課題に向かって成長しようとする姿勢が伝わってきます．

図2-1からは，学校で学んだこと，演習で練習したことを臨床現場でどのように活かすのか，看護師の支援のもと，不安と戸惑いを乗り越えて今の自分を乗り越えていく学生の思いが伝わります[*2]．それが**図2-2**では，自信のなさを現場の看護師に支えていただきながら「やってみよう」という気持ちになって，清拭を実践しています．戸惑いながらも，患者にとって最善の看護を実践しようとする意欲が見えます．**図2-3**では実習を通して，看護師のケアと自分のケアの違いは実践の根拠であることに気づいています．根拠をもつために多くの経験と知識が必要であることを身に沁みて学んでいます[*3]．

資料2-1は，本校で研修をされた先生方の感想です．7月，11月と続く「看護現場への招待」実習を経て，1年次2～3月の「生活支援実習」（基礎看護学実習）に臨む学生の様子が見えます．研修をされた先生方に共通する驚きは，学生の目的意識と看護に向かう主体性，行動力です．

本校の学生は特別なのでしょうか．そうではありません．では，なぜ入学してわずか3か月，初めての臨地実習で自ら考え，主体的に行動できる（ことを望むようになっている）のでしょうか．その土台は，入学時のガイダンスから築かれています．それが「どのような看護師に育ってほしいか」，本校が目指す卒業生像に向かってゴールから遡って構築した「逆向き設計」論に基づくガイダンスです．

本章では，本校がどのような考えに基づいてガイダンスを行っているのか，その実際について順を追って解説します．

＊1　ガイダンスは，「学校生活に適応し，その個性・可能性を最大限に発揮できるように導く教育活動」とし，オリエンテーションは「ものごとの進路・方向性を定めること，それが定まるように指導，方向づけする説明」として区別して述べる．【広辞苑，第5版の定義に準拠】）
＊2　当時の現場での誤記はそのまま掲載した．
＊3　「看護現場への招待」については，第3章で詳しく解説する．

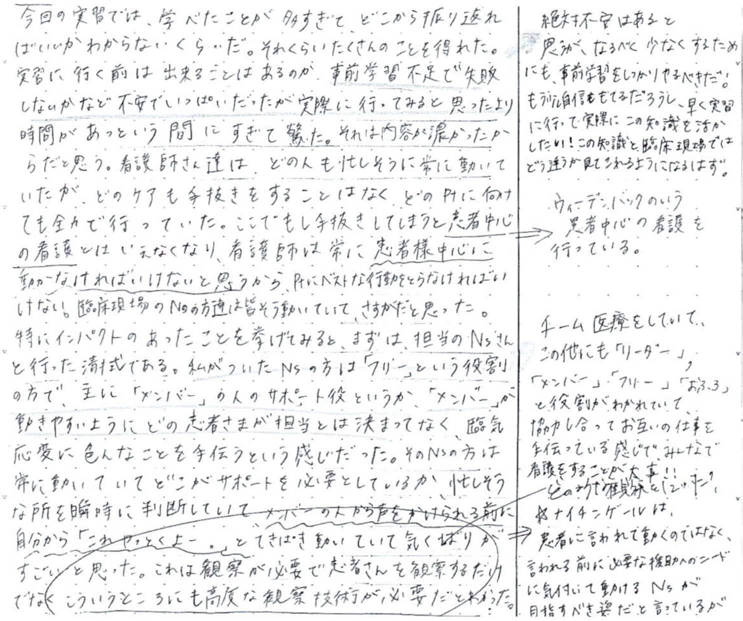
今回の実習では、学べたことが多すぎて、どこから振り返ればいいかわからないくらいだ。それくらいたくさんのことを得れた。
実習に行く前は出来ることはあるのか、事前学習不足で失敗しないかなど不安でいっぱいだったが実際に行ってみると思ったより時間があっという間にすぎて驚いた。それは内容が濃かったからだと思う。看護師さん達は、どの人も忙しそうに常に動いていたが、どのケアも手抜きをすることはなく、どのPtに向けても全力で行っていた。ここでもし手抜きしてしまうと患者中心の看護とはいえなくなり、看護師は常に患者様中心に動かなければいけないと思うから、Ptにベストな行動をとらなければいけない。臨床現場のNsの方達は皆そう動いていて、さすがだと思った。
特にインパクトのあったことを挙げてみると、まずは、担当のNsさんと行った清拭である。私がついたNsの方は「フリー」という役割の方で、主に「メンバー」の人のサポート役というか、「メンバー」が動きやすいようにどの患者さまが担当とは決まってなく、臨機応変に色んなことを手伝うという感じだった。そのNsの方は常に動いていてどこがサポートを必要としているか、忙しそうな所を瞬時に判断していてメンバーの人から声をかけられる前に自分から「これやっとくよー。」とてきぱき動いていて気くばりがすごいと思った。これは観察が必要で患者さんを観察するだけでなくこういうところにも高度な観察技術が必要だとわかった。

絶対不安はあると思うが、なるべく少なくするためにも、事前学習をしっかりやるべきだ。もっと自信ももてるだろうし、早く実習に行って実際にこの知識を活かしたい！この知識と臨床現場ではどう違うか見てとれるようになるはず。

ウィーデンバックのいう患者中心の看護を行っている。

チーム医療をしていて、この他にも「リーダー」、「メンバー」「フリー」「おふろ」と役割がわかれていて協力し合ってお互いの仕事を手伝っている感じで、みんなで看護をすることが大事!!
[illegible]
☆ナイチンゲールは、患者に言われて動くのではなく、言われる前に必要な援助へのニードに気付いて動けるNsが目指すべき姿だと言っているが

図 2-1　１年次７月「看護現場への招待」（基礎看護実習）初日の体験と学び①
（加藤沙里さん提供）

入学して最初の一歩は，看護師人生のスタートでもあります．入学のできるだけ早い時期から自分の考えと判断，行動に責任をもつという姿勢をもつことが肝心です．さらに，できるだけ早い時期に，学生自身が自分の学習に自己決定的に取り組む機会を与えれば，学生はより早く，看護教育に適応します．その意味において，ガイダンスは学生が新しい生活に適応し，それぞれの学生の経験と個性，可能性を最大限に発揮できるよう導く教育活動の出発点なのです．

看護教育に携わる教員であれば，学生を**「依存的な人間として扱い始めたときに問題は生じてくる」**という言葉[1)]が，胸に突きささるような感覚を覚えると思います．本校でも，パフォーマンス評価を導入する以前は，「先生，どうしたらよいですか」「先生，これでよろしいですか」と，学生が教師に「答え」や保障を求めなければならない課題や実習を行っていました．その結果，過度に教師に依存的な学生を作りだしていたように振り返ります．

本校のガイダンスは，成人学習者の学び[2)*4]を拓く教育のスタートとして位置付けています．学生が自己決定的に課題に取り組み，自己評価力を高めて，その結果と責任を自分のものとして引き受け成長するための土台を作るガイダンスを行っています．

成人学習者として主体的，自律的に学習に取り組む教育の土台として，単位は授かるものではなく自分で取得するものだという意識をもつことが大切です．自らの学習

＊4　パフォーマンス課題と評価には，「人間の第三の究極のニーズは，成熟すること」「成熟した人間は，あるレベルに到達してそこに止まっているのではない．むしろ彼は成熟しつづけているのである．その人生とのつながりはますます強く豊かになっていく」「成熟した人間とは，多くの事実を知っている人ではない．むしろ，その精神的修正が知識とその賢明な使用を通して成長していくような人間なのである」というノールズの捉え方が，見事に組み込まれている．

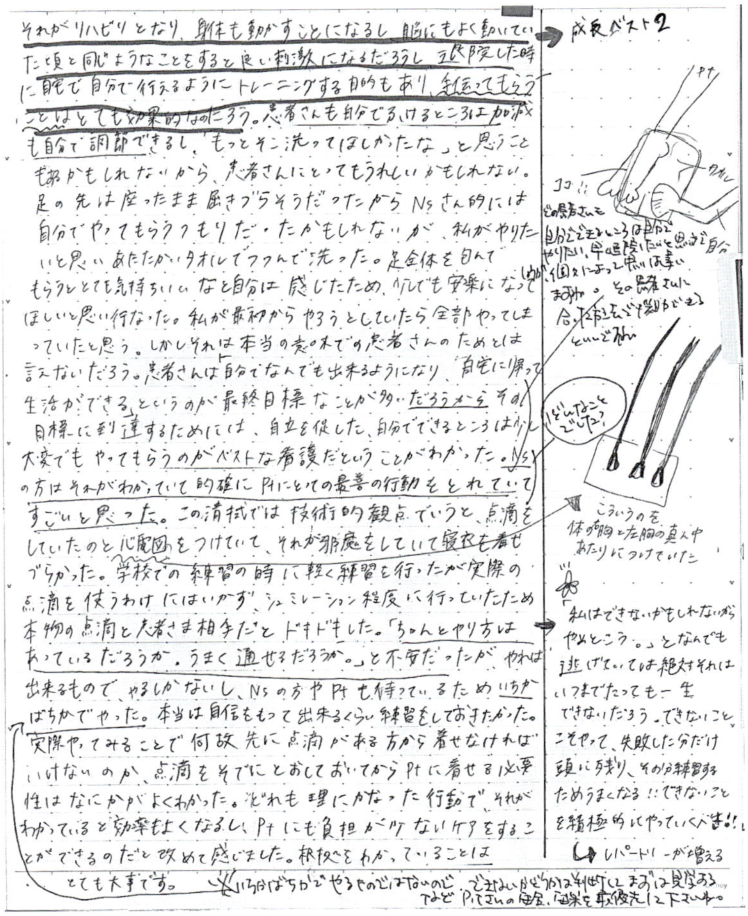
それがリハビリとなり、身体も動かすことになるし、脳にもよく動いていた頃と同じようなことをすると良い刺激になるだろうし、退院した時に自宅で自分で行えるようにトレーニングする目的もあり、手伝ってもらうことはとても効果的なのだろう。患者さんも自分でふけるところは加減も自分で調節できるし、「もっとそこ洗ってほしかったな」と思うこともあるかもしれないから、患者さんにとってもうれしいかもしれない。足の先は座ったまま届きづらそうだったからNsさん的には自分でやってもらうつもりだ・たかもしれないが、私がやりたいと思いあたたかいタオルでつつんで洗った。足全体を包んでもらうととても気持ちいいなと自分は感じたため、少しでも安楽になってほしいと思い行なった。私が最初からやろうとしていたら全部やってしまっていたと思う。しかしそれは本当の意味での患者さんのためとは言えないだろう。患者さんは自分でなんでも出来るようになり、「自宅に帰って生活ができる」というのが最終目標なことが多いだろうから、その目標に到達するためには、自立を促した、自分でできるところは少し大変でもやってもらうのがベストな看護だということがわかった。Nsの方はそれがわかっていて的確にPtにとっての最善の行動をとれていてすごいと思った。この清拭では技術的観点でいうと、点滴をしていたのと心電図をつけていて、それが邪魔をしていて寝衣も着せづらかった。学校での練習の時に軽く練習を行ったが実際の点滴を使うわけにはいかず、シュミレーション程度に行っていたため本物の点滴と患者さま相手だとドキドキした。「ちゃんとやり方はあっているだろうか。うまく通せるだろうか。」と不安だったが、やれば出来るもので、やるしかないし、Nsの方やPtも待っているためいちかばちかでやった。本当は自信をもって出来るくらい練習をしておきたかった。実際やってみることで何故先に点滴がある方から着せなければいけないのか、点滴をそでにとおしておいてからPtに着せる必要性はなにかがよくわかった。どれも理にかなった行動で、それがわかっていると効率もよくなるし、Ptにも負担が少ないケアをすることができるのだと改めて感じました。根拠をわかっていることはとても大事です。

いちかばちかでやるものではないのでは。できないかどうかは判断してまずは見学するなど Ptさんの安全、安楽を最優先にして下さいね。

成長ベスト2

ココ!!

タオル

どの患者さんも自分でできるところは自分でやりたい、早く退院したいと思って自分…個々によって思いは違いますが。その患者さんに合った援助が判断できるといいですね

どんなことでしたか?

こういうのを体の胸と左胸の真ん中あたりにつけていた

「私はできないかもしれないから やめとこう。」となんでも逃げていては絶対それはいつまでたっても一生できないだろう。できないことこそやって、失敗した分だけ頭に残り、その分練習するためうまくなる!!できないことを積極的にやっていくべき!!

→レパートリーが増える

図 2-2 1年次7月「看護現場への招待」(基礎看護実習)2日目の体験と学び②
(加藤沙里さん提供)

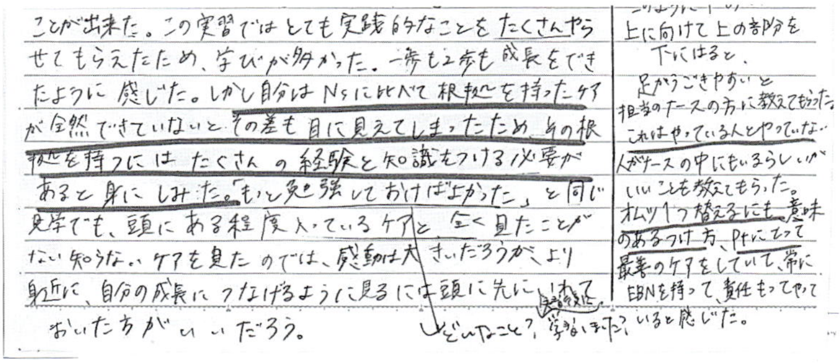
ことが出来た。この実習ではとても実践的なことをたくさんやらせてもらえたため、学びが多かった。一歩も2歩も成長をできたように感じた。しかし自分はNsに比べて根拠を持ったケアが全然できていないとその差も目に見えてしまったため、その根拠を持つにはたくさんの経験と知識をつける必要があると身にしみた。「もっと勉強しておけばよかった」と同じ見学でも、頭にある程度入っているケアと全く見たことがない知らないケアを見たのでは、感動は大きいだろうが、より身近に、自分の成長につなげるように見るには頭に先に入れておいた方がいいだろう。

どんなこと?学びましたか?

…上に向けて上の部分を下にはると、足がうごきやすいと担当のナースの方に教えてもらった。これはやっている人とやっていない人がナースの中にもいるらしいが、いいことも教えてもらった。オムツ1つ替えるにも意味のあるつけ方、Ptにとって最善のケアをしていて、常にEBNを持って、責任もってやっていると感じた。

図 2-3 1年次7月「看護現場への招待」(基礎看護実習)2日間の実習の学び③
(加藤沙里さん提供)

資料 2-1 本校で研修された先生方の感想(抜粋)

「今回，1年生の基礎実習に参加させていただきました．初めて受け持ち患者をもち生活支援をする実習でしたが，『私の患者さん』に対する学生の思いがとても伝わってきました．学生個人のビジョン&ゴール*5，実習グループのビジョン&ゴールが明確に記されていました」

「『常に意識して毎日の行動計画へとつなげている』，『患者さんにどうなってほしいのか，ということがブレないように意識している』と学生自身の口から聞くことができました」

「1年生とは思えない行動力はどのようにして養われていくのか．学生は何か1つでも"患者様に援助したい"という思いがあり，どんな状況でも積極的に行動し，わからないことがあればすぐに教科書を開き，確認し，現場の了解を得て行動している姿が印象的でした」

「患者さんのニーズに応えられない場合，速やかに看護師に相談し待たせることなく対応している姿が1年生とは思えないくらいでした」

「学生は1年次から看護の視点，援助の視点，健康の視点ということを常に考え看護理論を活用できるようにカリキュラムが構成されていることで，看護の思考が考えられていた」

に責任をもつという意識は，指示されたことだけを行うのではなく，たとえ指示されなくても状況が自分に期待していることを認識し自ら考え行動することです．そのためには，一人ひとりが明確な目的意識をもつ必要があります．そして，学校，教師が何を期待しているのかを伝え，学生自身の受け入れ，同意をもとに同じ方向へ向かって自分の意志で歩み始めることを目指すことが大切だと考えます．

さらに，看護師としての品格を身につけ，他者の期待に応えられる人へと成長してほしいと思います．ナイチンゲールの言う「《天職》〔calling〕を感じることはどういうことであろうか．それは，もしそれを行わなかったら指摘されるからするというのではなく，何が《正しく》何が《最善》かという高い理念を満足させるために仕事に打ち込むということではないだろうか．［中略］これは，誰もが天職に正しく従うためにもたなければならない『情熱』である」[3]という，その「情熱」をもって学生生活を送ってほしいと思っています．

以上の考えに基づいて，**「看護師になるとは？」「看護師とは？」「看護師になるには？」**という**3つの主発問に対応したガイダンス**を行います．看護師国家試験の受験資格を取るための3年間のカリキュラムの概要の説明も，以上の土台の上に行います．

*5 鈴木敏恵：ポートフォリオ評価とコーチング手法，医学書院，p.56, 2007. に詳しい．

ガイダンスの指導計画

ガイダンスは入学式の翌日から，自覚の立ち上げ，カリキュラムの概要，学生生活の心得，各種事務手続き，クラス運営について２日間行います．本章では，上記で概観したガイダンスの考え方にそって，どのように指導計画を立てているのかについて紹介します．

1　重点目標に「本質的な問い」と「永続的理解」を置く ——教師の願いと学習者の実態

ガイダンスで教師が何を目指しているのか，そして学生に何を期待するのかを伝えることは，相互がそれぞれに自分自身の役割に責任をもつという成人学習者の学びを拓くうえで大変重要だと考えます．そのためには，**教師自身の願いを明確にする**ことが重要です．

指導計画作成で最初にすることは，入学して初めての学生にガイダンスを通してどのように変化してほしいのか，「教師の願い」を書くことから始めます．**資料 2-2** に示します．

資料 2-2　「教師の願い」

何千という職業の中から看護師という職業を選んだ学生には，ナイチンゲールがそうであったように，「天職」として選ばれた人が就く職業であることを伝えたい．そして，選ばれた人のみが看護師として人々の期待する仕事を成し遂げられるという誇りをもってもらいたい．そのためには，専門職としての看護師はどのような仕事をしているのか，自己イメージをより現実的なイメージへと転換する必要がある．そのため，専門看護師が活躍しているビデオを鑑賞する．
⇒（「学習者の実態」につなげる）

ビデオから専門看護師が何をしているのか，そこにはどのような能力が必要なのか，臨床で求められる役割や責任を自覚し，３年間後の自己像に向かってスタートを切ってほしい．そして，自分自身のゴールに向かって自ら学び，成長を遂げていくことを目指して学生生活をスタートしてほしい．

このように「教師の願い」を具体的に描くことによって，教師自身が，ガイダンスのねらい，内容を明確にできます．また，ガイダンスの目標に到達するために最も適切な方法も考察します．いわゆる３観（教材観，指導観，学習者観）のうち，教材観と指導観を「教師の願い」として一文化することで，願いと内容，方法がつながります．

次に，「教師の願い」からみた「学習者の実態」を描きます．これまでの学習者観との違いは，ガイダンスを受ける学生の思いや，ガイダンスを通してどのような変化が期待できるのか，学生にとってガイダンスがどのような価値や意味をもたらすのか，学生の実像を捉えることです．本校では次のように描いています．**資料 2-3** に示します．

資料 2-3 「学習者の実態」

高校を卒業したての学生が 9 割と，豊かな経験をもつ社会人が 1 割の多様な背景をもつクラスである．それぞれが不安と期待の入り混じった学生生活をスタートしている．
ガイダンスを通して自分自身が看護師になるためにこれからどのような学生生活を送るのか，具体的なイメージができることで不安が期待へと変わっていくだろう．

⇒ ガイダンスを通して専門職者としての誇りと責任を自覚して，自ら学び成長する高い志と希望をもって学生生活がスタートできることを期待したい．

このような「教師の願い」と「学習者の実態」から，看護師になる自覚を立ち上げるという目的に対して，本校ではビデオ教材[4]の鑑賞を通して，看護師としての自己理想を具体的に描き，3 年間の目標を明確にできる，という目標を設定しました．

ガイダンスでは，「どのような看護師を目指すのか？」という「本質的な問い」に対して，教師は期待する理解の内容，「永続的理解」を考えます．本校では，「看護師は確かに患者の『要求に対してやさしい思いやり』をもたねばならない．だが一方では，筋の通った考え方をもっていなければならない．【中略】看護婦はただひたすらに患者の幸せのうえに注ぐ目をもっていなければならない」[5]というナイチンゲールの精神を貫く看護を実践できる人になってほしいと考えています．目指すべきは，「相手に三重の関心を注ぎ，五感を通した観察をもとに専門的知識・スキルを用いて自然治癒力が最もよく働くようすべてを整えられる看護師である」という「永続的理解」です．

このように，「本質的な問い」と「永続的理解」が明らかになれば，パフォーマンス課題を決めて，内容と方法の計画ができます．また，ガイダンスを受ける学生が「永続的理解」に至るよう学習者の視点から内容と方法を考えるため，学生にとっては問いに答える構えで真剣にガイダンスを聞くことができます．

2 ガイダンスのパフォーマンス課題

ガイダンスの内容についてどこまで理解したのかを確認するには，「ガイダンスの感想」というレポート課題では，理解の程度を判断できません．ガイダンスを通して最終的に学生が看護という職業をどのように理解し，どのような意志が立ち上がったのかを確認するために，「逆向き設計」では，もう一段階，重要なステップを踏みます．それは，**「評価のための証拠」[6]を決めておく**ことです．それがパフォーマンス課題[7)]*6とルーブリックです．

ガイダンスの重点目標と「本質的な問い」「永続的理解」が明確になったところで，ガイダンスの目標にどの程度到達したのかを把握するためのパフォーマンス課題を考えます．このパフォーマンス課題はガイダンスの指導計画を立てる段階では，ガイダンスの目標に到達するために必要な内容や最適な方法を考える道標となります．また，学生にとっては，ガイダンスの最初にパフォーマンス課題を示すことで，ガイダンスを聞き流すのではなく，自分の課題として考えながら参加することを促します．ガイダンスのパフォーマンス課題を**資料 2-4** に示します．

資料 2-4　ガイダンスの「パフォーマンス課題」

ナイチンゲールの『著作集』抜粋を読んで，ナイチンゲールにこれから看護の道を進む誓いを立ててください．
看護師になるための訓練とは，何を目的に，どのように訓練され，自分はどのようにしてナイチンゲールが求める看護師像に近づくのかレポート用紙2枚に書いてください．

学生が考えながら参加するガイダンスにするためには，何をどこまで目指したらよいのか，課題に対する指標を同時に提示することが大切です．それが**ルーブリック**です．**表 2-1** にパフォーマンス課題のルーブリックを示します．

このパフォーマンス課題には3つの目的があります．1つは，ガイダンスの内容を踏まえて，抜粋資料[8)]に書かれている看護師としての訓練とその内容を理解し，看護師になるという決意を固めることをねらいとしています．つまり，パフォーマンス課題に取り組む過程を通して，ガイダンスの内容の理解を深める学習につなげることです．2つめは，本校が大切にしている看護や教育の考え方，方針をどこまで理解しているかを評価することです．

単にガイダンスで聞いたことやナイチンゲールの資料を文脈としてのつながりもないまま転記するのであれば，パフォーマンス課題と評価をする意味はありません．大切なことは，**理解の先にある未来**をどのように描いているかということです．理想的ながらも現実的な自己イメージが描かれていれば，看護師として成長を遂げていく意欲や関心が高まっていると評価できます．

3つめは，ガイダンスを次の学びや理解につなげていくことです．言い換えると，ガイダンスをガイダンスで完結させるような正しい答えを求めるのではなく，次の学習体験を意味づける根拠や土台となるよう，学生のマインドを開かれた状態(オープン・エンド)にしておくことです．

＊6　さまざまな知識やスキルを総合して使いこなすことを求めるような複雑な課題．

3 重点目標とパフォーマンス課題に対応した方法の検討

ただガイダンスに参加していただけではどこまで意志が立ち上がり，どのような看護師像を描けたのかがわかりません．学生が思い，考え，意志を**可視化する過程**が大切です．そのために活用するワークシートと配布資料について述べます．

①ガイダンスで活用するワークシート

ガイダンスの最初と，ビデオ鑑賞後にそれぞれ3つの発問を示し，ワークシートに書き留めます．

まず，ガイダンスの冒頭で，「あなたはなぜ看護師を目指すのですか」という問いに答えて，看護師になる**意志の再確認**をします．

次に，「看護という仕事について今あなたが知っていることは何ですか」と，いま，自分がもっている看護師のイメージを書きます．

さらに，「あなたはどんな看護師になりたいですか．自分が描いている理想の看護師像を書いてみましょう」という問いで，自分が目指したい理想の看護師像を可視化します．

表 2-1　ガイダンスのパフォーマンス課題のルーブリック

レベル	評価基準
A：大変よい	看護師の必要条件，看護の ABC がなぜ大切なのか，ガイダンスの内容(ビデオに登場する北村愛子専門看護師)に関連させて考察しており，そのための訓練において規律がなぜ大切なのか，規律の意味と看護師としての品格について文献から考えたうえで，3年間の学生生活をどのように過ごし，どのような看護師へと成長したいのか，自分自身の傾向と課題を踏まえて具体的な内容とともに意志を立ち上げている．
B：よい	看護師の必要条件，看護の ABC，訓練における規律の大切さ，規律の意味と看護師の品格について文献をまとめているが，自分で考えて意味づけしたうえでの自分の課題と具体的行動レベルの目標が伝わらない．
C：努力を要する	文献を読んでおらず，内容と関係なくガイダンスで説明したことを書いているだけ．

ビデオ鑑賞とその後に引き続き行われるガイダンスを終えて使うワークシートは，「自分が描いていた看護師像と(ビデオで観た)実際の北村看護師はなにが違っていましたか」という，自己像をより現実的かつ具体的にする**発問**から始まります．

そして，ビデオ鑑賞から「看護師はどのような仕事をしていましたか．気づいたことをできるだけ具体的に書いてください」という発問で，看護師の仕事の内容を具体的にします．

最後は，「**3年後**の自分はどのような看護師になりたいですか」という発問で，3年後の自己イメージを明確にします．このワークシートに向かう中で，いよいよ看護師になる目的意識とイメージが現実化します．

②ガイダンスの資料――ナイチンゲールの言葉

ガイダンスでは，ガイダンスの目的と内容の根拠となるナイチンゲールの言葉を資料として用いています．本校が教育目標に掲げる「豊かな人間性」とは，ナイチンゲールの「自分自身の五感によってとらえたさまざまな印象について，行き届いた心を向ける訓練された力――これが看護婦であることの《必要条件》である」【看護婦の訓練と病人の看護，1882年】[9]ことにつながります．

また，本校の授業・演習・実習と評価の考え方につながる内容として，**「一年間の訓練は看護婦に看護のABCを教えるにすぎない――つまり自分ひとりで考えることと，医師の指示を理解することを学ぶこと，そして自分自身の経験から読みとることを学ぶことなど，それらをどのように続けていくかを教えるに過ぎない」**【同前】[10]という部分を引用しています．

さらに，看護師としての本務「生と死，健康と病気という途方もない大きな出来事のただ中で，正確に観察すること・理解すること・正確に知ること・実行すること・正確に報告すること」【同前】[11]や，規律の大切さ，真に優れた看護師としての高い人格についての内容を入れています．以上の資料をプレゼンテーションソフトウェア(PowerPoint®)で示し，プリント配布しています．

ガイダンスの指導計画は，学生がルーブリックのAレベルに到達できる内容を考慮することが大切です．最も大切なことは，ガイダンスで到達してほしい「永続的理解」に至る内容になっているか，計画のあらゆる段階で目標との整合性を確認する必要があります．また，「それ(規律)は教育であり，指示であり，訓練なのです」【同前】[12]という内容と「看護師らしさ」としての10の項目【同前】[13]は，この2コマのガイダンスに引き続き行われるオリエンテーションの学則の説明につながります．

表2-2(p.40)にガイダンスとオリエンテーションの指導計画を示します．

ガイダンスの評価

ガイダンスは点数化する評価をしません．しかし，どこまで目標に近づけたかを評価し，到達していない場合は，その後のオリエンテーションや講義の中で補足が必要となります．また，次回のガイダンスに向けた修正が必要となります．

2コマのガイダンスの評価*7は，ガイダンスを終えてからパフォーマンス課題で行います．

では，ガイダンス前とガイダンス後の学生たちの意識はどのように変化したのでしょうか．学生のガイダンスのノートとパフォーマンス課題の内容の一部を**表2-3**(p.42)に示します．

＊7　**表2-1**のルーブリック参照．点数ではなく，理解の内容の確認である．

ガイダンスのはじめからビデオ鑑賞，課題レポートとガイダンスが進むに従って，学生たちの意志が力強く立ち上がっていることが見て取れます．ビデオ鑑賞で，専門職者として患者と家族の人生に寄り添う看護師の姿を目の当たりにし，看護師は「何に向かって」（看護の目的，ゴール），「何を」（看護），「どのように」（知識と思考と実践）行っているのかに気づきます．そして，課題レポートによって，看護師になるための必要条件に気づき，自分自身の傾向と課題から自分がどのような看護師になりたいのか，そのためにどのような学生生活を送るのかを考えるようになります．ナイチンゲールが描いた理想的な看護師像から自分の目的を明確にし，そのゴールに向かってそれぞれがそれぞれの自分の課題と向き合いながら，看護師へと歩み始める意気込みへと変化します．

そして，ガイダンスで築いたこの土台は，さらに専門的な知識・スキルが要求される2年，3年の実習で実を結びます．

「鉄は熱いうちに打て」——学生の気持ちの変化に焦点を

「鉄は熱いうちに打て」という諺（ことわざ）のとおり，看護教育においても入学後できるだけ早い時期に目指したい看護師像を明確にもつ体験は，学生が看護を学ぶ基礎，土台となります．

「1年生とは思えないほど，しっかりと1日の行動計画を立て，情報収集をして患者の状態に合わせて計画を修正し，自主的に行動していてすごいなと思いました」「2年生の学生さんも実習していて，【中略】，自分で考えて行動することが身についていると感じました」という研修の先生方の感想（資料2-1）からも，ガイダンスで目指した意志が継続されていること，「自ら考え行動する」力の育ちが見えます．

ところが，**やる気が空回りして，学習の習熟度と一致しないこと**があります．ARCS-Vモデルの「A（Attention：好奇心，興味，探究心の刺激）が高すぎて，持続した探究ができない」[14]という結果からもみられるように，必ずしも意欲の高さが学習の成果に比例するものではありません．また，実際には，ガイダンスで全員の意志が立ち上がるとは限りません．筆者の経験で，ガイダンスの直後に「自分がイメージしていた看護とは違っていた．考えが甘かった」といって進路を変更した学生がいました．また，ガイダンスで意志が立ち上がったにもかかわらず，講義や技術演習，実習が始まって自己理想と現実の厳しさに直面し，進路を変更する学生もいます．

ガイダンスは「看護師になる」催眠術のような効果を期待するものでも，退学者をなくすための魔法でもありません．看護専門職者になるために学ぶという自覚と姿勢，行動変容を期待して行うものだと思います．さらに言うなれば，ガイダンスの目的と内容は，その後に引き続き行われる**学則，細則，規則についての具体的な説明に意味**

表 2-2　ガイダンスとオリエンテーションの指導計画

	主題	主題追求のための問い	授業内容	留意点
ガイダンス第1次	入学動機と目標	1．どのような看護師を目指すのか？	1) 自分はなぜここにいるのか 2) 自分はどんな将来のビジョンをもってここに存在しているのか 3) 自分の人生を選択し，生きていくことの責任 4) 失敗から学ぶ，努力から成長する 5) 看護師であるということ (1) 看護師のイメージ (2) 目指す看護師像 6) 看護はベッドサイドにある (1) プロフェショナル「専門看護師」のビデオ鑑賞 (2) 専門職としての看護とは何ができる人なのか	・自分が1つの道を選択して学び成長することの意味に気づけるよう，さまざまな体験をしながら自己への問いをもつこと，自分で意味を考え自分の中に答えを発見すること，自分の人生の責任を自分が担うこと，看護という仕事は他者の人生を支える仕事であることに気付けるよう自己知覚と自己表現を促進できるよう配慮する． ・看護師という仕事の意味を理解できるよう，プロフェショナル「専門看護師　北村愛子」のDVDを見て改めて専門職者とは何ができる人なのかを考え，具体的看護師像を描いて自己のビジョンとして取り込めるようにする． ・未来教育のシート集，解説書，クリアポケットファイルを配布し，本日のワークシートを入れていく．以後，ガイダンス，オリエンテーションの資料を入れていく．
ガイダンス第2次	目標達成のための道	1．これからどのような学生生活を送って夢を実現するのか？	1) これまでの学生生活とこれからの専門職になるための生活の違い 2) 看護師になる条件 (1) 必須科目 (2) 単位取得方法 (3) 国家試験受験資格条件 (4) 品格 3) ナイチンゲール著作集第二巻「看護婦の訓練と病人の看護」p.122 4) 看護師になるためのプロセスと学習内容・方法 (1) 3年間の流れ (2) 講義・演習と臨地実習 (3) 自ら学ぶということ ナイチンゲール著作集第二巻「訓練についての一般考察」pp.93-94. (4) 課題と評価の意味 5) 教師の役割・学生の役割 6) 課題　ナイチンゲール著作集第二巻の抜粋(pp.75-78, pp.93-96, pp.121-123)を読んで本日のガイダンスの内容に関連させて考察	・これからの3年間がイメージできるよう，どのような体験が待っているかを“不安”ではなく“希望と期待”がもてるよう配慮する． ・卒業認定，国家試験受験資格としての必須科目と教育理念・目的達成のための科目の位置づけを明確にする． ・シラバスを活用しながら自分で単位を取得しておくこと，課題提出日，評価の基準を確認して言われなくても出すこと，そのためにシラバスを活用するよう説明する． ・看護師はなぜ品格が重要なのか，ナイチンゲールの著作から引用し保健師助産師看護師法第14条〔看護師としての品位〕につないで，学則の規定を説明する．また，これからの生活は，他者から評価される立場になることを伝え，日常生活全般において看護師らしい言動が求められることをよい事例，悪い事例を用いて説明する． ・自分が看護師へと成長するイメージがもてるよう，3年間の学生生活の概要を説明する． ・ナイチンゲールのABC「自分ひとりで学ぶ」ことの意味について，自己の内面の知識と体験の意味づけが学びであることをわかりやすく説明する． ・テストで合格すればよいのではなく，学んだ知識は，実践で活用できてこそ本物の学びになることを伝える． ・課題と壁は自分のもてる力を高めるチャレンジであること，評価は，より前向きに自己成長を支えるものであることを伝える． ・自己成長を支える相互関係としての教師・学生の役割について説明する．

表 2-2 (続き)ガイダンスとオリエンテーションの指導計画

	主題	主題追求のための問い	授業内容	留意点
オリエンテーション第1～4次	教職員自己紹介	1. クラスメートにどう自分を紹介する? 2. 学校の設備を使いこなすには? 3. 3年間で国家試験受験資格を取るには? 4. 一人暮らしのコツは?	1)ポートフォリオを用いて教職員の自己紹介 2)学校施設，使用方法 3)学生便覧の内容 4)学生生活の心得 5)年間行事，授業概要 6)一人暮らしの学生生活のコツ	・教職員各自が3分間でポートフォリオを見せながら自己紹介を行う. ・後日，学生が自分の自己紹介に参考になるよう，内容を考慮する. ・情報学習室，図書室の使用が適切にできるよう説明する. ・演習室の説明は，最初の演習直前に担当教員が行う. ・成績評価・単位認定・卒業認定についてはガイダンスと関連させながら，具体的に説明する. ・特に単位取得にかかる欠席，再試験，追試験，再実習などの手続きについては，学則細則の規定に準じて行われない場合，単位を取得できない可能性があることを説明する. ・情報学習室の説明時に，「看護学への招待」の授業概要のプリントアウトを実際に行う. ・ガイダンスのナイチンゲールが求める10の品格に関連させて，具体的に説明する. ・年間の学校行事や，卒業までのイメージがつくよう3年間のカリキュラムの進度と概要を説明する. ・特に，学んだ知識を実習で実践するカリキュラムになっていることを伝える. ・一人暮らしをしている学生から，一人暮らしのコツや注意点を聞く. ・一人暮らしの学生同士が助け合えるよう，それぞれのネットワークを作る.
オリエンテーション第5～6次	クラス運営	1. 自分たちのクラスを作ろう! 2. 3足の草鞋を履いて歩くには?	1)クラス役員の決定 2)健康管理 3)個人カードの作成 4)緊急連絡網 5)マザーグースの会	・3年間で全員が役員を経験することを伝え，クラス役員を立候補で決める. ・健康手帳を配布し，必要な事項を記入する.体重表については，3年間の変動を考慮して目盛りを入れているか確認する. ・保険証の写しを後日添付する. ・緊急時の連絡にかかる内容をカードに記入する. ・緊急連絡用の電話番号，メールアドレスの確認.メールアドレスについては担当教員のアドレスに空メールを送信し，登録する. ・育児と学業を両立する学生と先輩学生が一緒に昼食をとりながら，お互いが支え合えるようにする.
オリエンテーション第7～8次	自己紹介	1. 仲間を知ろう!	1)ポートフォリオで自己紹介	・各自で作成したポートフォリオを見せながら，一人3分の自己紹介をする. ・一人暮らしを始めた学生で，自己紹介の資料がない場合は，絵などを用いて紹介する. ・発表は学生の主体性で進行する. ・教員は全員参加する. ・自己紹介のポートフォリオは，1週間教室のロッカーの上に展示する.

表 2-3　ガイダンス前後の学生の変化

	最初の理想像	ビデオ鑑賞後の理想像	ナイチンゲール課題レポート
学生 A	技術面でも精神面でも信頼してもらえる看護師	正確な判断，選択ができて，患者さんに直接触れてコミュニケーションをとり，安心を与えられる看護師．常に周りに気を配り，行動できるような人間．患者さんからだけではなく，医師，看護師からも頼られる存在．	自分自身の人格を見直す．学校生活，集団生活の中で，周りをよく見て行動できる人間になれるよう努めたい．気を配れる人間になりたい．相手の立場にあった言葉使い，コミュニケーションの取り方を考えて生活していきたい．心の清い人であるために常に感謝の気持ちを忘れない，感謝の気持ちを伝える．常に明るく笑顔であるために自分の心ともきちんと向き合う．常に，何事にも向上心をもち取り組む．この学生生活をまじめに努め，知識・技術を習得し，誰からも信頼される看護師になりたい．
学生 B	日々の技術の進歩に合わせて成長していく．常に学ぶという姿勢を大切にできる看護師になりたい．身体だけでなく，心を癒せるような看護師になりたい．	自分の頭で考え，判断し，行動し，そして結果を残すことができる看護師になりたい．そのためには，自分の知識や技術が大切．多くのことを学び，実践に移し，そしてその経験をまた自分の知識へとつなげていきたい．また，行動面では，自分が気づいたこと，それが自分のためにならなくとも真心を込めて動けるような看護師になりたい．そのためには学校で学ぶことをはじめ，自分が日々暮らす中で常に意識していかなければならないし，もし直さなければならないことがあれば自分と向き合っていきたい．	ナイチンゲールの求める看護師に近づくために，まず観察力を身につけることが重要．患者さんの顔つき，声色，表情，言動などあらゆることに目を向けて，それを看護の実践へとつなげていかなければならない．そのような観察力を身につけるには，日々の生活の中で自分に今何ができるか，何をしなければならないか，常に意識していくことが大切．自分が気づいたことはたとえ誰も見ていなくても，自分の利益とならなくても行動できるように，またその行為が自然と行えるような人間でありたい．また，患者さんに対してただ単に優しく接することは看護師でなくともできる．そこに高い知識と自分自身の学びをもととした考えをもつことによりはじめて真の看護師と言える．授業で学ぶことはもちろん，学校生活を送る中で自分の知識となることはどんどん吸収していきたい．そのためにもやはり観察力は常に高めていく必要がある．また，自分のことではなく，まず相手の立場，気持ちになって物事を考えられるようになりたい．それは患者さんと看護師との関係だけではなく，日々の生活で小さなことにも意識を配り，誠実でありたいと考える．そして命を扱う職としての責任感も学校生活や日々の中で養っていきたい．
学生 C	患者さんを支える人 医師と患者さんと家族の間に立てる人 人の話を最後まで聞ける人	しっかりとした知識をもち，自分のことをよく知る．自分で考え，判断し，責任をもって行動できる看護師．自分にできること，やらなければならないことを自ら見つけ，それを行動に移せる人．	看護師としての訓練の目的は，看護師として患者に何をしなければならないのか，どのようになすべきかを学ぶこと．その中で特に重要なことは，観察力と思考力だ．どのように，何を見て，何を考えるかが大切．自分自身の五感によって患者のわずかな変化をつかみ取り，そこで感じたことに対して考え，どう看護するかを考えること．自分が身につけた知識をもとに，患者をどう観察するのか，なぜ観察するのかを学び，観察したことからどう思考していく必要があるのかを学ぶことが大切だと思った． ただ指示に従うのではなく，その指示の意味について考え，自分の意見をもったうえで指示に従い，その行動に強い責任をもつことが大切．ナイチンゲールの 10 項目は，どんなときも患者のことを第一に考えたうえで必要とされること．まず，信頼されるために，指示されたことは必ず行い，自分のことだけではなく，周りに気を配れるようにしていきたい．指示されたことに対して自分自身で考え，わからないことは聞き，責任をもって行動できるようにしたい．日々努力を重ねていきたい．毎日少しずつでもナイチンゲールが求める看護師像に近づけるよう，努力を怠らず，学びに励んでいきたい．

をもたせるものとして理解するというのが適切かもしれません.

ガイダンス,オリエンテーションがその後の学習につながるための要点を2つ述べます.はじめに,わずか2コマのガイダンスであっても,**学生の気持ちの変化**に焦点を合わせて計画を立てることです.学生の感情や気持ちに変化が起きるには,「学習者の実態」をふまえて,学生の立場から指導内容や方法を考える必要があります.学ぶ学生の姿を思い描きながら,指導計画を立てるという考え方は,講義・演習・実習の設計にも貫かれています.

2つめは,看護師になる自覚を立ち上げる主発問の構成です.前述したガイダンスで用いるワークシートは以下の構成になっています.最初の発問は,「なぜ看護師になりたいのか」という「**WHY**」の問いかけです.次に,「**WHAT**」を明確にする発問で,看護という職業の具体的イメージを作ります.これは看護師の具体的イメージが自己理想と変換され,学生個々の目標になります.目標が定まったら,どのように目標に向かうのか,「**HOW**」を問う質問です.ここでは,3年間のカリキュラムを説明します.そして,「HOW」はガイダンスに続いて行われるオリエンテーションでより具体的になります.学生は,ガイダンスでの問いに答えることで,明確な目標が定まっているため,3年間の学生生活をイメージしながらオリエンテーションを聞くことができます.このように,「本質的な問い」に対応させた主発問を構成することで学習への関心や意欲を持続させ,最終的に各教科の目標に到達することを目指すのが「逆向き設計」論に基づいたカリキュラム設計なのです.

いまだ経験したことのない刻々と変化する患者の状態や臨床状況の中で看護に迷ったとき,看護師としてどのような判断に基づいて行動するのかが試されます.そのとき,ためらうことなく,**患者の幸せを第一に考えた選択ができる看護師**であってほしいと思います.それが本校の目指す看護師像なのです.ガイダンスから教育理念とカリキュラム全体の一貫性をもたせる「逆向き設計」論に基づくカリキュラム設計とは,まさにこのような教育を実現するための設計であることを特記しておきます.

図 2-4 に3年次最後のヘルスケアチーム実習(統合実習)を行った学生に対する指導者の評価コメントを示します.どのような看護ができる学生が育ったのかが見えてきます.

◆ ◆ ◆

続く第3章では基礎看護技術の単元の設計と実際,第4章と第5章では実習の「逆向き設計」とその実際を解説していきます.

各章で設定しているゴールとパフォーマンス課題,学習活動と評価計画,ルーブリックは,本章で述べたガイダンスの土台の上に成り立っていることを付記しておきます.

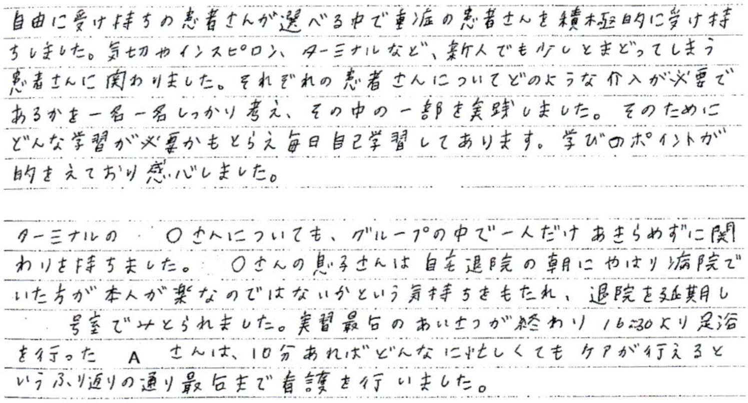
自由に受け持ちの患者さんが選べる中で重症の患者さんを積極的に受け持ちしました。気切やインスピロン、ターミナルなど、新人でも少しとまどってしまう患者さんに関わりました。それぞれの患者さんについてどのような介入が必要であるかを一名一名しっかり考え、その中の一部を実践しました。そのためにどんな学習が必要かもとらえ毎日自己学習してあります。学びのポイントが的をえており感心しました。

ターミナルの　Oさんについても、グループの中で一人だけあきらめずに関わりを持ちました。Oさんの息子さんは自宅退院の朝にやはり病院でいた方が本人が楽なのではないかという気持ちをもたれ、退院を延期し　号室でみとられました。実習最後のあいさつが終わり16:30より足浴を行った　A　さんは、10分あればどんなに忙しくてもケアが行えるという振り返りの通り最後まで看護を行いました。

図 2-4　3年次10月「ヘルスケアチーム実習」（統合実習）指導者の評価コメント（平出すみれさん提供）

（糸賀暢子）

《文献》

1) マルカム・ノールズ(著)，堀薫夫他(監訳)：成人教育の現代的実践，ペダゴジーからアンドラゴジーへ，鳳書房，p.42, 2002.
2) 上掲1)，p.15.
3) 湯槇ます(監修)，薄井担子他(訳)：ナイチンゲール著作集第二巻，現代社，p.136, 2003.
4) 日本放送出版会：プロフェッショナル　仕事の流儀　第3期　専門看護師　北村愛子の仕事　迷わず走れ，そして飛び込め[DVD]，NHKエンタープライズ，2007.
5) 上掲3)，p.123.
6) G. ウィギンズ，J. マクタイ(著)，西岡加名恵(訳)：理解をもたらすカリキュラム設計「逆向き設計」の理論と方法，日本標準，p.22, 2009.
7) 西岡加名恵：教科と総合学習のカリキュラム設計，図書文化，p.85, 2016.
8) 上掲3)，pp.75-78, pp.93-96, pp.121-123.
9) 上掲3)，p.75.
10) 上掲3)，p.93.
11) 上掲3)，p.94.
12) 上掲3)，p.95.
13) 上掲3)，pp.121-122.
14) J. M ケラー：学習意欲をデザインするARCSモデルによるインストラクショナルデザイン，北大路書房，p.87, 2010.

第3章

基礎看護技術の単元「清潔ケア」

「逆向き設計」による授業設計の実際

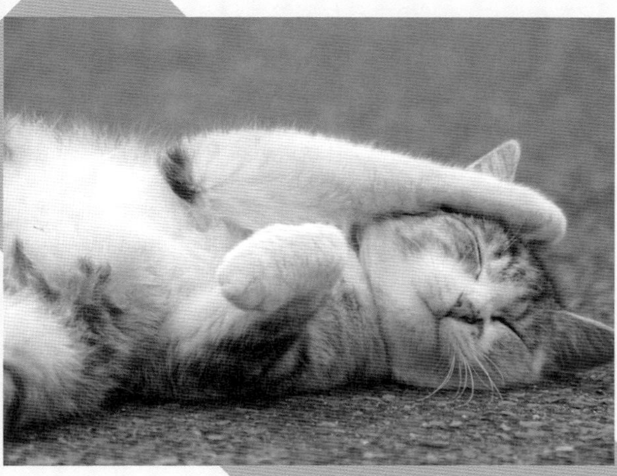

「演習はあくまでも演習。現場では一人ひとり病状が違い，臨機応変な対応が必要」

―― 小瀬木ありさ（第17期生）

単元「清潔ケア」の重点目標とパフォーマンス課題

技術テストで教授・学習目標に示した清拭が，**手順どおりに「できた」か「できない」かだけを評価**していた時代のエピソードを紹介します．

練習を重ねてもいざ技術テストでは，実施の途中で手が止まり，時間だけが過ぎていく学生がいました．理由を尋ねると，「頭が真っ白になって，順番を忘れました」．

また実習で清拭を行っていたとき，行動を変えるたびに患者さんにその説明をしたり，苦痛がないか何度でも尋ねたりする学生がいました．清拭を終える前に，患者さんからは「返事をするのに疲れた」との言葉が…….

なぜ，学生は患者の表情や状況を考えて説明しないのか──筆者が疑問に思って，技術チェックリストを確認したところ，「行動を変えるときには**そのつど**行う内容の説明をする」「実施過程で**たびたび**苦痛の有無を尋ねる」という情意領域の評価項目があったのです．また，清拭の技術テストで評価項目「顔を3の字に拭く」ことが「できた」学生が，ICUで術後1日目の患者さんの清拭場面で，「お顔を3の字に拭いてください」とパルスオキシメーターのプローブや，血圧を測定するためのマンシェットが巻かれ，動脈ラインが入っている状態の患者の手にフェイスタオルを渡していました──.

“清拭ケア”という看護技術に限らず，臨地実習でも学校で学んだ手順どおりに実践できることを求めることと，患者にとってよい看護を提供したかどうかという清潔ケアの目的が一致していないのではないかという懸念をもちました[*1]．

教室で学んだことを臨床状況の中で，柔軟かつ，自由自在に活用しながら，目の前にいる術後1日目の患者に最善を尽くして安全で安楽な，健康の回復に向けた看護をしてほしいと思います．そのためには，患者への思いやり，気遣い，共感を伴う思考と状況を根拠に，「清拭」の方法を判断し，実践ができるような講義が必要となります．看護師のように「臨床状況の中で」「その状況を根拠に」「どのような看護を行うべきか」についての方法論を立ち上げられるような講義を模索しました．その結果，「清潔ケア」を学ぶ目標とゴール，教育方法，教育内容，評価まで一貫性をもった授業設計ができました．それが，臨床状況で遭遇するようなリアルな状況や文脈の中で，知識やスキル，思考を総合して使いこなすパフォーマンス課題と評価を導入した授業です[1)*2]．

本章では，単元「清潔ケア」を例に，従来の「授業設計のやり方」「評価の観点，基準，方法」といった既成概念を取り払い，教師が期待する「願い」（ゴール）と，患者が看護師に期待するケアとの乖離をできるだけ縮めること，看護の質を高める授業設計について

＊1　後にこの懸念は，カリキュラム全体に広がった．

＊2　「練習は，有能なパフォーマンスを発揮させるのに必要ではあっても十分でないことに注意してほしい．また練習は，パフォーマンスを行う能力の指標として常に信頼がおけるわけでもない」【文献1】．看護教育においても，行動目標としてバラバラにした細目標がバラバラにできたとしても，本来目指すべき実践能力──パフォーマンスや「理解」をもたらす教育・評価にはなっていないことは多くの先生方が悩むところであろう．

解説します．

その指導計画は，清潔ケアのパフォーマンス課題に対応して，どこまで到達してほしいか重点目標を「本質的な問い」に転換し，講義終了後にこの程度，この内容を理解してほしい「永続的理解」を明確にすることから始めます．

1 臨床状況で求められる「清潔ケア」を目指した重点目標とゴールの設定

そもそも，なぜ看護師が清潔ケアを行うのでしょうか．「看護師でなければならない清潔ケアとはどのようなケアなのでしょうか」．これが単元「清潔ケア」を設定するうえでの**「本質的な問い」**になります．その答えは，学生が臨床で行う清潔ケアにあります．

実習ではすべての学生が，術後の急性期，ICUで集中治療が行われている患者の清潔ケアを実践します．AVライン，CV，末梢静脈輸液ライン，ドレーン，チューブ，さまざまなモニターがついている患者にとって，清潔ケアそのものが患者の生命活動に大きな影響を与えます．

また，緩和ケア実習では，ターミナル期の患者を受け持ちます．全人的苦痛を体験している患者にはとりわけ安楽を重視しながら，看護師の気遣いや思いやりが伝わるケアをしてほしいと思います．このように，清潔ケアを必要とする患者の状況を考えると，「安全に，かつ身体的・精神的な苦痛に配慮して，可能な限り安楽に『清潔ケア』ができる」ことが重点目標になります．そして，「看護師が行う清潔ケアは，相手の自然治癒力を高め，健康の回復と自律に向かえるよう，五感と行き届いた心を働かせて患者の状況を正確に把握し，清潔ケアがもたらす影響を考慮したうえで，最も効果的な方法を選択し，安全・安楽に実施する」ことをゴールにして，指導計画を設計する必要があります．

2 「本質的な問い」と「永続的理解」をつなぐパフォーマンス課題

重点目標とゴールが設定されたら，「本質的な問い」と「永続的理解」を考えます．**「本質的な問い」**は，「なぜ看護師が清潔ケアを行うのか」となります．「本質的な問い」に対する**「永続的理解」**は，「看護師が行う清潔のケアとは，相手の自然治癒力を高め，健康の回復と自立に向かえるよう，状況を十分に考慮して安全・安楽に行うものである」となります．

「重点目標」と「永続的理解」が決まったら，いよいよパフォーマンス課題の作成です．パフォーマンス課題のシナリオには，何がパフォーマンスの目的（ゴール）か，学生が担う役割は何か，誰が相手か，想定されている状況は，生み出す作品（実技）は何か，（評価）の観点（成功のスタンダードや規準）を要素として織り込むことで，よりゴールと一貫性のある課題になります[2,3]．

以下に，本校が「清潔ケア」の単元でどのようにパフォーマンス課題を設定したか，その考え方と内容について説明します．「清潔ケア」のパフォーマンス課題は，「なぜ看護師が清潔ケアを行うのか」という「本質的な問い」を問うような状況を想定して作ります．最も真正のパフォーマンス課題は，臨地実習における清潔ケアです．なぜなら，臨地実習では，「**最も清潔のニーズが高い人**に安全・安楽な清潔ケアを実施」しなくてはならないからです．

本校では，ほとんどの学生が実習で求められる「清潔ケア」の内容として，生体への影響が大きく，安全・安楽な配慮が必要で，清潔ケアの判断，方法の検討でさまざまな知識を活用できる事例をパフォーマンス課題としました．また，技術テストのパフォーマンス課題は，最終的に到達してほしい内容を評価できるよう，単元のパフォーマンス課題を発展させた課題にしています．**資料3-1，2**に単元「清潔ケア」のパフォーマンス課題と，技術テストのパフォーマンス課題を示します．

資料3-1　単元「清潔ケア」のパフォーマンス課題

「あなたは，看護専門学校の3年生です．周手術期実習で，大腸がんの手術をうける70代女性，あじさいさんを受け持っています．本日は手術後1病日です．ICUにいる，あじさいさんの状況を踏まえて，安全で安楽な清潔ケアをしてください」

資料3-2　技術テストのパフォーマンス課題

「あなたは，70代女性で胃がん手術後2日目の患者を受け持つ看護師です．患者の術後経過は良好で，バイタルサインは安定しています．しかし，体動時に創部痛と眩暈があり，ほとんど臥床状態です．自力で座位保持は困難です．左前腕部より持続点滴をしています．昨日は清潔ケアが行われていません．今朝，顔だけは自分で拭きましたが，微熱があり発汗が多く見られました．この患者さんの上半身の清拭と上着の交換を20分以内で実施してください」

3 単元の構造を作る——「知の構造」

「逆向き設計」論に基づく授業設計では，パフォーマンス課題という「複雑なプロセス」を経て，学生自身が「転移を伴う理解」[4)*3]として「清潔ケア」に伴う原理・原則や，清潔の意義が学べるよう**「知の構造」**を作成します．

「知の構造」は，重点目標とパフォーマンス課題に対応させながら「清潔ケア」の単元

＊3　パフォーマンス評価においては，知っている，もしくは活用する知識と「理解」を区別している．「より幅広い**理解**のもとに**知識**が組み込まれている」【文献1】ゆえに，学生が「看護師が行う清潔ケアとは？」という問いに対して何を理解したのかを評価する必要がある．学生が学んだこと，体験したことから「清潔ケア」に含まれる清潔ケアの意義，プライバシーといった重要な観念を臨床現場で患者の状況の中で活用し，教室や演習室で学んだことを乗り越えていくような転移——真の理解を目指す評価である．

全体で知っておくべき「事実的知識」と「転移可能な概念」，修得してほしい「個別的スキル」と，知ること，することが重要な「複雑なプロセス」を考察しながら作ります．

たとえば，「事実的知識」として必要なのは，清潔ケアの多様性，清潔ケアが健康回復に及ぼす影響，清潔習慣と個別的価値，清潔ケアの原理・原則，清潔ケアの種類，方法などがあります．「個別的スキル」では，五感を使った状況の観察と把握，清潔のニーズの判断，清潔ケアの手段，方法の選択，状況に即した物品の選択と配置などが考えられます．

しかし，「事実的知識」と「個別的スキル」だけでは，刻々と変化する状況の中で，患者の状態を考えて臨機応変に清潔ケアを実践する看護にはなりません．また，患者の「生活」状況を踏まえて自立や習慣を考慮したり，患者の「尊厳」を守るうえで，説明や同意，相手の意思を尊重したりすることも学ぶ必要があります．清潔習慣，プライバシー，羞恥心が「転移可能な概念」となります．さらに，さまざまな状況にある患者の清潔ケアができるためには，状況の中で関連する既習の知識を活用しつつ状況を判断することや，ケアが患者に及ぼす影響を予測して対応を備えるといった「複雑なプロセス」も求められます．

授業の煩雑化を招かないためにも，絶えず授業で学ぶ新たな知識と，パフォーマンス課題に取り組むうえで必要，かつ活用してほしい既習の知識の関連を整理するプロセスは重要です．「知の構造」は，パフォーマンス課題に取り組むために必要な知識はもちろん，看護師国家試験の小項目に対応する知識も保証する必要があります．その際に重要なのは，**既習の知識**（人体の構造，皮膚の形態機能など）**を網羅しようと考えない**ことです．ウィギンズとマクタイが言う「双子の過ち」[3]＊4，に留意し，目的なくあれもこれもと内容を網羅したり，本来の目的である「永続的理解」につながらないバラバラの活動を入れたりしないことが肝心です．

言い換えると，当該単元に重点目標とゴールに直接つながる重要な内容だけを残し，何もかも入れ込まないのが「逆向き設計」論に基づく設計のポイントになります．学ぶべき重要な内容に焦点を絞ることで，本来のパフォーマンス課題で目指すゴールからぶれない設計ができます．

以上のプロセスを経て，単元「清潔ケア」の「知の構造」（**図 3-1**）を作成しました．

4　評価を決めて授業を設計する

さて，せっかく単元について考察し，教材研究をしても，なんのために学んでいるのか，何を目指しているのか，学んでいる内容が他の内容とどのようにつながり，臨床場面でどのように活用できるのかをイメージして設計しなければ，教科書の目次に沿って脈絡なく，バラバラの知識を詰め込む授業になってしまいます．

「逆向き設計」論に基づく設計は，単元を構造化するときに，最も効果的に重点目標

＊4　目的なく内容を網羅すること，学習者が本来追求すべき知的なゴールから離れたばらばらの活動を行うこと．この授業設計における「双子の過ち」を避けることを意図しているのが「逆向き設計」であることを説明している．

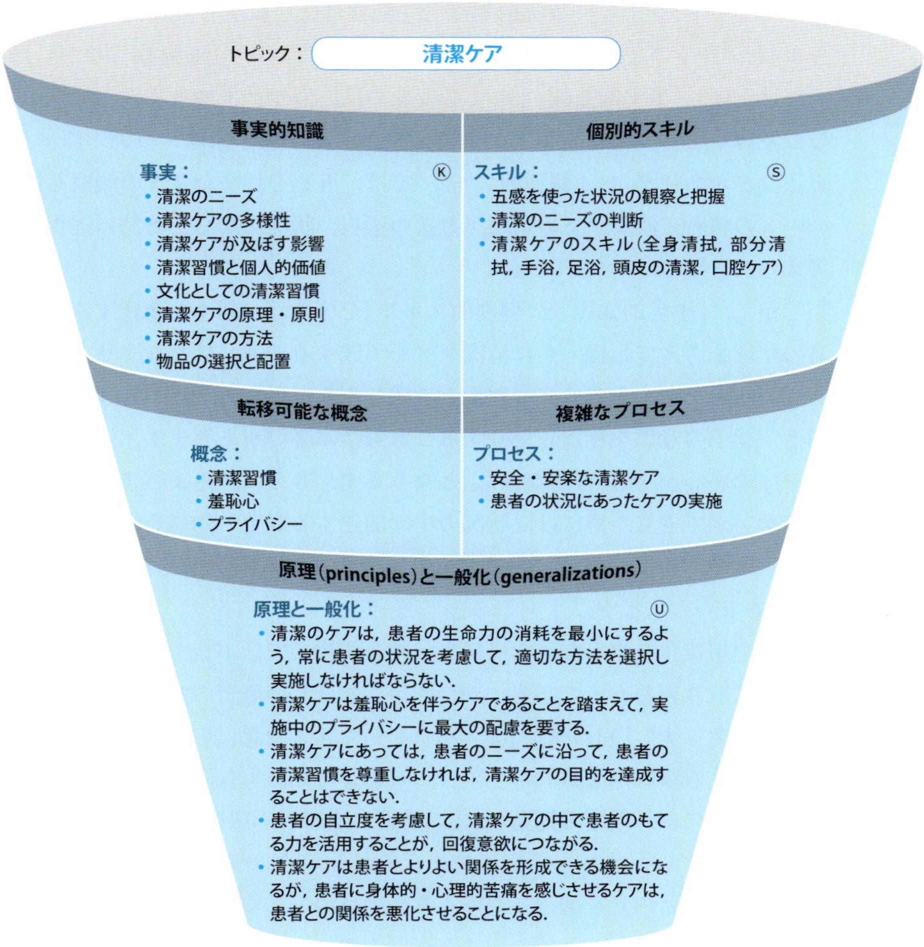

トピック：
清潔ケア
事実的知識
事実：
Ⓚ
・清潔のニーズ
・清潔ケアの多様性
・清潔ケアが及ぼす影響
・清潔習慣と個人的価値
・文化としての清潔習慣
・清潔ケアの原理・原則
・清潔ケアの方法
・物品の選択と配置
個別的スキル
スキル：
Ⓢ
・五感を使った状況の観察と把握
・清潔のニーズの判断
・清潔ケアのスキル（全身清拭，部分清拭，手浴，足浴，頭皮の清潔，口腔ケア）
転移可能な概念
概念：
・清潔習慣
・羞恥心
・プライバシー
複雑なプロセス
プロセス：
・安全・安楽な清潔ケア
・患者の状況にあったケアの実施
原理（principles）と一般化（generalizations）
原理と一般化：
Ⓤ
・清潔のケアは，患者の生命力の消耗を最小にするよう，常に患者の状況を考慮して，適切な方法を選択し実施しなければならない．
・清潔ケアは羞恥心を伴うケアであることを踏まえて，実施中のプライバシーに最大の配慮を要する．
・清潔ケアにあっては，患者のニーズに沿って，患者の清潔習慣を尊重しなければ，清潔ケアの目的を達成することはできない．
・患者の自立度を考慮して，清潔ケアの中で患者のもてる力を活用することが，回復意欲につながる．
・清潔ケアは患者とよりよい関係を形成できる機会になるが，患者に身体的・心理的苦痛を感じさせるケアは，患者との関係を悪化させることになる．

図3-1　単元「清潔ケア」の「知の構造」

である「永続的理解」に至るよう，授業の順序も意識しながら作成します．つまり，授業を通してパフォーマンス課題を解けるよう，清潔ケアに必要な知識とスキルを活用しつつ，学生自身が「永続的理解」の内容，清潔ケアの意義を発見できることを目指します．そのため，より効果的にゴールに到達するよう，最初に試験問題を作ってから指導計画を立てるステップになります．

①単元のゴールに行きつく――知識の「活用」と「理解」を評価する筆記試験

単元「清潔ケア」の中で知っている必要のある「（事実的）知識」の内容は，従来の筆記試験のような単純想起の問題で評価することができます．しかし，パフォーマンス課題は唯一正しい答えを求めるものでも，明確な答えが存在するものでもありません．その前提にたって，パフォーマンス評価が目指すのは，パフォーマンス課題で求められる思考・判断を問うような問題が解けるか，技術ができるかどうか，という以上に，授業全体を通して真剣に学習課題に取り組み，答えのない世界の中で自分の問い

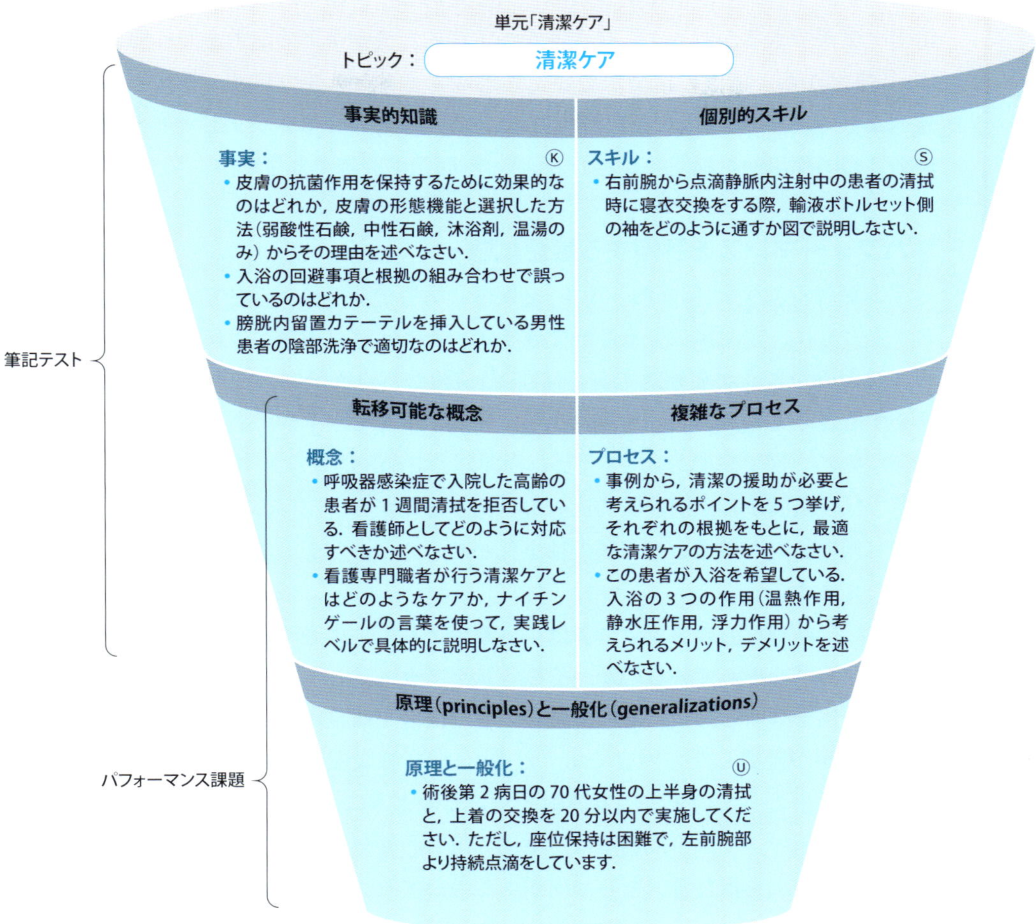

図 3-2　「知の構造」に対応した単元「清潔ケア」の評価方法

を追求する過程を経て，自分なりの理解，納得に至ったかどうかです．そのため，筆記テストにおいても，単純に知識を問うだけのテストにはなりません．明確な根拠や，原理・原則に照らし合わせて最適解を求める問題を使って評価をしています．

では，どのように筆記テストで学生の理解を評価するのでしょうか．

筆記試験は，前述した**図 3-1** の「知の構造」に対応させた問題を考えます．**図 3-2** は，**図 3-1** の「知の構造」に対応した試験問題の例です．

たとえば「事実的知識」を筆記試験で確認するには，その知識が実際の臨床場面で活用できるかどうかを証明できる問題が必要となります．患者の皮膚の状況，清潔ケアのニーズを考慮して適切な清潔ケアの方法が選択できるかどうかを評価するには，「皮膚の抗菌作用を保持するために最も効果的なのはどれか，1つ選択し，その根拠を述べなさい」という問題で確認できます．

また，安全な清潔ケアの能力を評価するには，「入浴の回避事項と根拠の組み合わせで誤っているのはどれか，その理由も述べなさい」という問題で確認できます．さらに，状況を判断し，清潔ケアのニーズを見出し，清潔ケアの影響を考慮して安全に清潔ケアができるかどうか，総合的かつ実践的な清潔ケアの能力を問う問題が必要です．「事例から，清潔の援助が必要と考えるポイントを5つ挙げ，それぞれの根拠を述べなさい．この患者が入浴を希望している．考えられるメリット・デメリットを入浴の3つの作用から説明しなさい」といった問題で評価できます．

②パフォーマンスを評価する筆記試験

学生がどのような「個人的スキル」を獲得し活用する準備ができているかは，技術テストとともに，筆記試験でも評価できます．たとえば，清潔ケアに伴う寝衣交換が適切にできるかどうかを確認するには，「右前腕から点滴静脈内注射中の患者の寝衣交換をするときどちらの腕から清拭をし，輸液ボトルセット側の右腕側の袖をどのように通すのか，図で説明しなさい」という問題で評価できます．技術のパフォーマンス課題では左前腕から点滴静脈内注射の事例でしたから，左側の袖を抜いて，輸液ボトルを右側の袖口から通して右側の袖を脱がせることがわかる図で説明ができれば最適解となります．

「転移可能な概念」の筆記テストは，看護師として，患者の意思を尊重しながら，患者がなぜ清拭を拒んでいるのか，その背景をアセスメントして看護上のニーズとケアの優先順位を判断し，最終的には患者の自己決定を尊重する「尊厳」を守る看護ができるかどうかが確認したい内容です．たとえば，「呼吸器感染症で入院した高齢者が1週間清拭を拒否しています．看護師としてどのように対応すべきか述べなさい」という問題で評価できます．最適解は，まず，患者の希望を最大限尊重することです．そのうえで，清拭を拒む背景として何があるのかアセスメントすること．そして，清拭よりももっと重要なニーズ(呼吸を助ける)を満たす必要があることに気づくことです．清拭を拒む患者に清拭の必要性を説明して説得するような看護は，患者の意思，自己決定を尊重しない看護をすることにつながりますから，評価としては望ましくないという判断をします．

このように，「逆向き設計」論に基づく講義の設計は，**最初に評価とその証拠を決めてから授業を設計する**というステップです．「知の構造」に対応した問題を最初に考えてから指導計画を立てることで，授業のねらいと学習内容，評価の一貫性・妥当性が高まります．

単元の流れを作る ——「逆向き設計」に基づく指導計画

1 1コマの授業の中に単元の「永続的理解」につながる主発問を

パフォーマンス課題を使った授業の目的は，授業で学んだ知識とその知識の活用による統合を目指しています．そして，パフォーマンス課題に取り組みながら，知識の幅と深さを広げることで，さまざまな知識の関連性や意味を理解し，全く別の状況でも活用できる転移をもたらすことです．

そのため，パフォーマンス課題を使った指導計画は，本時レベルの設計も単元を設計するときと同じステップで設計されます．指導計画は，「教師の願い」で明確となった「本質的な問い」に応える「永続的理解」に到達するために，どのような問いに応えられれば良いのか，本時レベルにおける発問と模範解答を整理することで，単元全体の構造から本時の主題と授業の順序を考えます．また，**図3-1**の単元「清潔ケア」の「知の構造」と，**図3-2**の「知の構造」に対応した評価方法をもとに，授業終了後に到達してほしいレベルを目指す指導計画を作成します．

2 講義の構造と内容配置

看護師は，刻々と変化する患者の状況の中で，五感を活用して総合的に清潔のニーズを捉え，患者の状況からケアの重要性とニーズの優先順位とケアが及ぼす影響を予測して，患者の安全・安楽を考慮した清潔ケアを行っています．単元「清潔ケア」では，このように看護師が臨床現場で行っている清潔ケアができることを目指して順序，内容，方法を考えます．

まず，本時の主発問と学習内容は，臨床状況に近いストーリーで授業が展開するように考えます．また，授業が進むに従ってパフォーマンス課題が解け，知識とスキルが統合され，最終的に重点目標とゴール（「永続的理解」）となる清潔ケアの原理・原則，根拠とその意義について学生自身が気づくことを目指す構造にします．

図3-3に単元「清潔ケア」における主発問の構造を示しています．

3 単元の流れに「杭」をうつ ——本時の「主発問」と内容・支援の設計

主発問をもとに作成した指導計画を**表3-1**に示しています．

まず，本時の主題を決定する際，**図3-3**の「本質的な問い」の入れ子構造をもとに，知識の広がり，スキルの向上，思考・判断・表現の深まりをイメージして，必ず押さ

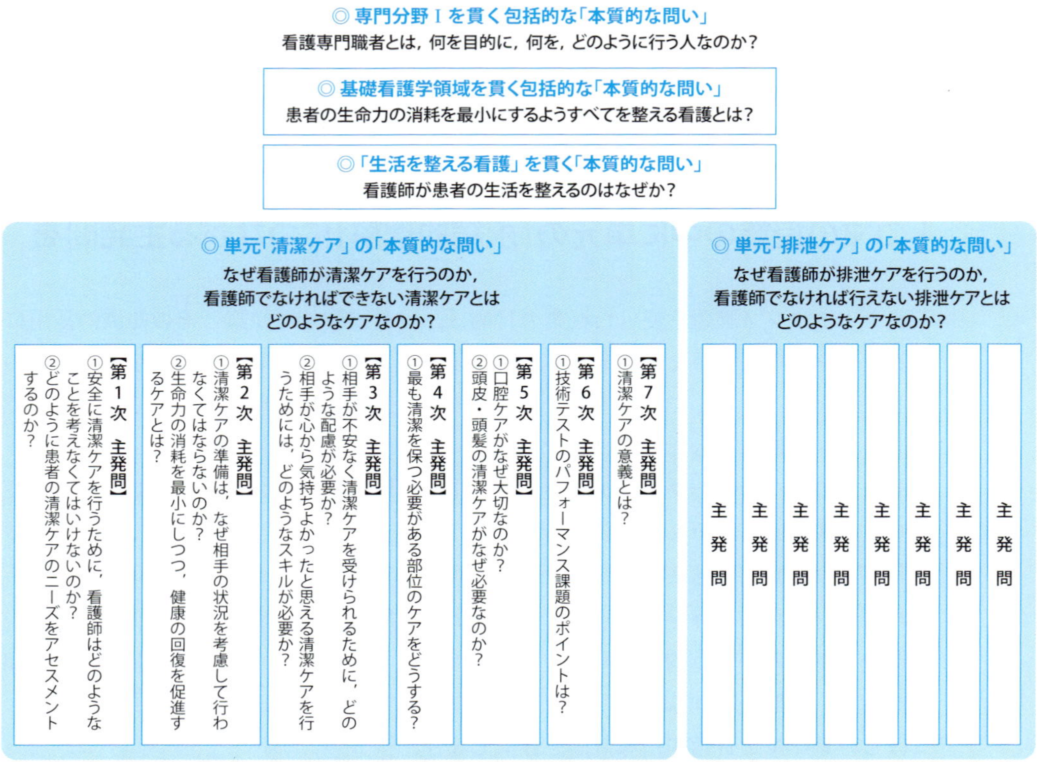

◎ 専門分野Ⅰを貫く包括的な「本質的な問い」
看護専門職者とは，何を目的に，何を，どのように行う人なのか？
◎ 基礎看護学領域を貫く包括的な「本質的な問い」
患者の生命力の消耗を最小にするようすべてを整える看護とは？
◎「生活を整える看護」を貫く「本質的な問い」
看護師が患者の生活を整えるのはなぜか？
◎ 単元「清潔ケア」の「本質的な問い」
なぜ看護師が清潔ケアを行うのか，
看護師でなければできない清潔ケアとは
どのようなケアなのか？
【第1次 主発問】
①安全に清潔ケアを行うために，看護師はどのようなことを考えなくてはいけないのか？
②どのように患者の清潔ケアのニーズをアセスメントするのか？
【第2次 主発問】
①清潔ケアの準備は，なぜ相手の状況を考慮して行わなくてはならないのか？
②生命力の消耗を最小にしつつ，健康の回復を促進するケアとは？
【第3次 主発問】
①相手が不安なく清潔ケアを受けられるために，どのような配慮が必要か？
②相手が心から気持ちよかったと思える清潔ケアを行うためには，どのようなスキルが必要か？
【第4次 主発問】
①最も清潔を保つ必要がある部位のケアをどうする？
【第5次 主発問】
①口腔ケアがなぜ大切なのか？
②頭皮・頭髪の清潔ケアがなぜ必要なのか？
【第6次 主発問】
①技術テストのパフォーマンス課題のポイントは？
【第7次 主発問】
①清潔ケアの意義とは？
◎ 単元「排泄ケア」の「本質的な問い」
なぜ看護師が排泄ケアを行うのか，
看護師でなければ行えない排泄ケアとは
どのようなケアなのか？
主発問
主発問
主発問
主発問
主発問
主発問
主発問
主発問

図3-3 「本質的な問い」の入れ子構造（単元「清潔ケア」に関連する内容抜粋）

えておきたい重要な内容からスタートし，授業が進むにつれて，看護の質が高まるように，パフォーマンス課題の患者の回復過程に合わせて進行する設計にしました．

第1次の「主発問」は，「安全に清潔ケアを行うためには，どのようなことを考えなくてはならないのか」「そのためにはどのように清潔のニーズをアセスメントするのか」です．看護師が患者に清潔ケアを実施する際，最初に行う看護判断のステップが「観察と清潔ケアのニーズの判断」です．パフォーマンス課題を活用して，**写真3-1**（p.57）に示したモデル人形を直接観察しながら，急性期における清潔のニーズと判断を学びます．後に続く講義は，臨床現場で行われる看護の判断に従って方法論を考える展開にしています．

第2次では，回復レベルに合わせたセルフケア能力と自立を考慮した方法を学びます．第3次では，清潔ケアを受ける患者が安心してケアが受けられる配慮と，「気持ちよかった」と思えるスキルを考えます．第4次は，清潔ケアに伴い必要とされるスキルです．点滴中の患者の寝衣交換は，臨地実習で学生が遭遇する「複雑なプロセス」です．第5次から身体の清潔の視点を身体の隅々まで広げていきます．陰部洗浄，口腔ケア，洗髪のスキルのポイントを押さえて，各自で練習をして，その内容をポートフォリオに蓄積します．第6次では，教員が技術テストのパフォーマンス課題のデモンストレーションを行います．第7次では第1次からの講義をフィードバックして「永続的理解」に到達する清潔ケアの意義，方法論上の原理・原則をまとめる配置にし

表 3-1 単元「清潔ケア」の指導計画

コマ	主題	主発問	学習活動と内容
1	安全な清潔ケア	①安全に清潔ケアを行うために，看護師はどのようなことを考えなくてはならないのか？ ②どのように清潔ケアのニーズをアセスメントするのか？	・清潔ケアを安全に行うための観察視点 ・ICU 術後第 1 病日の患者の観察（シミュレーション） ・清潔のニーズの判断（状況，五感を使った直接的観察，アセスメント） ・清潔ケアの影響
2	安楽な清潔ケア	①清潔ケアの準備は，なぜ相手の状況を考慮しなくてはならないのか？ ②生命力の消耗を最小にしつつ，健康の回復を促進する清潔ケアとは？	・清潔ケアの準備：術後 1 週間の患者の観察（シミュレーション）直接的観察から変化を捉えて必要な物品を準備 ・回復レベルとセルフケア能力にあった方法の選択（演習） ・思いやりが回復につながるケア
3	安心して受けられる清潔ケア	①相手が不安なく清潔ケアを受けられるために，どのような配慮が必要か？ ②相手が心から気持ちよかったと思える清潔ケアを行うためには，どのようなスキルが必要か？	・清潔ケアの環境，方法，プライバシー（演習） ・必要最小限の露出（演習） ・身体を冷やさない工夫（演習） ・拭く圧や速さ，時間（演習）
4	陰部の保清	①最も清潔を保つ必要がある部位のケアをどうする？	・陰部の保清の必要性のアセスメント ・患者の状況に応じたさまざまな保清のあり方
5	口腔・頭皮・頭髪の清潔	①口腔ケアがなぜ大切なのか？ ②頭皮・頭髪の清潔ケアがなぜ必要なのか？	・呼吸器感染症を防ぐ口腔ケア（演習） ・頭皮・頭髪の清潔ケアのアセスメント ・さまざまな状況にある患者の頭皮・頭髪の清潔ケアの方法の選択 ・洗髪の実際（課題）
6	技術テストのポイント	①技術テストの清潔ケアのポイントは？	・パフォーマンス課題：点滴中の患者の清拭に伴う寝衣交換のコツ ・全身清拭のデモンストレーション
7	清潔ケアの意義	①看護師が行う清潔ケアの意義とは？	・清潔ケアの意義：学生の気づきの共有 ・清潔ケアに伴う方法論上の原理・原則

ています〔第 1 章の**図 1-6** パターン 2（p.18）〕.

このような配置にした理由は，教師の願いと学生の実態を考察する過程で「この単元を学ぶことによって学生は術後回復過程の患者にどのような清潔ケアができるだろうか」という問いと，その答えにあります．清潔ケアを受ける側と実施する学生の視点から考察した結果，一般的に手術後 2～3 病日の患者は，術後合併症の予防のため離床を進められます．この時期の清拭は，患者の身体的な回復過程と術後疼痛がコントロールされていれば，ベッド上端座位の状態で，できる部分は自分で拭いていただくことも可能です．しかし，3 日目となると硬膜外麻酔が取れて，それまでは感じていなかった疼痛が始まります．傷害相の中で，最も身体的・精神的に苦しい時期といえます．また，回復期の患者の身体的回復と心理的回復は個人差が大きいことを考慮する必要があります．この時期の患者には，術後合併症であるイレウスの予防を目的とした離床と日常生活援助の目的を別々に考える必要があります．最も苦痛を感じる状況であることを考慮して，できるだけ安楽に清潔ケアを行うことが身体的・精神的回復の促進につながることを学んでほしいと考えました．患者自身が「大変」なときに，**看護師が差し伸べる「清潔ケア」の「手」が患者の回復過程を支えること**を学ぶことによって，臨地実習では患者の状況を観察し，判断し，最善を尽くして安楽な清潔ケアを実施しようとする学生が育つのだと思います．

以上のように，学習内容の配置は，指導案を立てるときの「教師の願い」と「学習者の実態」を思い描く中で明確になってきます．清潔ケアのスキルのすべてを技術テストで評価するという考えではなく，最も重要なスキルをパフォーマンス課題にして評価する設計です．なお，周手術期の患者さんのパフォーマンス課題を活用しながら，あくまでも，周手術期看護ではなく，「清潔ケア」を学ぶことを目指して配置します．

単元に息を吹き込む——パフォーマンス課題を活用した授業

パフォーマンス課題を活用した授業は，１コマ，１コマの講義の中に，パフォーマンス課題に関する「問い」を出し，知識の修得と活用（経験）ができるよう授業を工夫する必要があります．そのためのポイントは，パフォーマンス課題と学習活動を**より実態に近い体験でつなぐ**ことです．**図 3-4** に第１次単元「清潔ケア」90 分の授業展開を示します．１コマの授業の展開が，臨床状況の中で知識を活用して看護を実践する思考プロセスになるよう構成しています．

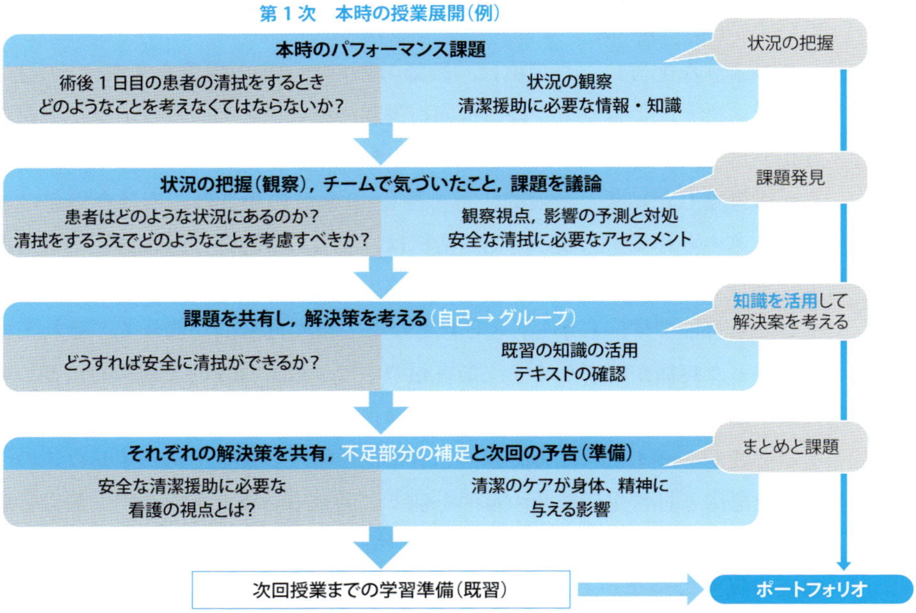

図 3-4　１コマ 90 分の授業展開例

1 パフォーマンス課題を活用した授業の工夫

1年前期の学生たちは，まだ臨地実習を体験していません．紙媒体によるパフォーマンス課題の提示では患者と状況のイメージが湧きません．また，**紙媒体の限界は，感性を働かせて事実を捉え観察することができない**ことです．臨床現場における状況の中で直接患者を観て，感じて，考える看護師を育成するためにパフォーマンス課題を活用しているのですから，最大の成果が期待できるようなパフォーマンス課題の提示が重要となります．本校では，第1次にパフォーマンス課題の患者の状況（術後第1病日，ICUの患者）をよりリアルなモデル人形で作っています（**写真 3-1**）．

1コマ目の授業の主題は，「安全な清潔ケアに必要な観察視点」です．授業は「術後1日目のICUにいる患者の清拭をします．まず，どのようなことを考えなくてはいけませんか？」という問いに対応した学習内容を入れています．

教師が本時のねらいと問い，パフォーマンス課題を説明したのち，「まず，実際に患者さんを観察してみましょう．10分間観察をしてください」という課題を出します．学生は各々患者設定された人形の観察を始めます．学生はこれまでに見たことがない患者の状況に戸惑いながらも，教師に質問をしたり，自ら触れたりして観察をします．また，教師は，安全な清潔ケアのために必ず確認してほしいポイントに気づけるよう，コーチングや説明をします．

学生は，まず10分間，自分の目で観察し，気づいたことをノートに書き込みます（**写真 3-2**）．その後，観察結果を4～5人のメンバーで共有しながら得られた情報から清潔のニーズを考え，発表します（**写真 3-3**）．学生は観察したことや状況から清潔のニーズとして考えられることを発言します．

この授業では学生から「術後1日なので，汗とか，消毒とかで身体が汚れて気持ち悪いと思います」と発言がありました．この発言は，**五感を通して得た事実をもとに**

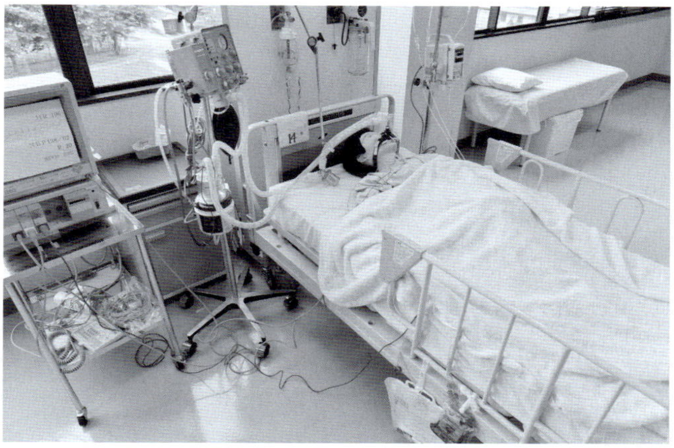

写真 3-1　第1次の授業前準備　術後1日目 ICU の患者
モデル人形，株式会社京都科学製

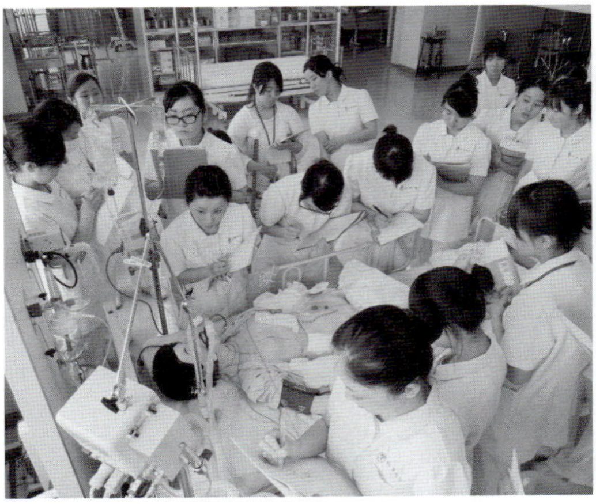

写真 3-2　第 1 次の授業風景①　患者の観察

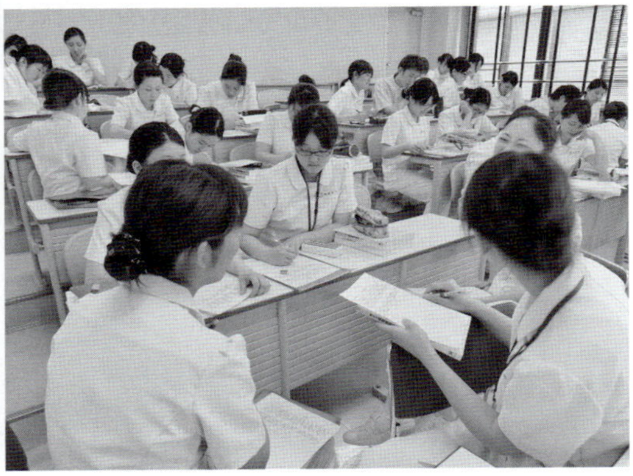

写真 3-3　第 1 次の授業風景②　気づきを共有，整理

判断しているか，自分が思ったことの事実を確認しているか，について学べるチャンスです．専門的知識がなくてもこれまでの経験から気づけることと，看護師として専門的知識と直接的観察をもとに判断することの違いに気づくコーチングが必要です．教師は，学生の発表内容から五感だけで判断しないこと，客観的な情報とのすり合わせをすることの大切さに気づけるよう，観察視点と方法に関して「実際に患者さんの肌に触れて汗を確認しましたか？」「消毒の汚れは身体のどこの部分でしたか？」など，**学生自身が「ハッ！」と気づける発問**をします．五感を使った観察の重要性を言葉で教えるのではなく，「事実を確認していなかった」ことに気づき，その気づきから，患者に実際に触れて事実を確認することの重要性を学びます．この発問によって他の学生たちも同様に，事実を観察することの大切さを学びます．なぜ第 1 次に人形を直接観察する学習活動を入れたのか，その目的から外れないことが肝心です．

第 2 次の主題は，安楽な清潔ケアのための物品の準備です．臨床では患者の状況の観察なしに，清潔ケアの方法や物品の準備をすることはありません．まず，患者の状況を観察し，今の状況でどのような清潔ケアが最も適切か，清潔ケアの種類と方法を判断します．物品は目的を達成するために必要なものを準備します．そのため，第 2 次では，モデル人形を術後 1 週間経過した患者の状況に変えています（**写真 3-4**）．

学生には患者の設定が変わっていることを**伝えません**．本時の主題を確認して，「10 分以内で物品を準備してベッドサイドに配置してください．配置ができたら，必要物品と配置の理由を聞きます」と伝えます．学生は一斉に物品を準備し始めます．そのとき，人形を見た学生が「アッ！　『患者さん』が座っている！」とここで気づきます．気配を感じた学生たちが次々と観察を始めます．患者役の学生も，今日はどんな患者役をしなければいけないか考えるために観察を始めます．第 1 次の気づき，学びから何も言わなくても学生たちは自然に患者さんに触れて観察します．

第 3 次から第 5 次も主発問に沿った事例で学習活動を設定しています．どの時間もまず自分たちで考えて，試行錯誤しながらやってみて，つまずきながら理解できるこ

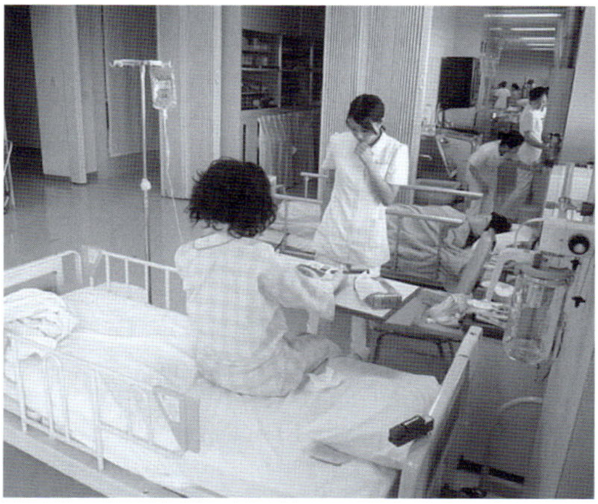

写真 3-4　第 2 次の授業風景　術後 1 週間目の患者（モデル人形）

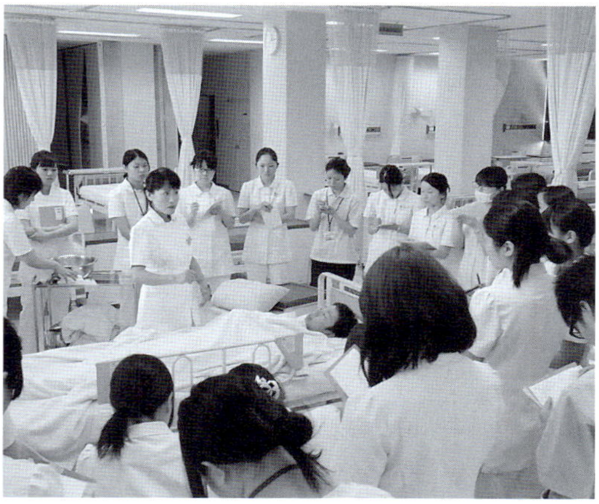

写真 3-5　デモンストレーション場面

とを意識しています．

たとえば，清拭はできたけれども，最後に寝衣を着せるときに片方の袖が腕に通せない学生がいました．他にも袖を通すのに苦労している学生がいました．「清潔ケア」の単元として寝衣交換のスキルまで含めていませんが，**「清拭」という一連のスキル**として押さえておきたいポイントです．学生の演習の状況を見ながら，学生のつまずきに気づき，それを解決するために学生同士で考える時間を作ります．

2 パフォーマンス課題を活用した授業の展開で考慮すること

①予測できない展開を教材化する

パフォーマンス課題を使うと，このように事前に予測しにくい学生の反応があります．そのため，学生それぞれがもつ気づきや問いに応えるため，時に教師が意図しない展開になることもあります．予定とは違う方向へ授業が展開するのも，**学生自身が学ぶ主体として能動的に参加している証**かもしれません．ただし，学生の反応ばかりに捉われていると，本時で予定している学習内容をすべて伝えられず，本時の目標が達成できない場合があります．そのため，主題から外れても，主題に戻す時間として，授業のまとめの時間を作ることが重要です．

主題からそれるというよりも，広がることを想定して授業計画を立てる必要があります．

②デモンストレーションの目的

教師が，技術テストのデモンストレーションを見せるのは，第 6 次の授業です．

学生たちはこれまで試行錯誤しながら取り組んだ授業・演習を経て，個々に疑問や課題をもって参加します．また，技術テスト本番で最高のパフォーマンスを発揮するためには，学生の不安と緊張を緩和することも大切です．教師のデモンストレーションは，スキルのロールモデルという目的の他に，学生のさまざまな疑問や不安，スキルに関する迷いを解決するものでもあります．また，教師にとっては，学生の質問や不安を聞くことで，授業の補足ができます(**写真 3-5**)．

③講義のフィードバック

「逆向き設計」論に基づく設計は，「理解」を目指しています．そのため授業のフィードバックが重要です．学生自身の学習体験を通して気づいた清潔ケアの意義，原理・原則を学生の言葉でまとめます．また，授業の中で残した課題や，補いたい内容を補足します．

このように，「逆向き設計」論に基づく設計は，重点目標に向かうパフォーマンス課題を意識しながら，複雑な状況を考える思考を培います．また，技術テストの課題では，清潔ケアの個人的スキルに焦点を絞って，複雑なプロセスも意識しながら指導計画を立てることで「自分で考えて，学んで，できるようになる」教育を実現するものです．

技術テストのルーブリック

「清潔ケア」の評価は，単元「清潔ケア」の「知識」「スキル」と「思考・判断・表現」の観点で評価規準を設定しています．授業終了後の最終評価は，技術テスト(20%)と筆記試験(80%)で，それぞれ授業終了後，約1週間後に行います．ここでは技術テストの評価について解説します．

1 技術テストの評価の考え方

技術テストは，パフォーマンス課題の事例を手術後1週間の患者で自立度を考慮した設定にしています．「清拭」の技術テストをパフォーマンス課題にすると，何がどのように変わるのでしょうか．

①到達レベルの評価基準が変わる

パフォーマンス評価では，従来の「教科書どおりにできる」「手順どおりにできる」といった行動目標の項目で評価しません．また「一人でできる」「指導・支援を受けてできる」「指導を受けてもできない」という評価基準にもなりません．パフォーマンス評価の観点で評価基準を作る理由は2つあります．

まずは，手順どおりに清潔ケアを実施することがパフォーマンスの**ゴールではない**からです．パフォーマンス評価では，臨床で安全で安楽な清潔ケアを行うために，相手の状況を根拠として清潔ケアの方法や順序を考えて実践する力を評価する必要があることです．では，学生は清潔ケアの手順や原理・原則をどのように学んでいるのでしょうか．臨床現場では教科書の手順どおりいかない，想定外のことが起きたとき，学生がどのように原理・原則を踏まえつつ，患者の状況から的確に方法を選択し，柔軟に手順を変更できる力を培う必要があります．つまり，手順は覚えることではなく，状況の中で的確に活用することが大切だと考えます．また，原理・原則どおりに行うことが患者にとって苦痛をもたらすものであれば，例外を学ぶことも大切だと思います．

技術テストは，技術の到達状況として，刻々と変化する臨床場面で，患者の状況から方法論や手順を柔軟に変更して最善の清潔ケアができるかどうか，学生のパフォーマンスを評価するとともに，そのために必要な基礎的な力を培うことを目指しているのです．

次いで，臨地実習では患者の安全を最優先にした基準にする必要があることです．本来，学生は，教師・臨床指導者から指導・助言を受けながらスキルを高めます．別の見地では，臨地実習で清潔ケアが「一人でできる」「指導を受けなくてもできる」，という基準にすると，教師，指導者の指導を受けると評価が下がることになります．このような基準は，学生に教師・臨床指導者から指導を受けず，清潔ケアを一人で実施することを求めることになります．

現在の臨床状況に鑑みて，学生が一人で清潔ケアを実施できる患者はほとんどいません．看護師が行っている清潔ケアは，複数の看護師で実施しなくてはならない状況です．臨床では常に安全・安楽な清潔ケアが最優先されます．臨地実習で学生が指導を受けずに実践することは，看護の安全性を考えれば，あってはならないことだと思います．そのため，学生が一人で実施できることを目標にしたり，評価基準にしたりするのではなく，**臨床で求められる看護の質を評価基準に**する必要があるのです．

②状況の中で柔軟に対応できる力を評価する

技術テストをパフォーマンス課題にすることで，清潔ケアの授業で学んだ「知識」「スキル」「思考・判断・表現」を統合させ，臨床現場で本当に求められている安全で安楽な清潔ケアができるかどうかが評価できます．

本校では技術テストのルーブリック（**表 3-2**）をシラバスに載せています．

学生はテキストの手順をたどりながらも，シラバスに記載されているルーブリックの基準を満たせるよう，練習を重ねて技術テストに臨みます．また，技術テストまでの練習では，毎回自分の課題を明確にして目標を立て，リフレクションをします．授業から技術テストまでの学習経過とリフレクションの内容は，ポートフォリオに蓄積します．学生は，練習を振り返り，教師から助言や指導を得ていく過程で，原理・原則を発見します．このように技術テストのパフォーマンス課題に取り組みながら清潔ケアのスキルを向上させる学び方は，臨地実習で清潔ケアを実践しながら，経験的に看護のスキルを向上させる学び方につながります．その方向性を示すのが技術テストのルーブリックの位置づけなのです．

2 技術テストの評価――ルーブリックの例

技術テストは図3-2の「知の構造」に対応した試験方法の「原理と一般化」のパフォーマンス評価になります．「清潔ケア(部分清拭)」の技術の到達状況を，たとえばAは5点，Bは3点，Cは1点といった数値的尺度をつけて評価します．表3-2でパフォーマンス課題(技術テスト)のルーブリックを示しています．

単元「清潔ケア」のルーブリックは「本質的な問い」から「永続的理解」の内容をもとに，安全と安楽の観点と，実践を振り返りよりよいケアを導く力として自己評価の観点で，それぞれの観点の中に「知識」「スキル」のチェックポイントを示しています．

「スキル」については，手順のチェックリストではなく，総合的に評価する内容を基準にして，「スキル」として必ず実践してほしいこと，してはならないことをチェックポイントで示しています．特に患者の安全・安楽の観点から，してはならない項目について著しくできていない場合は，数ではなく項目で不合格の判断をしています(表3-2中の★印)．

パフォーマンス課題とルーブリックは，学生が練習する際の指標になるようシラバスに明示しています．そのため，授業のはじめから何をどこまで目指すのか，学生自身が見通しをもって講義を受け，練習ができます．学生はルーブリックの基準Aを目指して練習を重ねながら，自然に「安全・安楽」な清潔ケアができるようになります．

なお，手順のチェックリストを行動目標として評価していませんが，学生は，教科

表3-2 単元「清潔ケア」技術テストのルーブリック

	A	B	C	チェックポイント
安全性	患者の状況，状態の観察をもとに清潔のニーズを判断し，清拭が与える効果とリスクを考えた援助方法を選択し，患者の反応に留意しながら安全に実施している．	患者の状況，状態の観察をもとに清潔のニーズを判断し，清拭が与える効果とリスクを考えた援助方法を選択しているが，実施中は自分の手技に精一杯で患者の反応をとらえていない．	患者の状況を判断しないで，教科書の手順で根拠のない清拭をしている．	□ベッド柵★ □お湯の温度(高温) □関節の支え □無理のない関節可動 □拭く強さ
安楽さ	不必要な露出，相手に冷たさを感じさせず，適度な圧力と速さで必要なコミュニケーションをとりながらボディメカニクスを活用して20分以内で実施し，疲労感，不快感を与えてない．	不必要な露出，相手に冷たさを感じさせず適度な圧力と速さで実施しているが，ボディメカニクスを活用しておらず，20分以上かかる．	不必要な露出があり，相手に冷たさを感じさせている．	□羞恥心を感じる部位の露出★ □お湯の温度(低温)★ □ウォッシュクロスの扱い □拭き残し★ □拭く弱さ □無理な体位(患者・自分) □時間(30分以上)★
自己評価	清拭の目的が達成されたか，観察をもとに振り返り，評価し，援助の問題点，改善点を見出して具体的解決策を立てている．	清拭の目的が達成されたか，観察をもとに振り返り，評価しているが，援助の問題点，改善点までは考えていない．	清拭の目的から振り返らず，自分の主観レベルで，問題解決につながらない反省にとどまっている．	□実施中・後の観察 □リフレクション★ □解決策

書の手順を参考にしながら練習をしています．大切なことは，患者の状況を観察しないで，ましてや思考を働かせることなく教科書の手順どおりに清拭をすることではなく，状況の中で患者にとって最大の効果をもたらすよう，現場で考えながら実践する力を培うために活用できるルーブリックを作ることです．

パフォーマンス評価を取り入れる意義

知識とスキルの修得を目指す基礎看護技術で，教科書の目次を順序よく教え，最終的に手順どおりできるかどうかを技術テストで評価しても，臨床で看護師のように考え行動する基礎的な能力を培うことはできません．

看護に必要な基礎的な能力は，複雑な状況の中で何が重要なのか五感を通して得た情報をもとに，ケアの必要性を判断し，状況を根拠として方法論を立ち上げる力です．そのため，単純から複雑へという積み上げではなく，複雑な状況から一般化，概念化する授業設計になります．

実は，この学びのプロセスこそ，臨床で看護師が行っている看護判断と実践，そして看護の叡智を学ぶプロセスなのです．より，リアリティある臨床の課題場面をパフォーマンス課題として活用しながら，学生の思考は教室を飛び出し，あたかも臨床状況の中で知識を自由自在に取り出し，活用しているかのような体験をするのです．これまでのまとめとして，従来の基礎看護技術の授業設計と異なる点と意義を述べます．

①ゴールに向かってブレない授業

講義設計の段階で，重点目標とゴールを設定し，パフォーマンス課題と評価を決めておくことで，一貫性のある授業設計ができます．

②最大の学習効果をもたらす授業設計

単元の重点目標に焦点を絞って，ほとんどの学生が臨地実習で遭遇する，最も難しい清潔ケアの場面をパフォーマンス課題にすることで，限られた授業時間の中で最大の学習成果をもたらすための学習内容と方法，順序で指導計画が立てられます．

③状況の中で知識を活用して課題解決する力が培える

授業に参加している学生の学習活動と，つまずき，成果を描きながらパフォーマンス課題を考えることで，学生が主体的に授業に参加します．そして，学生の気づきや疑問を解決しながら授業が進められます．パフォーマンス課題と毎時の主発問で展開する授業は，臨床で看護師が行っている判断と同じ思考過程になっています．本校の学生は「状況がわからなければどのように看護したらよいかわからない」と言います．

臨地実習では，まず患者のベッドサイドに行って直接患者の状況を観察します．授業の中で自然に看護師らしく考える力が培われます．

④「知識」「スキル」を手段として「思考・判断」を働かせ「理解」を表現する

表 3-1 の授業計画では，第7コマに清潔の「意義，原理・原則」がきています．なぜでしょうか．

パフォーマンス評価では，知識・スキルの修得だけを目的としていません．「知識」「スキル」は，パフォーマンス課題を解決するための手段です．パフォーマンス評価は，技術テストであっても，単元「清潔ケア」で到達してほしい**理解に至るための手段**といえるのかもしれません．最終的なゴールは，講義・演習を通して「思考・判断・表現」を働かせながら，「永続的理解」に至ったかどうか，そして，転移に至る意義や価値を見出せたかどうかです．つまり，学生自身が学習活動の中で「なぜ看護師が清潔ケアを行うのか」「看護師が行う清潔ケアと家族が行う清潔ケアは何がどう違うのか」を明らかにし，看護師が行う清潔の意義を学生自身が発見するのです．

「逆向き設計」に基づくパフォーマンス課題を活用することで授業は，授業の中でも臨機応変に知識を使いながら行動を通して問題解決する授業を実現できます．

学生が見出した価値こそが「永続的理解」につながる

パフォーマンス評価を取り入れてない先生方は，**本当に学生が自分で意義を見つけることができるのか疑問**をもたれるかもしれません．本校でも，初めてパフォーマンス課題とルーブリックを使って授業をしたとき，すぐに学生自身が自分の言葉で意義を述べていたことに驚かされました．そのときです．意義は意味．意味は教えることはできない．自分自身の体験から生まれるもの．そうであれば，**学生が見出した価値こそが意義であり，理解の形**ではないか——．筆者はそう考えるようになりました．

実際，授業の最後に「清潔ケアの意義とは」「なぜ看護師が清潔ケアを行わなければならないのか」「看護師が行う清潔ケアと家族のケアは何がどう違うのか」という問いに対して，学生は実体験から生まれた自分の言葉で語っていました．その内容は，教科書に列記されている意義をさらに深く理解したと言える内容でした．

「逆向き設計」論の特徴は，学生が学習経験の中で実感として生まれた理解の中から学生自身が意味や意義を発見する授業設計になるということです．また，「永続的理解」は，新たな状況の中で「清潔ケアではこうだったから排泄ケアでも……」とか，「清潔ケアではこうだったけど，排泄ケアとの違いは…だ．でも大切なことは……だ」といったような転移をもたらします．まさに，学んだ知識を異なる場面で活用できるところを目指すのが「逆向き設計」論に基づくパフォーマンス評価なのです．実習で，

「学校で学んだからできるはず」，実習でできなければ「学校に戻って練習して合格してから」といわれることがあると聞きます．本当に学生の実践力を培えていたのか，教師自身が批判的に反省することから，本当に学ぶべきこと，実践力を培う教育が再構築できるのではないかと思います．

次の第4章では，学生の「看護現場への招待」（基礎看護実習）の「逆向き設計」について解説します．初めての臨地実習に臨んだ学生のノートを通して，本章の単元「清潔ケア」が臨地実習の中でどのように活かされ，そこから何を学び，成長し続けているのかがよく伝わります．理解をもたらす「逆向き設計」論の意義が見えてくると思います．

（糸賀暢子）

〈文献〉

1） G. ウィギンズ，J. マクタイ（著），西岡加名恵（訳）：理解をもたらすカリキュラム設計　「逆向き設計」の理論と方法．日本標準，p.189, 2014.

2） 西岡加名恵，田中耕治：「活用する力」を育てる授業と評価　パフォーマンス課題とルーブリックの提案，学事出版，pp.13-15, 2009．西岡加名恵：なぜパフォーマンス評価が必要とされるのか？，看護人材育成，日総研出版，p.67, 2015/12, 2016/1.

3） 上掲1），p.67.

4） 上掲1），pp.210-213.

第4章

基礎看護学実習「看護現場への招待」

「逆向き設計」による実習設計の実際Ⅰ

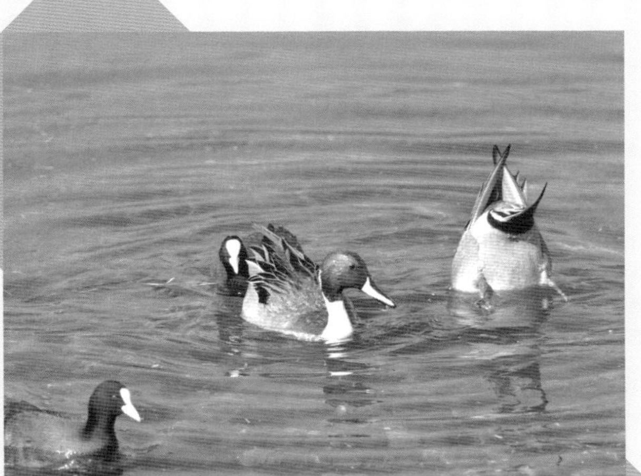

「人は，誰かに関心を持たれているときに自分を認識できる。自己決定ができるようになる。自分の力を最大限に発揮できる。看護師が患者さんに関心を持つことは，どの健康段階においても最も重要である」

── 山田克枝（第23期生）

基礎看護学実習における パフォーマンス評価

臨地実習では，**患者のベッドサイドで看護することそのもの**がパフォーマンス課題となります．

図 4-1 は，1 年次 7 月，臨地実習初日の学生のノートです．第 3 章の単元「清潔ケア」のパフォーマンス課題の状況が臨地実習で再現されています．たとえ学校での講義・演習で学んだこと，スキルとしてできたことでも，臨床現場ではさまざまな困難に遭遇します．しかし，単元「清潔ケア」で体験していたから，不安を乗り越えて実践する勇気となり，「点滴を袖に通してから患者に着せる必要性がよくわかった」「どれも理にかなった行動」で，「それがわかっていると効率もよくなるし，患者にも負担が少ないケアができるのだと改めて感じた」「根拠をわかっていることはとても大事です」ということを学んでいます．

本章では，「看護現場への招待」の実習を例に，学生が臨地実習でしか学べないことを学び，評価できるためのマクロな視点から「逆向き設計」のステップ——第 1 段階「求められている結果」，第 2 段階「評価のための証拠」，第 3 段階「学習計画」を経てカリキュラムを設計する「逆向き設計」の理論に沿って実習の設計を説明しています[1, 2)＊1]．

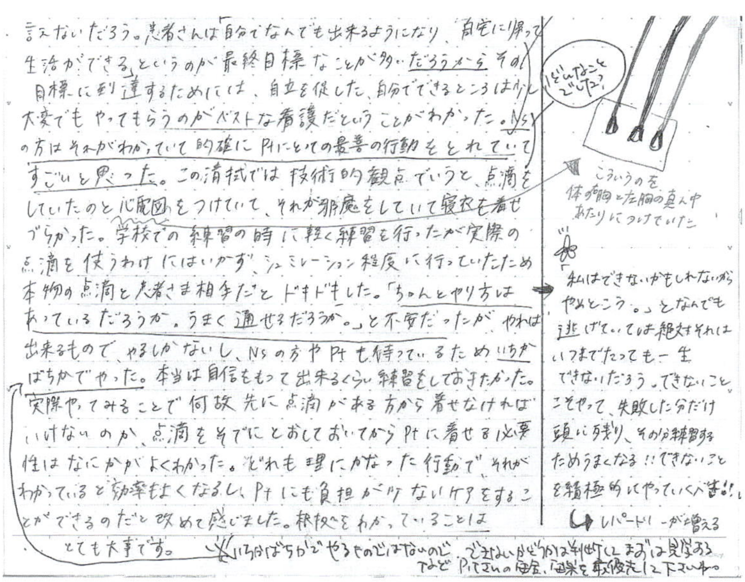
言えないだろう。患者さんは「自分でなんでも出来るようになり、自宅に帰って生活ができる」というのが最終目標なことが多いだろうから その目標に到達するためには、自立を促した、自分でできるところは少し大変でもやってもらうのがベストな看護だということがわかった。Nsの方はそれがわかっていて的確にPtにとっての最善の行動をとれていてすごいと思った。この清拭では技術的観点でいうと、点滴をしていたのと心電図をつけていて、それが邪魔をしていて寝衣を着せづらかった。学校での練習の時に軽く練習を行ったが実際の点滴を使うわけにはいかず、シュミレーション程度に行っていたため本物の点滴と患者さま相手だとドキドキした。「ちゃんとやり方はあっているだろうか。うまく通せるだろうか。」と不安だったが、やれば出来るもので、やるしかないし、Nsの方やPtも待っているためいちかばちかでやった。本当は自信をもって出来るくらい練習をしておきたかった。実際やってみることで何故先に点滴がある方から着せなければいけないのか、点滴をそでにとおしておいてからPtに着せる必要性はなにかがよくわかった。どれも理にかなった行動で、それがわかっていると効率もよくなるし、Ptにも負担が少ないケアをすることができるのだと改めて感じました。根拠をわかっていることはとても大事です。

（どんなことごした？）

こういうのを体の右胸と左胸の真ん中あたりにつけていた

「私はできないかもしれないからやめとこう。」となんでも逃げていては絶対それはいつまでたっても一生できないだろう。できないことこそやって、失敗した分だけ頭に残り、その分練習するためうまくなる!!できないことを積極的にやっていくべき!!

→レパートリーが増える

※いちかばちかでやるものではないので、できないかどうかは判断してまずは見学するなど Ptさんの安全、安楽を最優先にして下さいね。

図 4-1　1 年次 7 月「看護現場への招待」初日のノートより（加藤沙里さん提供）

＊1　これから「逆向き設計」に取り組まれる際は，指導案を書いて文献 1)p.27 の図表 1.2 教師のための設計の問いを記入した 1 ページ版のテンプレートが役立つ．文献 2)pp.21-24，表 0-3「逆向き設計」論における単元テンプレートに具体的な例が示されている．

1 実習の「逆向き設計」――マクロな視点から概観する

本校では，基礎看護学実習「看護現場への招待」1単位45時間を1年次7月の第1週に2日間(15時間)，11月に4日間(30時間)，「生活支援実習」(2単位90時間)として1年次の2月下旬～3月に設定しています[3)*2]．まずは，3年間のカリキュラムにおける「看護現場への招待」の位置づけから，実習をどのように設計しているのか，設計のプロセスに沿って解説します．

①「看護現場への招待」と科目間のつながり

パフォーマンス評価のルーブリック(評価基準)は，これまでのように，一般目標(GIO)から細分化した目標(SBO)がそのまま学習内容と行動目標になることはありません．「看護現場への招待」で何を目指すのか，重点目標とゴールは，カリキュラム全体における位置づけを見極めて設定する必要があります．

「看護現場への招待」は，看護師のように考えて行動できる土台を作る最初の実習です．この土台とは，カリキュラム全体を貫く根幹となる力(パフォーマンス)と看護の学び方を作ることです．土台を築くには，知識とスキルが必要です．最初の実習までに，どのような知識とスキルが求められるのか，「看護現場への招待」に関連する科目と進度の検討も同時に必要となります．関連する科目の「本質的な問い」と「永続的理解」，パフォーマンス課題を**表4-1**に示します．

それぞれの授業におけるパフォーマンス課題が「看護現場への招待」で活かされるカリキュラムになっています．また，「看護現場への招待」のパフォーマンス課題，「状況の中で常に優先順位を考えながら，臨機応変にチームで連携して患者に最善の看護を実施する」ことを通して，「看護と環境」「人間と健康」の概念を学ぶには，知識を使って経験を内省的・批判的に振り返り，課題を見出し，理解するまで探究する必要があります．そのため，知識とスキルを学ぶ科目の他に，内省的・批判的思考を培う科目として指定規則外で「リフレクティブ・プラクティス」(16時間)を設定しています．

②「逆向き設計」論に基づく実習の到達点

「看護現場への招待」におけるパフォーマンス評価は，単に授業で学んだことを質問したり書かせたり，スキルの手順を確認して評価するような実習にはなりません[4)*3]．それぞれの教科のパフォーマンス課題と学習内容が他のパフォーマンス課題と学習内容とつながることで，より高いパフォーマンスを期待して設計します．

この実習では，知識とスキルはベッドサイドで患者の看護のために活用できること

＊2 2010年の雑誌寄稿当時は4観点で学習活動に対応させた観点ごとのルーブリックを活用していたが，本稿では「逆向き設計」論の「知の構造」(図1-4, p.15)を踏まえて2016年より3観点の評価に修正している．

＊3 「スキルの教師は，指導の目的をゴールを達成させる方法と混同している」といった指摘や，『わかる』レベルの学習にとどまっているのに思考スキルの直接的な指導を行うことは，授業の煩雑化や形式化を招く危険性がある」[5)]という示唆がある．

表 4-1 「看護現場への招待」に関連した科目の「本質的な問い」と「永続的理解」，パフォーマンス課題

	看護学への招待（基礎看護学概論）		看護論	リフレクティブ・プラクティス	ヘルスプロモーションⅠ	安楽を支える看護	看護現場への招待	
	1単位（30時間）		1単位（15時間）	指定規則外科目 必須（16時間）	1単位（15時間）	1単位（30時間）	1単位（45時間）	
単元	看護とは	看護における倫理とは					看護と環境	人間と健康
重点目標	看護であるもの，ないものを掴む	倫理的意思決定の枠組みを用いた倫理判断と看護の役割を掴む	看護理論の意義を理解する	看護師らしく考え行動する思考サイクルを掴む	看護における健康の概念と健康増進のアプローチを学ぶ	状況に則して安全・安楽な病床環境を整える看護の役割を学ぶ	療養環境を整える意義を理解する	健康状況に応じた観察の意義を掴む
「本質的な問い」	看護とは？	倫理的判断が迫られる状況で看護師はどのように考え行動すべきか？	看護においてなぜ看護倫理が必要なのか？ どのように活用することで看護の質を高められるのか？	看護師らしく考え行動できる人に成長するために，どのように学べばよいのか？	どのような支援をすれば患者自身が自ら健康を高める生活の改善ができるのか？	相手の回復過程を支える環境とは？	生命力の消耗を最小にするようすべてを整える看護とは？	ナイチンゲールはなぜ観察ができない人は看護師になれないといったのか？
「永続的理解」	看護師は相手と家族への人間的な心のこもった関心を注ぎ，専門的知識と技術を用いて相手の安全・安楽・安寧・健康の回復を支えるよう，「生命力の消耗を最小にするようすべてを整え」なければならない．看護師の判断と実践は相手の生命，人生にかかわるものである．そのため，専門的な教育を受けたもののみが看護に伴う役割と責任を担うことができるのである．	看護はどのような状況，場面においても常に患者・家族のニーズ，価値観を最優先した判断，実践が求められる．看護に関連する法律を守ることは，患者の生命・財産を守るうえで最低限のルールであるが，日々の看護は看護師の倫理観・道徳に依る部分も大きいため，倫理的判断に必要な知識が必要である．	看護判断をするときに，その根拠としてさまざまな理論を活用することで看護の信頼性・妥当性が確保されるのである．	リフレクティブサイクルを意識して自らの経験をクリティカルに振り返ることで，自分のものの見方や考え方を明らかにし，再び同じような状況になったとき，それをより良い経験にするためにどのようにすれば良いか，メタ認知を働かせながら探究的に学習することである．	自らの健康に関心をもち，より健康的に生活が送れるよう，成人学習者の学習理論を踏まえて本人が主体的に行動変容をはじめ，継続できるよう支援することである．	相手の自然治癒力が働きやすいよう，患者の健康状況と生活状況を考慮して安全かつ安楽に過ごせるよう，ナイチンゲールの新鮮な空気，陽光，清潔なベッドと寝具（換気と保温），部屋の壁の清潔，騒音や人的環境が整っている環境である．	相手の安全・安楽な生活環境を整えることで，患者自身がもつ自然治癒力を高め健康の回復を促進することである．	看護は患者の健康レベルと状況を踏まえて援助へのニーズを判断し，優先順位を考えなくてはならない．その判断を導くのが正確な観察である．観察する目を誤れば看護判断を誤り，患者の生命を守ることができない．看護師の観察はまさに，患者の命を守るためだからである．
パフォーマンス課題	看護学生に看護の視点を教えるための資料を作成しなさい．	転倒・転落のリスクが高い患者と家族が身体抑制を拒否している．看護師としてどのように行動すべきか，フライの倫理判断モデルを用いて解決しなさい．	事例の患者の看護カンファレンスを行います．理論的根拠に基づいた看護判断と看護を資料として作成しなさい．	7月，初めての実習で学んだ知識と技術を使って最高レベルで実習目標に到達できるよう，実習で役立つリフレクションの手引きを作りなさい．	入学して2か月．日々の学習が体験です．エンカウンターの体験を活かして現在の自分が行動変容できる具体的な行動目標と行動計画を理論的根拠を踏まえて立てなさい．	脳梗塞（右麻痺，後期高齢者）の患者の療養環境を整えなさい．なお，患者は現在車いす介助でトイレにいけるが，ベッド上での体位変換は介助が必要．	患者さんが安全・安楽に過ごせる療養環境を整えなさい．また，その根拠として「生命力の消耗を最小にするようすべてを整える」ことを具体的に説明しなさい．	さまざまな健康段階にある人の状況に応じて系統的にフィジカルアセスメントをしなさい．特にバイタルサインの測定では正確なデータを得て，主観的・客観的情報がどのような健康状態を現しているのか分析し，観察結果をもとに看護上のニーズを判断しなさい．

が重要であることに気づくこと，臨床状況の中で常に患者が必要としている援助を提供できるスキルが求められることを自覚すること，自分の実施した援助が看護であったか，なかったかを振り返り，看護とは何か，自分自身で理解し，成長し続ける核を作ることを目指しています．そして，実習での体験を通して，「永続的理解」をもたらす[6)]実習を設計しています．

2 「看護現場への招待」の「逆向き設計」――「ミクロな設計」

パフォーマンス評価では，何を学ぶのか「目的」と，学ぶための「手段」を明確に区別することが重要です．従来型の看護教育の評価は，**目標を分析する過程で「手段」と「目的」が煩雑化**していました．たとえば，実習では「対象の理解」や，「コミュニケーション技術を身につける」「看護過程の展開ができる」という目標です．これらは，**看護の手段の 1 つであって，実習本来の目的ではありません．**

看護の基本は対象の理解からという考えに基づくと，基礎看護学実習では「対象の理解」が目標になります．そして実習方法と評価は「対象の理解」をするための学習活動と「対象の理解」ができたかどうかが評価の観点になります．必然的に，評価の対象は「対象の理解」が書けているかどうか，実習記録用紙で評価することになります．ところが，基礎看護学実習で目指す「対象の理解」はどのような看護を実践するためなのでしょうか．記録上「対象の理解」ができていたとしても，どのように「対象の理解」をして，それが実際の看護に活かされていたか，よりよい看護実践につながっていたかを評価しなければ，学生の看護実践におけるパフォーマンスの評価となりません．特に実習は看護実践力を培うことが目的ですから，看護実践のための手段を行動目標にして1つひとつの項目ごとの到達度を評価しても，本当に到達してほしい看護実践力を評価することはできません．看護実践力と思考過程の関係も同様です．思考過程[7)][＊4]ができることを目標にして，1つひとつの思考を取り出し，書けたか書けていないかを評価しても，目指す看護ができていたのかを評価することはできません．まずは，実習のゴールとしてどのような看護を実践してほしいのかを明確にする必要があります．

パフォーマンス評価では知識やスキル，思考は目指すべきゴールに向かうための手段となります．実習では「どのような看護ができるようになるのか」，ゴールを決めてから設計が始まります．次に，そのためにどのような「知識」や「スキル」を活用する必要があるのか(手段)を明らかにします．そうして「思考・判断・表現」を働かせながら「看護実践を通して看護を学ぶ」(理解・転移をもたらす)実習が構築されるのです．

①第 1 段階「求められている結果を明確にする」

本校では，教師がどのような看護を期待しているのか，望ましい学生の成長の姿

＊4　本章後段に述べるルーブリックは，理解の程度を評価することに焦点を合わせるため，「手順，技巧，構成といったその他の特性については，別個に判断されるもの」という考えに基づいている．

と，患者・家族が看護師に期待することを考えました．そこで気づかされたことは，実習で患者に向き合い看護を学んでいる学生の姿をほとんど意識しないで実習指導案を立てていたという事実でした．さらに，究極ともいえる衝撃の事実は，教師が看護する患者や家族の思いを汲み取った実習計画と評価をしていなかったことでした．知らず知らずのうちに，看護教育はこうでなければならない，評価はこのようにしなくてはならないという方法と形式のみがひとり歩きしていたのです．

そこで，本校が最初に取り組んだのは，「看護現場への招待」の内容に絞った「教師の願い」と，「教師の願い」からみた「学習者の実態」で描くことでした．患者の看護をしている学生の像と，学生の看護を受けている患者・家族の姿を描きながら，どんな看護実践をしてほしいのか，そこから何を学んでほしいのかを思い描きながら「教師の願い」を書くことで，重点目標（ゴール）と内容が明確になりました．そして，目標に到達するためにどのような学習活動が必要で，そのためにどのような実習方法と支援をするのか，そしてゴールに照らし合わせて，何を，どのように評価したらよいかがイメージできました．

「学習者の実態」は，これまでの「学習者観」と異なります．旧来の「学習者観」では，一般的な青年心理学的内容でどの科目でも同じになるような学習者観を描いていました．しかし，パフォーマンス評価の設計で描く「学習者の実態」は，今まさに，目の前で日々学んでいる学生の実態と，当該実習のねらい，教師の願いからみた，当該実習における学生の体験と学び，成長，つまずきの姿です．

「看護現場への招待」の実習に取り組んでいる「学習者の実態」を描くことで，学生がどのような準備状態で，どのような気持ちで実習に臨むのか，その学生たちの期待と不安を支えるためにどのような支援が必要か見えてきます．また，学生のつまずきを考えることは，実習前に回避できる方略が必要なものなのか，学習の過程としてつまずきを教材化するために待つべきかを判断するうえで重要です．転ばぬ先の杖ではなく，患者の安全・安楽を守りつつも，学生のときでなければできないつまずきを待つことで，その経験が学びとして根付いていきます．たとえば，「看護現場への招待」であれば，環境を整えるという目的で，学生がそれぞれ雑巾，ベッド用ほうき，ごみ袋をもって環境整備を行います．道具をもつとその道具を使う部分しか視野に入らないことがあります．雑巾を使った学生は，「テーブルにお茶がこぼれていました」とか，ベッド用ほうきをもった学生は，「枕に髪の毛が沢山落ちていました」といった具合です．療養している患者の視点から環境全体を見ることの大切さを学ぶには，**最初のつまずきが必要**なのです．このつまずきを指摘するのではなく，カンファレンスのテーマに取り上げる必要があります．

このように，「学習者の実態」を描くことで，どのような場面が教材化できるのか，が見えてきます．このような環境整備に関する学生のつまずきは，「看護師が行う環境整備とは」という意味を理解するうえでなくてはならない学習活動であることが明らかになります．そして，その後の学習活動と支援，評価計画に反映することができます．

資料 4-1 の「教師の願い」と「学習者の実態」を描くことで，重点目標に対応した「本質的な問い」と「永続的理解」が明確になります．**表 4-1** は，以上の過程を経た結果を関連科目ごとにまとめたものです．

次に，重点目標に対応させて「知識」「スキル」「思考・判断・表現」の観点で「看護と環境」「人間と健康」の評価規準を決めます．目的・目標と評価規準を**資料 4-2** に示します．

資料 4-1　「看護現場への招待」における「教師の願い」と「学習者の実態」

【教師の願い】

入学してはじめて臨床現場に出る実習である．まずは看護を学ぶ土台を築いてほしい．7 月の 2 日間の実習，テーマ「看護と環境」では，臨床で環境を整える看護を実践しながらナイチンゲールの「生命力の消耗を最小にするようすべてを整える」看護の本質を学んでほしい．看護師が環境を整えることの意味について，一人ひとりにあった過ごしやすい療養生活と安全面で配慮すべき事項を学ぶ必要がある．また，療養環境を整える実践を通して，刻々と変化する状況の中で看護師が何を目指して，何を観，そこから何をどのように判断し，どのように看護をしているのか，看護のプロセスと要素も学んでほしい．そのためには，できるだけさまざまな状況にある患者の療養環境を整える経験ができる実習環境と支援が必要となる．

また，看護が行われているダイナミックな世界に飛び込んで看護師とともにベッドサイドで看護をしながら患者の反応を感じとったり，看護師や教師に尋ねたり，カンファレンスを通してチームで理解を深める体験が重要となる．

さらに，ただ単に，療養環境を整えて終わるのではなく，その前後の患者の状況と反応から気づいたこと，体験したことを振り返り，メタ認知を働かせながらクリティカルリフレクションをし，まだ気づけていないこと，わからないことに気づき，既習の学習と関連させながら，探究的学習をして学びを深めてほしい．特に，臨床看護における判断の根拠については，事実と知識のみならず「看護論」で学んだ理論を使って考えてほしい．

11 月の 4 日間の実習，テーマ「人間と健康」では，看護の目的である健康の概念を学んでほしい．患者の生命を護る観察ができるためには，一人ひとりの患者の健康レベルと状況に応じて優先順位を考えた観察が必要である．また，観察によって変化を捉えたり，観察結果から緊急を要する徴候を捉え，迅速な対応が求められたりする．つまり，観察に伴う看護は，バイタルサインの測定が正確にできるスキルの習得のみを目的とするものではない．患者の個人的健康レベルと看護の目標，目的に沿った系統的観察と判断，行動を伴ったスキルと思考・判断・表現を総合したパフォーマンスが必要となる．看護師のように，患者の状況にあった観察方法，内容を学ぶには，看護師とともにできる範囲の看護を実践しながら，できるだけ多くの患者の観察場面を見学したり，許可を得て複数の患者のバイタルサイン測定をしたり，必要なフィジカルアセスメントができる実習環境と学習支援が必要である．

緊張と不安で始まった実習が実習終了後には「教室では学べない沢山のことが学べた」「もっともっと勉強しなくてはいけない.」と言えるよう，臨床現場で，自分のもてる知識とスキルを最大に発揮しながらのびのびと学べる実習にしたい．そして，看護

（続く）

資料 4-1 (続き)「看護現場への招待」における「教師の願い」と「学習者の実態」

師との出会い，看護の体験を通して高い自己理想像を描き，歩み始めてほしい．

【学習者の実態】

学生にとって，人生ではじめて白衣を着てベッドサイドに立つ実習となる．実習プロジェクトを通して実習のビジョン・ゴール・方略を立てたことで自分の目的・目標に向かって学びたいという意欲の高まりとともに，不安と期待と緊張で一杯だと思う．初日は，緊張しながら看護師とともに行動し，病棟の流れに慣れることが精一杯だろう．実習前に立てた方略も，刻々と変わる臨床状況の中では機能しないことの方が多く，戸惑うこともある．しかし，この最初の体験こそが，看護という世界を実感するうえで大変重要となる．予定どおり，想定どおりにいかない現場を体験したからこそ，2日目以降の実習で目標に到達するための実習方略を立てることを学ぶだろう．学生は実習を積み重ねるに従って状況の中で柔軟に思考し，行動する「看護師らしく」あることを学び，成長してくことを実感できる大変重要な実習である．

一方，最初の体験が期待以下になるとその後の実習が消極的になったり，看護のイメージを損なったりしかねない．最初の実習だからこそ理想の看護師に出会い，よい看護を見て，看護師としての自分の自己理想を築くことが大切となる．教師，指導者が学生とともに看護をしながら，失敗を糧にできる支援をすることによって，看護師になる意志が高まると思う．

学内で学んだこととは全く異なる場面と遭遇するのが実習である．環境を整えることでさえ，学校で学んだ知識・スキルがそのまま使えるものではない．まして，バイタルサイン測定は学生同士で行うスキルとは全く異なるスキルが求められる．正確なデータを得るためには，まず患者の状況を考慮して方法，順番を考えなくてはならない．初めて経験する患者の状況に戸惑ったり，なかなか測定ができなかったりすることもある．そのようなとき，「できる」ことを求め「できないこと」を指摘する指導は，学生の自信を失わせたり，自尊感情を低下させたりしてしまう．教師，指導者の助言，支援を得ながら環境を整えること，バイタルサインの測定をすること，フィジカルアセスメントをすることを通して，失敗から学び，次の成長に続けていけるだろう．最初の実習でさまざまな健康レベルと状況にある患者のバイタルサイン測定を通して患者の心と身体に触れて五感を磨き，系統的な観察と判断，行動へとつながる看護の一連のプロセスを学ぶことは，今後の専門領域の学習，実習の土台としても大変重要となる．

②第2段階「承認できる証拠を決定する」

「看護現場への招待」で求められる結果が達成されたかどうかをどのように判断すればよいのでしょうか．パフォーマンス評価では，単に「環境整備ができた」とか，教科書的に「看護とは」を説明できたとか，記述できたとかを評価の観点にしていません．環境整備を通して「本質的な問い」に対する理解の深まりや転移を求めています．

表 4-1 に示した「永続的理解」は，教師が実習を通して学生にはこの程度の理解をしてほしいという模範解答の例です．しかし，看護に唯一の正しい答えがないように，「永続的理解」に書かれていることを唯一の答えとして求めていません．臨地実習

資料 4-2 「看護現場への招待」実習目的，目標，評価規準

目的：看護の本質を知り，看護基礎的概念と，病気・健康の連続的概念，看護師の役割・責務を学ぶ.

目標：看護師とともにできる範囲のケアの実践を通して，看護師がどのように相手の安全・安楽，安寧，健康の回復の支援をしているかを知り，看護とは何か，看護師の役割・責務を理解する.

〈看護と環境〉1 年次 7 月 15 時間

ねらい：相手の状況に配慮した療養環境を整える実践を通して，看護師が療養環境を整える意義・根拠を学ぶ.

評価規準

○安全で安楽な療養環境を整える看護の知識

①療養生活を送る場としての療養環境を整える視点・要素を知る.

②療養上の世話における看護師の役割を知る.

○安全で安楽な療養環境を整えるスキル

①安全で安楽に療養できる環境を整えることができる.

○看護と環境に関する思考・判断・表現

①療養環境を整える看護のプロセスから，看護と環境の概念，看護の意義・目的を理解できる.

〈人間と健康〉1 年次 11 月 30 時間

ねらい：看護師とともに日常生活援助，診療の補助場面に参加し，バイタルサインの測定，観察を通してさまざまな健康段階と健康状況における観察視点と方法を学び，看護における観察の意義を理解する.

評価規準

○さまざまな健康段階にある人の知識

①さまざまな健康段階にある人の観察視点を知る.

○さまざまな健康段階にある人の観察のスキル

①療養状況と健康状況の観察が系統的にできる.

○さまざまな健康段階にある人の個別的健康を目指した思考・判断・表現

①健康状況に応じた観察の意義を理解できる.

ではさまざまな状況にある患者の療養環境を整えます．**学生の「理解」は，学生がどのような状況の患者の環境をどのように整えたのか，その体験に依存します**．そのため，たとえオープン・エンド評価であっても，意図的に学生の学びと理解を導くためには，到達してほしいレベルをルーブリックで示し，評価のための証拠を決めておくことが大切です.

実習では，実際に環境を整えている場面や，看護師とともに看護を実践している場面，対話，カンファレンスでの発言などを評価資料として指導に活かしています．また，ポートフォリオは体験をメタ認知しながら探究的に学習した資料や，看護の成果(繰り返し修正したパンフレットや，利き手交換をして初めて書いた文字など)も評価

資料になります.

看護の実践を通して「理解」に至った内容は，ポートフォリオでは評価できません．そこで**リフレクション・ノート**を評価資料として活用しています．また，実習の最後に実習全体を俯瞰して実習のねらいに沿った成長をエントリーも評価の参考にします.

③第3段階「学習経験と指導を計画する」

「逆向き設計」論の第3段階は，第2段階の評価の設計を念頭にゴールである「生命力の消耗を最小にするようすべてを整える看護とはなにか」を理解するために，どのような知識とスキル，プロセスが必要なのかを考えて指導計画を立てます．実習の目的から焦点をそらすことなく，期待する結果，「永続的理解」に至るよう，意図的に行為を方向づける[8)*5]手段を考えます．以下に「看護と環境」「人間と健康」の実習の設計，第3段階を解説します.

7月の2日間「看護と環境」の実習は看護師が療養環境を整えることの大切さを学びます．まずは，看護の視点を学ぶため，患者の日常生活に目を向けられるよう療養環境を整える学習活動が必要です．看護師の業務独占である〈療養上の世話〉とは何か，看護師の役割と看護の内容，プロセス，要素を学ぶためには，看護師とともに看護実践に参加しながら，現在の段階でできる範囲の看護を実践する必要があります．また，看護の土台である「五感を動員して実態に立ち向かう」ことを通して事実を見て確認し，行動するプロセスを体験することを患者とかかわった自身の体験や看護師の行動から学ぶ必要があります．このように「看護現場への招待」の実習方法は，到達してほしいゴールと到達を現す評価基準との整合性を確認しながら「学習活動と評価計画」を立てます(**表4-2**).

11月の4日間「人間と健康」のねらいは，さまざまな健康状況の患者の観察を通して，相手の健康を守るために観察の重要性を学ぶことです．さまざまな健康状況の患者の観察は，さまざまな健康段階の患者を観察しなくては学べません．そのため，急性期，回復期，慢性期，健康増進の段階の患者の観察ができるよう実習を計画します．また，さまざまな健康段階は1つの病棟でも学べますが，健康状況は異なる病棟で学ぶ必要があります．そのため，病棟の特性を考慮してローテーションを組む必要があります.

また，学習活動を通して評価基準に到達するためには教師，指導者の支援が必要です．支援は，「学習者の実態」を踏まえて，教師間や指導者と指導を統一するために具体的に記載しています．たとえば，「人間と健康」の「学習過程と評価計画」の中で，学習活動4の支援として挙げる「**ex；PETは患者が安静室に入ったら健康管理センターに戻ること**」(本書で表割愛[*6])は，学生につまずかせてはいけない内容です．以前，PET検査に付き添った学生が安静室で患者のそばにいたことがありました．学生は

＊5　指導は究極目的に向けた手段である．ゴールを明確にしておくことは，計画の焦点を合わせ，志向した結果に向けての意図的な行為を方向づけるのに役立つ.

表 4-2 「看護現場への招待」〈看護と環境〉学習活動と評価計画

学習活動	支援（方法・内容）	評価規準			評価資料
		知識	スキル	思考判断表現	
1. 実習の目的にてらし合わせて，実習のビジョンを明らかにし，実習計画を立案し，実習計画，自分の学習課題に沿って事前学習をする	・実習のイメージが湧くよう，実習の目的・目標，実習方法のオリエンテーションを行う． ・実習病棟の特徴，療養者の健康状況について，各実習担当から助言を得られるようにする． ・ビジョン・ゴール，方略のコーチングを行う．必要な学習内容を確認し，不足があれば補足する．	①			ビジョン・ゴールシート，実習計画，PF
2. 看護師とともにできる範囲の看護を実践する（モーニングケア，環境整備，リネン交換，ベッドメーキング）	・指導者と相談をしながら病棟の動きを考慮して，チーム全体で目標が達成できるよう行動計画の調整をする． ・学生の行動計画に沿って，看護師を選定していただき，療養者のケアに同行する．些細なことができるよう配慮していただく． ・看護師が何を考え，どのように看護をしているか，看護の根拠となるアセスメントの内容を適宜語っていただく． ・病床環境の観察ができる部屋を選定していただき，必要時測定用具を使ったり，写真を撮ったりできるよう許可を得る． ・健康な住居，療養者の生活の場として医療法上の基準も踏まえ，看護の視点で環境を観察するよう示唆する． ・病床環境を整える許可を得て，目的を確認したうえで一緒に環境を整える． ・学生が気づいていない視点は助言する． ・環境を整えるときの清潔さと“患者の体を冷やさない”配慮について意識して行っているか確認する． ・ベッドメーキングができる機会を調整する． ・療養者の物品に触れる場合は許可を得ること，移動したものは元どおりの位置に戻すことを確認する．特にベッド柵，ギャッチベッドの高さ，ベッド上，ベッドサイドにあるものは，療養者自身が自立した生活のために置いていることが認識できるようかかわる．	②	①	①	観察・対話 PF・RF インパクトカード カンファレンスでの発言
3. 医療現場の危険な個所の観察，危機回避行動ができる ・危機管理対策の調査 ・危険回避を学ぶためのリスク発見カードを書く ・リスクを発見し，自分が回避行動をとれれば，それも書く	・物理的環境，感染予防の観点から危険個所を意識できるようにする． ・病院の安全管理基準を確認するよう助言する． ・危険個所，状況，感染対策で必要時は写真に残すよう助言する． ・一日の終わりにそれぞれの学生が発見した危険について共有する． ・実施前後で療養者の反応の観察を学生と確認し，実施した看護の評価を行う． ・1 病棟 9～4 名になるチームは，実習計画の内容から 2 名 1 組で実習がスムーズにできるよう学生が主体となって調整できるよう助言する．		①	①	観察・対話 PF, RF リスク発見カード

（続く）

表 4-2 (続き)「看護現場への招待」〈看護と環境〉学習活動と評価計画

学習活動	支援(方法・内容)	評価規準 知識	スキル	思考判断表現	評価資料
	・「生命力の消耗を最小にするようすべてを整える」ことの「すべて」について実践を踏まえて，その要素と意味が具体的に出し合えるようカンファレンスを進行する. ・看護師がどのような思考過程で看護を実践しているか，看護の妥当性，信頼性の観点から気づいたことを引き出す. ・看護のプロセスの中で，理論をどの場面で，どのように活用すればより妥当性のある看護となるか，問いかける．なければならないことを伝える. ・看護のプロセスの4つの意義が実習体験とつながるようコーチングを行う. ・実習を通して日常生活援助，倫理的課題場面を俯瞰し，看護の役割・責務について具体的に理解するよう助言する.				
4. カンファレンスを通して，体験したことから看護の理解を深める	・最終的な成長エントリーは，実習の目的，目標の内容からより具体的に"価値""意味"のレベルで表現すること，教科書から抜き出した抽象的表現をしている場合は，その内容を具体的に表現するようコーチングする.			①	カンファレンスでの発言 対話 PF, RF 成長エントリーシート No. 1〜3

PF：ポートフォリオ，RF：リフレクション・ノート

表 4-3 「看護と環境」のルーブリック

学習活動	学習活動における具体的な評価規準	評価資料	評価基準 A (6点)	B (4点)	C (2点)	ポイント
1. 実習の目的にてらし合わせて，実習のビジョンを明らかにし，実習計画を立案し，実習計画，自分の学習課題に沿って事前学習する.	(1) 看護の視点をもとに環境を整えるための実習計画を立て，計画に沿った準備をして臨んでいる.	ビジョン・ゴールシート 実習計画 PF, RF	ナイチンゲールをはじめとするさまざまな理論家が提唱する看護の定義と，環境，さらにこれまで学んだ知識から必要な内容を，実習で活用することをイメージして事前準備をし，有効に活用している.	看護の視点と環境を整えるうえでの根拠となる学習がしているが，実践で活用できる内容としては不十分である．もしくは，活用していない.	看護の視点をもとに環境を整えるために必要な学習をしていない.	□ナイチンゲールの看護の定義 □看護理論家の看護の定義 □物理的・化学的・人的・社会的・文化的環境 □病床環境の法的条件
2. 看護師とともにできる範囲の看護を実践する. (モーニングケア，環境整備，リネン交換，ベッドメーキング)	(2) 相手が安楽に療養生活を過ごせるよう，環境を整えている.	観察・対話 PF・RF インパクトカード	五感で捉えた最初の印象を手掛かりに，療養環境における安楽のニーズを考え，看護の視点で根拠をもって相手の療養生活の状況に配慮した療養環境を整	相手の療養生活の状況に配慮して療養環境を整えているが，看護専門職者として療養環境を整える意義は理解していない.	相手の療養生活の状況に配慮した療養環境を整えておらず，看護専門職者として療養環境を整える意義を理解していない.	□五感 □清潔，陽光，温度，湿度，換気 □実施中の配慮 □ナースコール，ベッド柵，靴，私物を元どおりの配置に戻す □実施の承諾と実施後の確認

表 4-3 (続き)「看護と環境」のルーブリック

学習活動	学習活動における具体的な評価規準	評価資料	評価基準 A (6点)	評価基準 B (4点)	評価基準 C (2点)	ポイント
			え, 看護専門職者として療養環境を整える意義を理解している.			
	(3) 看護師がしなくてはならないこと, してはならないことを理解している.	観察・対話 PF・RF インパクトカード カンファレンスでの発言	積極的に看護師が行う援助に参加しながら, 看護師の臨床判断と行動がどのような根拠に基づいてされているか, 看護のプロセスとその要素を理解している.	看護師が行う援助に参加しながら, 看護師の臨床判断と行動の根拠を学んでいる.	看護師が行う援助に参加しようとせず, 看護師の臨床判断と行動の根拠を学んでいない.	□保健師助産師看護師法5条, 療養上の世話, 診療の補助 □業務独占 □名称独占 □守秘義務 □EBN □看護のプロセス □看護の構成要素
3. 医療現場の危険な個所の観察をする. ・危機管理対策の調査 ・危険回避を学ぶためのリスク発見カードを書く. ・リスクを発見し, 自分が回避行動をとれれば, 書いておく	(4) 医療現場にある危険に気づき, 回避行動がとれる.	観察・対話 PF・RF インパクトカード リスクカード カンファレンスでの発言	医療現場にある感染, 転倒・転落, その他事故の危険回避のために学生としてできる範囲の対策を実施し, 安全な療養環境を整えることにおける看護師の役割・責務を理解している.	医療現場にある感染, 転倒・転落の危機回避のために学生としてできる範囲の対策を実施しているが, 看護師としての役割・責務として理解していない.	医療現場の感染, 事故の危険に気づかず, 危険を回避する対策をしていない.	□危険予見と回避行動 □医療事故予防 □感染予防
4. 最終カンファレンスを通して, 体験したことから看護の理解を深める.	(5) 看護師が療養環境を整える意義を理解できる.	カンファレンスでの発言 RF, 成長エントリーシート	看護師の援助への参加, 療養環境を整えた経験を, さまざまな理論家が定義する看護の概念, 環境の概念から考察・探究したうえで, なぜ看護師が療養環境を整えなくてはならないのか, 具体的根拠を示して自分の言葉で具体的にしている.	看護師の援助への参加, 療養環境を整えた経験を理論家が定義する看護の概念, 環境の概念と関連づけてまとめているが, なぜ看護師が療養環境を整えなくてはならないのか, 一般的なまとめになっている.	看護師の援助への参加, 療養環境を整えた経験を書いているが, なぜ看護師が療養環境を整えなくてはならないのか考えていない.	□ナイチンゲールの看護, 環境の定義 □さまざまな理論家の看護, 環境の定義 □看護倫理
自己評価			A :	B :	C :	合計
教員評価			A :	B :	C :	合計

(続く)

＊6 本書では, 同型表の繰り返しとなる煩雑さを避けて, 「人間と健康」の「学習活動と評価計画」の表部分を割愛しているが, 表 4-2 に示す学習活動と評価計画は, 本校教員が担当するすべての科目(講義, 演習, 実習)で立てている. 教師間・指導者間での意思統一のためである.

表 4-3 (続き)「看護と環境」のルーブリック
総括的評価

学習活動における評価規準項目		学生	教員
(1)	看護の視点をもとに環境を整えるための実習計画を立て，計画に沿った準備をして臨んでいる.		
(2)	相手が安楽に療養生活を過ごせるよう，環境を整えている.		
(3)	看護師がしなくてはならないこと，してはならないことを理解している.		
(4)	医療現場にある危険に気づき，回避行動がとれる.		
(5)	療養環境を整える看護のプロセス，看護と環境の概念から看護師が療養環境を整える意義について理解している.		
点数/評定(A：30〜20%，B：29〜10%，C：9% 以下)		/	/

*ルーブリックに基づいて評価基準の点数を記入する

「診療・検査に伴う看護」が未履修でした．患者が安全に治療・検査が受けられるよう，事前に臨床と調整すべき事項を記載しています．特に，ヒヤリ・ハットの事例を踏まえて，患者の安全を守りながら充実した実習ができるための支援をしています．

支援の内容は，教員間や臨床指導者が共通理解し，学生の学習活動を支援するガイドラインになります．学生には配布していません．

ルーブリックの作成——学習活動に対応した評価基準

パフォーマンス評価は，当該実習の目標に準拠したオープン・エンドの評価です．「知識」「スキル」「思考・判断・表現」の観点で「看護と環境」「人間と健康」の評価規準を決めます．目的・目標と評価規準を**資料 4-2** に示しています．

パフォーマンス評価は，臨床状況で学生がどのように看護の視点で環境を捉え，必要な環境整備を判断し，どのような実践ができているかを総合的に評価します．そして，到達状況に合わせて学生の課題をアセスメントし，支援をするという指導と評価の一体化を目指しています．その到達レベルを示すのがルーブリックです．ルーブリックの作成は，当該実習の目的に照らし合わせて，当該実習でしか学べないこと，本当に学んでほしい重要なことだけを残す作業[9)*7]でもあります．

学生にとってルーブリックは到達すべき目標に向かう道標になります．重点目標と学習活動に対応して，一貫性のあるルーブリックであれば，学生は，実習でどのようなことを期待されているのか，そこに向かってどのような体験(学習活動)をしなくてはならないのか，体験を通して何をどこまで学べばよいのかを掴むことができます．

＊7 ウィギンズは，網羅するということを否定的な用語として用いている．「内容が網羅される場合には，生徒は勉強に生気を吹き込むような包括的な観念や論点，学習ゴールをほとんど，または全く感じることができないまま，際限のない事実と観念と読書が続いてしまう」．教育の目的を達成するために「逆向き設計」論に基づくカリキュラムを再構築するのであれば，網羅するという作業ではなく，重要な内容だけを残す作業が重要となる．

そして，実習の目標に向かって実習計画を立て，主体的・自律的に事前学習や探究的学習をすることができます．

一方，教師にとっては，ゴールに向かって学生の課題と，どのような学習支援が必要かをアセスメントし，学生の学習を支援する指標となります．

1 学習活動に対応したルーブリックの作成

学生の自律的学習を促進するような，学習の道標となるルーブリックを作るには，学生の学習活動に沿ったルーブリックにする必要があります．なお，学生の学習活動とは，臨地実習で学生が実際に行う看護場面です．旧来の看護過程の展開のステップ，情報収集，関連図，看護計画といった看護実践を伴わない思考スキルは看護の手段です．臨地実習では思考スキルを学習活動にしません．

表 4-3 に「看護と環境」のルーブリック，**表 4-4** に「人間と健康」のルーブリックを示します．

2 目標に準拠したルーブリック

ルーブリックがどのように目標に準拠して作成されているか，「人間と健康」を例に解説します．

「人間と健康」は，1 年次 11 月に 1 週間行う臨地実習です．「ヘルスアセスメント」の授業を受けた学生が，実際に患者を直接観察します．患者の観察を通して，看護は一人ひとりの個人的健康に向かって看護の視点で日常生活を支えていることを学びます．ともすれば，「バイタルサインの測定ができる」が目的の実習になりがちです．観察技術の大切さは言うまでもありませんが，観察の目的をどこに置くか，その視点が重要だと考えます．**どのような観察ができれば患者の生命を守ることができるのかがわからなければ，観察の意味はありません**．観察を怠ったり，正確に観察できなかったり，患者の状況から優先順位を考慮しないで観察をすると患者の生命を危険にさらすことにもなりかねません．

また，自分のデータベースシートを埋めることと，観察ができるということは全く意味が違います．つまり，正しく血圧測定ができることと，なぜこの患者の血圧測定が重要なのか，観察の意味がわかることとは目指しているところが違います．観察の方法も，順番も，患者の健康レベルと看護師が何を目指しているか，看護の目的に左右されることを学びます．以上の考えに基づいて，より効果的に観察の重要性を学べるような学習活動を設定し，学習活動に対応させたルーブリックを作ります．

ルーブリックの観点つぶしではなく，学習の方向性や内容を確認し，ゴールに導く指標として活用し，学生と指導者，教員が指導と評価に活用できるルーブリックにすることが大切です．実習が終了した時点での総括的評価はルーブリックの合計点で行います．

表 4-4　「人間と健康」のルーブリックと総括的評価

学習活動	学習活動における具体的な評価規準	評価資料	評価基準 A（12点）ただし(4)は10点	評価基準 B（7点）	評価基準 C（4点）	ポイント
1. 実習の主題とねらいに照らし合わせて実習のビジョンを明らかにし自己の学習計画を立て事前学習をして臨む.	(1) さまざまな健康段階と病気，症状の系統的観察ができるようビジョン・ゴールを基に，方略を立て学習をしている.	ビジョン・ゴールシート 実習計画 PF	実習をイメージして，さまざまな健康段階における病気の症状と観察項目の学習をしており，知識を活用しながら学べる内容になっている.	さまざまな健康段階と病気，症状の学習をしているが，実習で実際に知識として活用し，観察ができる内容になっていない.	さまざまな健康段階と病気，症状の学習をしておらず，実習で観察ができる学習をしていない.	□健康の概念 ・ICF：生活機能・背景因子 □4つの健康観：病気・社会的役割遂行・状態への適応状態・生活の質からみた全人的健康 □看護理論家の健康観
【病棟実習】 2. 各病棟でオリエンテーションを受けた後，看護師とともに看護場面に参加する. ・清潔の援助 ・食事の援助 ・排泄の援助 ・活動・休息の援助 ・診療の補助	(2) 看護師の観察が患者の健康回復に影響することを学んでいる.	対話 観察 PF, RF	看護師が行う観察と判断が相手の安楽，安全にどのような結果をもたらすのかに気づき，正確な情報を得るうえで相手の健康状況に応じた観察視点と系統的観察，方法の選択が重要であり，看護師の観察が相手の健康回復を左右することを具体的に理解している.	正確な情報を得るうえで相手の健康状況に応じた観察視点と系統的観察，方法の選択が重要であることを学んでいる.	看護師が行う観察の目的や，相手の状況に応じた観察の視点，重要性を学んでいない.	□フィジカルアセスメント □観察視点 □系統的観察 □主観的・客観的情報 □検査データ（正常値・異常値） □カルテ情報 □専門用語
3. さまざまな健康レベル，状況にある人の観察を行う.	(3) 生活と健康状況に応じた観察の大切さを理解できる. ①観察の正確性を高めることができる.	観察 PF, RF	五感と情報を手掛かりに，相手の健康状況に応じて優先順位と観察項目，方法を判断し，正確な情報を得て，観察結果を的確に報告している.	五感と情報を手掛かりに，正確に観察しているが，優先順位と観察項目，方法の判断をしていない.	五感を手掛かりにして，正確な観察ができていない.	□五感の活用 □バイタルサイン測定技術 □観察項目，順序，方法の選択
	②観察の信頼性を高める思考・判断・行動ができる.	観察 PF, RF	自分が観察した結果をもとに，相手の臨床症状と病態，観察結果の一致，矛盾を確認し，さらに観察視点を広げながら，観察結果の信憑性を確認したうえで，個人的健康レベルを考えている.	自分が観察した結果をもとに，相手の臨床症状と病態，観察結果の一致，矛盾に気づき，個人的健康レベルを考えている.	自分が観察した結果だけから，個人的健康レベルを判断している.	□観察結果のアセスメント □病態と臨床症状，観察結果の整合性の確認 □個人的健康レベル □SOAP

表 4-4 (続き)「人間と健康」のルーブリックと総括的評価

学習活動	学習活動における具体的な評価規準	評価資料	評価基準 A (12 点) ただし(4)は 10 点	B (7 点)	C (4 点)	ポイント
【健康管理センター】 4. オリエンテーションを受けたのち, 1 名の受診者とともに検査過程につき, 問診・結果説明の場に参加する.	(4) 一次予防, 二次予防の実際と意義を学んでいる.	観察 PR, RF	受診者の健康診断からヘルスケアシステムにおける疾病の早期発見, 生活習慣病の予防, 健康の増進の3つの観点で健康診断の意義を理解している.	ヘルスケアシステムにおける健康管理センターの役割, 健康診断の意義を学んでいる.	健康管理センターの役割, 健康診断の意義を学んでいない.	□ベティ・ニューマンのシステムモデル □ヘルスプロモーションの概念 □個人的健康の指標 □健康日本 21 □ストレッサー
5. カンファレンスを通して, さまざまな健康レベルにある療養者への看護実践から学んだことを共有する.	(5) さまざまな健康状況における観察の目的と意義を学んでいる.	発言 PF, RF	さまざまな健康レベルにある人の個人的健康を目指して, 観察視点と方法, 結果が看護の質にどのような影響をもたらすのか, 具体的に学んだうえで, 看護が目指す健康を理解している.	観察視点と方法, 結果が看護の質にどのような影響をもたらすのかに気づき, 看護が目指す健康を理解している.	観察視点と方法, 結果が看護に及ぼす影響を学んでいない.	□ナイチンゲール「病気と健康の法則」 □健康レベルと臨床症状に基づく観察の目的 □主観的健康・客観的健康 □看護の目的 □看護のプロセス
自己評価			A:	B:	C:	合計
教員評価			A:	B:	C:	合計

総括的評価

学習活動における評価規準項目		自己評価	教員評価
(1)	さまざまな健康段階と病気, 症状の系統的観察ができるようビジョン・ゴールを基に, 方略を立て学習をしている.		
(2)	看護師の観察が患者の健康回復に影響することを学んでいる.		
(3)	生活と健康状況に応じた観察の大切さを理解している. ①観察の正確さを高めることができる.		
	②観察の信憑性を高める思考・判断・行動ができる.		
(4)	一次予防, 二次予防の実際と意義を学んでいる.		
(5)	さまざまな健康状況における観察の目的と意義を学んでいる.		
点 数/評 定(A:70～50%, B:49～35%, C:34% 以下)		/	/

*ルーブリックに基づいて評価基準の点数を記入する

結果と評価 ——理解の深まり

「逆向き設計」で設計した実習でルーブリックを道標に，学生はどのような学びや成長をしているのでしょうか．当然のことながら，教師が目指すゴールに向かって意図的に設計されている実習ですから，指導計画で予測したような学びと成長があります．一方で，学生の経験に基づくクリティカルなリフレクションでは，理解の深まりに個人差が出ます．大切なことは，最低これだけは学んでほしいレベルにとどまるのではなく，教師の予想を超えた体験と理解の深まり，成長へつながる支援・指導・評価です．

以下に，「看護と環境」の学習活動における評価規準の(5)に対応したルーブリックの評価資料となる学生のリフレクション・ノートを紹介します(**資料 4-3**)[10)＊8]．評価はこうしたリフレクションの記載内容だけではなく，実習中の学生の行動の観察や対話なども参考にしています．このリフレクションから，学生が看護師とともに看護場面に参加することで，実習のねらいを遥かに超えた看護の本質を学んでいることが伝わります．

看護を学ぶ基礎とは何か．1年の2日の実習での体験がその後の学習の土台としていかに重要であるかがわかります．すべての学生が実習で同じ体験ができることはありません．しかし，それぞれの学生の体験を共有して学ぶことは可能です．「この実習では何を理解するのか」ゴールが明確で，教師のコーチングと支援がブレなければ，どのような経験であっても意図的にゴールに向かう学びを引き出すことができるはずです．

資料 4-3　「看護現場への招待」〈看護と環境〉1年次7月9日(実習2日目．池田菜緒さん提供)

「私は，今回も火曜日に引き続きAさん(看護師)につかせてもらい学ばせていただいた．今日は，Aさんの受け持ちの患者さんの病状が悪化してしまい，午前中にさせていただくこととはずれたが，看護師の看護判断についてと，看護の目的(生命力の消耗を最小にするようすべてを整える)が見えてきた．その患者さん(Bさん)は，朝から血中酸素飽和度が90%を切っており，点滴を変えたり，痰を吸引したりしたが血中酸素飽和度が上がらず，80台前半〜70台後半まで下がっていた．Aさんはそこで Bさんの様子がおかしいとカルテを確認した．そこには医師から80%台が続くようであれば，薬剤を点滴するように指示が記載されていた．Aさんはまず，点滴が必要だと判断し，すぐにC師長に相談した．C師長もすぐに痰がまだ残っているのではと考え，痰吸引を行った．その後，数値が上がらないため薬剤を使用する判断をし，薬剤を投与するとともに主治医と連絡を取り，来てもらえるよう頼んだ．Aさ

＊8　本書では雑誌掲載時に紙幅都合でカットした部分も紹介している．

資料 4-3　(続き)「看護現場への招待」〈看護と環境〉1 年次 7 月 9 日(実習 2 日目．池田菜緒さん提供)

んは酸素マスクを装着したが上がらず手で押すタイプに変更して行い，血中酸素飽和度が徐々に上がっていった．しかし，酸素マスクを外すと下がってしまい，主治医ももう長くないと判断し，家族を呼んだ．家族が来るまで A さんは B さんのそばにおり，B さんに声をかけ励ましていた．看護師として患者の異変にいち早く気づき，何をすべきか判断し，自分だけで考え込まず相談し，行動に移していた．また，患者のそばで励まし，支えており，看護師の役割であり大切なことだと感じた．反対に午前中ほとんど B さんについており，他の受け持ち患者へのケアが十分行えていなかったとき，他の看護師が「私，D さんの検査に付き添って行ってきます.」とか，「E さんのオムツを交換してきました.」など代わりに行っていた．自分の受け持ち患者だけでなく，他の看護師の様子も見ながら臨機応変に動いており，チームワークの良さと，常に患者一人ひとりに目を配り，情報を把握しており，患者一人ひとりにあったケアをしていた．A さん同様に患者第一に考えており，患者の生命力の消耗を最小にすることにつながると感じた．B さんの看護を行う中で痰を出しやすくするために体位変換を何度もしたり，背中に振動を与えたりしていた．そのとき，私は体位保持するために B さんを支えさせていただいた．A さんは B さんに「がんばろうね」「もうすぐ家族が来ますからね」と声をかけていた．常に B さんを観察して意識があるか確認するとともに，B さんのもう少しがんばろうという力につながっているのではないかと考えた．患者の立場に立った声かけ，観察による患者の変化にいち早く気づくことが看護師として必要である．

こだわるのはゴール，テンプレートに当てはめる作業をしない

「逆向き設計」論に基づく実習の再構築に限らず，カリキュラムの再構築においても重要なポイントを押さえておきます．それは，初めから「逆向き設計」論の 3 ステップとそのテンプレートに当てはめる作業を**しない**ことです．

「逆向き設計」論の提唱者・著者であるウィギンズとマクタイは，「本書は，一歩ずつ従わなくてはならないような手引書ではなく，概念的な枠組みと，たくさんの入り口と，設計テンプレート，さまざまなツールと方法，そして付随する一組の設計スタンダードを提供する一歩ずつ従うべき手引きなどは，教育においてであれ建築においてであれ，良い設計と正反対のものである」[11] と述べています．また，「逆向き設計」論は，「カリキュラム設計にあたって，教育目標，評価方法，学習経験と指導を三位一体のものとして設計することを提案」[12] するもので，「3 つの段階を必ずしも順に考える必要はなく，考えやすいところから考え始めて最終的に 3 つの段階が対応するように設計されればよい」[2] ということも押さえておきたいポイントです．

◆ ◆ ◆

「逆向き設計」論は，「単一の教育学的方式や教育的アプローチを信じることを求めない」[11]スタンスに立った理論であることを前提に，看護教育としてのさまざまな入口と，最も適切な方法を熟考する理論と考えて活用してこそ，期待する結果を得られると思います．

カリキュラムの再構築でこだわるべきは，カリキュラムを作成する手順ではなく，学生が実習でどのような看護を実践し，何を理解するか，という**ゴール**です．そして，学生自身が実習の目的に向かって自己評価しながら主体的・自律的に学ぶために活用できるルーブリック作りを通して，実習でこれまで目的のように扱っていたことが手段であることに気づくところから，本来目指すべきゴールが明確になります．

次章では，**資料**で紹介した学生が，その後どのように実践の中で知識を活用し，行動したのか，成人看護学実習「クリティカルケア実習」を例に「逆向き設計」の解説に入ります．

（糸賀暢子）

《文献》

1) G. ウィギンズ，J. マクタイ（著），西岡加名恵（訳）：理解をもたらすカリキュラム設計「逆向き設計」の理論と方法，日本標準，pp.25-29, 2012.
2) 西岡加名恵：教科と総合学習のカリキュラム設計　パフォーマンス評価をどう活かすか，図書文化，p.22, 2016.
3) 糸賀暢子：基礎看護学実習での導入　ポートフォリオとルーブリックを用いた評価の実際．看護教育 51：1048-1056, 2010.
4) 上掲 1），p.91.
5) 西岡加名恵，石井英真，田中耕治（編著）：新しい教育評価入門　人を育てる評価のために，有斐閣コンパクト，p.101, 2015.
6) 上掲 1），p.5.
7) 上掲 1），p.209.
8) 上掲 1），p.22.
9) 上掲 1），p.20.
10) 糸賀暢子：看護過程の記録に頼らない，看護の実践的知識を深める教育．看護教育 57：430-435, 2016.
11) 上掲 1），p.9.
12) 上掲 1），p.21.

第5章

成人看護学実習「クリティカルケア実習」

「逆向き設計」による実習設計の実際Ⅱ

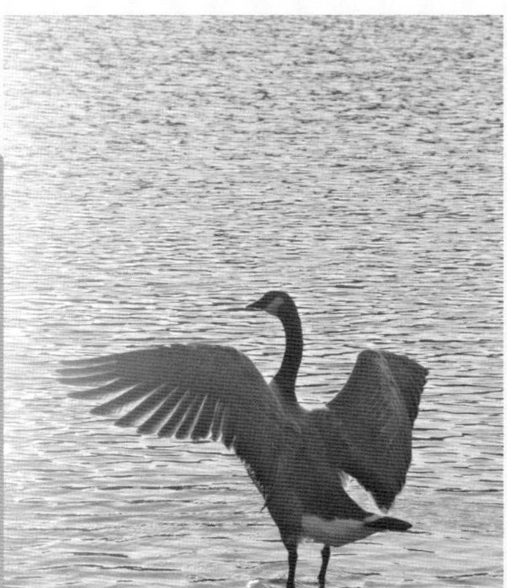

「学校で学んだことを活かせたのはよかったが，臨床では必ずしも学校で習った方法がよいというわけではない」

―― 杉本　萌（第23期生）

成人看護学実習における パフォーマンス評価

講義・演習の「逆向き設計」では，「知の構造」を踏まえて臨床で学生が遭遇する課題場面をパフォーマンス課題として設定しました．西岡の著書[1)]でも，「逆向き設計」論が提唱する「知の構造」を踏まえて，パフォーマンス課題を作成するプロセスとなっています．ところが，専門領域の臨地実習では，設計の最初の段階（入り口）から受け持ち患者に対する看護そのものをパフォーマンス課題として考えられているため，「逆向き設計」の入り口[2)]が変わります．そのため，パフォーマンス課題（実習でどのような看護ができることを目指すのか）に取り組むために必要な「知の構造」を考える，という「逆向き」になります．

「逆向き設計」論は，最終的に「『本質的な問い』『永続的理解』とパフォーマンス課題が対応する設計をする」ことを重視しています．そのため「『設計プロセス』はさまざまな『入り口』から考え始めることができる」[2)]のです．

本章では，専門領域の実習で**最も予測が難しく，計画どおりにできない実習「クリティカルケア実習」**を例に，専門領域実習の「逆向き設計」について，学習活動と評価計画，ルーブリックの作成と活用の実際を解説します．

成人看護領域の実習は，慢性期の看護と急性期の看護を学ぶ内容で構築しています．慢性期の看護では，健康的な生活習慣を獲得するために学習支援を学ぶ「セルフコントロール支援実習」です．急性期の看護では，予測できる危機に対応した看護と，予測できない危機に対応した看護として，「周手術期看護実習」と「クリティカルケア実習」です[*1]．

1 関連科目における「クリティカルケア実習」設定の理由

これまで「クリティカルケア実習」は「急性期看護」の枠組みで，手術に伴う合併症を予測し回避する看護と，心筋梗塞，クモ膜下出血，脳梗塞といった予期しない，どちらかというと内科的な急性期看護を学ぶ実習を設定していました．そのような急性期看護を「周手術期看護実習」として1つの実習科目に設定することもできます．しかし，予定された急性期の回復過程を支える看護と，予期しない危機的状況にある人の看護では，同じ急性期であっても，観察視点，方法，看護の優先事項，内容が異なります．予測できない危機的状況に対応した看護では，限られた情報をもとに短時間での状況判断，変化を捉える観察力，チームでの連携が重要となります．そのため，学

＊1　第7章で詳述するカリキュラムの全体像を参照いただきたい．

生自身がチームの一員としての役割が果たせるよう緊急性のある治療・処置・検査の補助，患者・家族の支援などが学べる実習が必要だと考えました．

さらに，本校では，統合分野の**「災害看護」**として独立した科目を設定していません．しかし，近年，災害時における看護が重要となってきていることから，トリアージを学ぶ必要があります．災害時のトリアージと救急外来におけるトリアージは異なりますが，**トリアージにおける看護師の役割**を学ぶ機会になると考えました．

以上の考えに基づいて，「クリティカルケア実習」の中で「チームで救命」を重点目標にした「救急外来の看護」(1単位)，「特殊な治療環境における看護」を重点目標とした「ICU看護」(1単位)を設定しました．

以下，「クリティカルケア実習」のうち，「救急外来の看護」の設計を抜粋して説明します．

2 「クリティカルケア実習」(救急外来の看護)の重点目標

「逆向き設計」論に基づく専門領域の実習の設計も，第4章で紹介した基礎看護学実習「看護現場への招待」と同じステップを踏んでいます．本校では，「教師の願い」と「学習者の実態」を科目設定の理由から描き，そこから重点目標に見当をつけて，その重点目標に到達するために，救急外来の看護で必ず知っておく価値があるもの，学生個々に求められる救急外来でのスキル，これからの実習や卒業後になお残る重要な内容となる「原理や一般化」の内容を，「知の構造」[3] (**図1-4**，p.15)に位置づけています．

①「教師の願い」と「学習者の実態」から重点目標の明確化

「教師の願い」は，救急外来とICUで実習をしている学生の姿をイメージしながら作成します．学生に「クリティカルケア実習でどのような知識とスキルを活用してどのような看護ができるようになってほしいのか」「それは，どのような実習体験によってもたらされるものなのか」を自問しながら作成することで，何を学ぶのか(重点目標)，どのように学ぶのか(方法・手段)が明確になります．また，第4章と同様に，他の関連科目との位置づけも考えます．

次に，「教師の願い」からみた「学習者の実態」を考察します．救急外来で学生は「どのような体験をするのか」「どのようなことにつまずくのか」「そこからどのように変化，成長を遂げていくのか」「救急外来，ICUで学生が最高のパフォーマンスを発揮し，理解に至るには，教師，臨床指導者にどのような支援が求められるのか」，救急外来で実習している学生の姿をイメージして，学生になったつもりで考察します．

こうした過程を経て，救急外来実習の全体像と他の科目との関連から，「チームで救命」という学びの中核部分が明確になります．重点目標は，「救急外来における看護過程ができる」ではなく，「救急外来におけるチームで救命を通して，救急看護の特徴を理解する」ということです．

②重点目標から「本質的な問い」と「永続的理解」

次に,「チームで救命」という重点目標を「本質的な問い」に転換します.

図 5-1 に成人看護学領域の講義と実習の「本質的な問い」の関連を示します.「クリティカルケア実習」では,「救急状況にある患者の生命を護るために,なぜチームの連携が重要なのか」となります.重点目標と「本質的な問い」に対応した,「永続的理解」(ゴール)は,「救急現場では,限られた情報を短時間で把握し,重症度,緊急度,病態を判断し対応しなければならない.また,起こりうる変化を予測しつつ観察し備えることが求められる.そのため,チームが連携しなければ患者の生命を護ることができないからである」と設定しました.

3 「クリティカルケア実習」(救急外来の看護)の「知の構造」

「何を評価するのか」という目的と内容の煩雑化[*2]を防ぐうえで,「知の構造」で知識とスキルを整理することが大切です.

図 5-2 に「クリティカルケア実習」(救急外来)の「知の構造」を示します.「知の構造」を作成することで,救急外来における学習内容の優先事項や重要な事項が明確に整理されます.また,「チームで救命」の中核に対応した学習内容,実習における学習活動,ルーブリックの設計が可能となります.

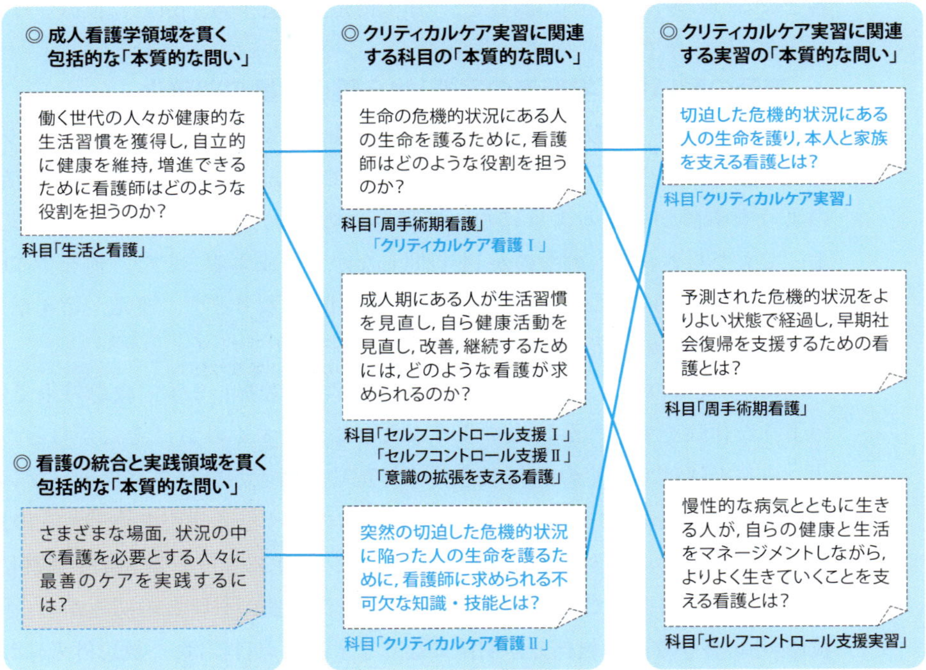

図 5-1 成人看護学領域の講義・実習の「本質的な問い」の構造

＊2 看護の手段としての看護過程の展開とその段階を評価してきた同じ轍を踏まないためにも,実習の目的と手段,方法の整理は重要となる.

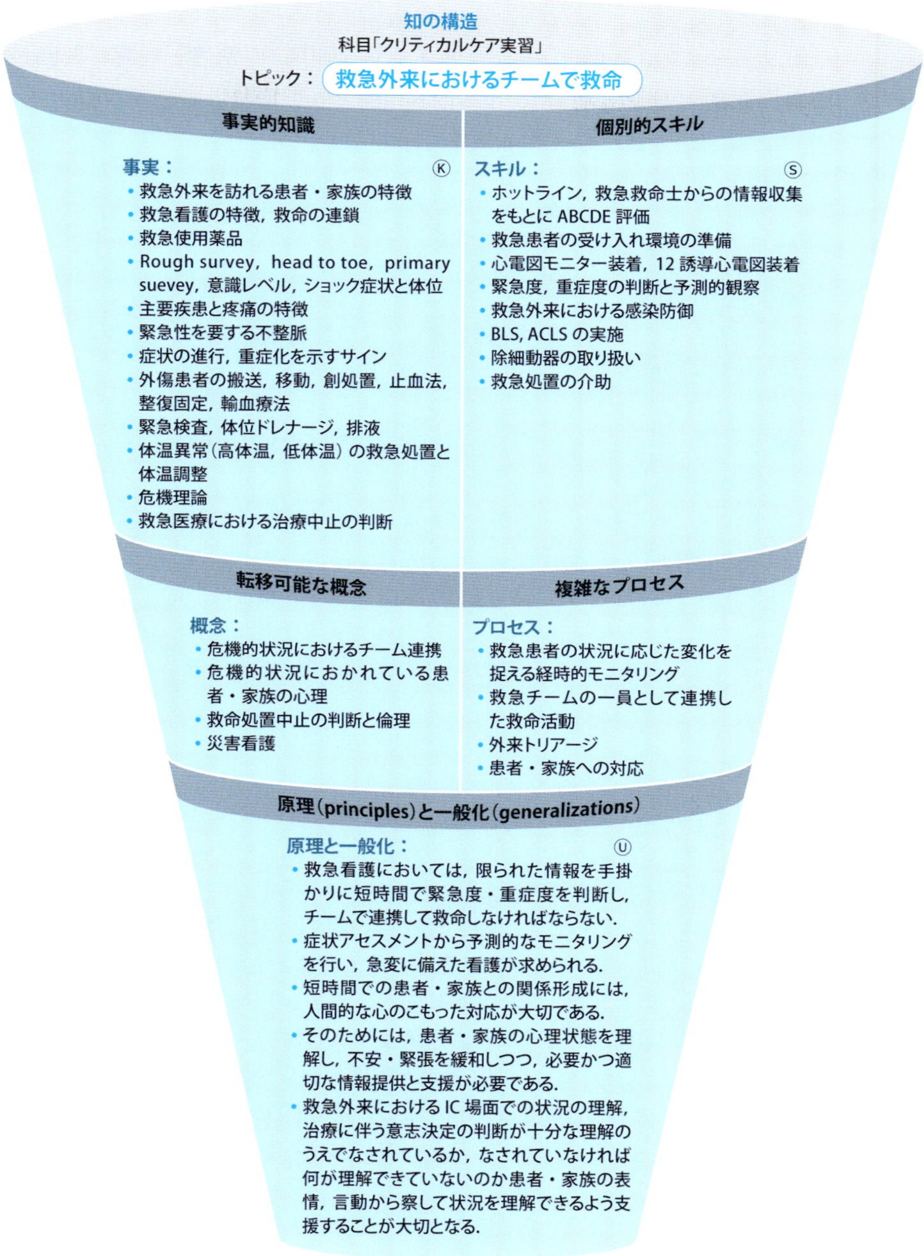
知の構造
科目「クリティカルケア実習」
トピック：救急外来におけるチームで救命
事実的知識
事実：Ⓚ
• 救急外来を訪れる患者・家族の特徴
• 救急看護の特徴，救命の連鎖
• 救急使用薬品
• Rough survey，head to toe，primary suevey，意識レベル，ショック症状と体位
• 主要疾患と疼痛の特徴
• 緊急性を要する不整脈
• 症状の進行，重症化を示すサイン
• 外傷患者の搬送，移動，創処置，止血法，整復固定，輸血療法
• 緊急検査，体位ドレナージ，排液
• 体温異常（高体温，低体温）の救急処置と体温調整
• 危機理論
• 救急医療における治療中止の判断
個別的スキル
スキル：Ⓢ
• ホットライン，救急救命士からの情報収集をもとに ABCDE 評価
• 救急患者の受け入れ環境の準備
• 心電図モニター装着，12 誘導心電図装着
• 緊急度，重症度の判断と予測的観察
• 救急外来における感染防御
• BLS, ACLS の実施
• 除細動器の取り扱い
• 救急処置の介助
転移可能な概念
概念：
• 危機的状況におけるチーム連携
• 危機的状況におかれている患者・家族の心理
• 救命処置中止の判断と倫理
• 災害看護
複雑なプロセス
プロセス：
• 救急患者の状況に応じた変化を捉える経時的モニタリング
• 救急チームの一員として連携した救命活動
• 外来トリアージ
• 患者・家族への対応
原理（principles）と一般化（generalizations）
原理と一般化：Ⓤ
• 救急看護においては，限られた情報を手掛かりに短時間で緊急度・重症度を判断し，チームで連携して救命しなければならない．
• 症状アセスメントから予測的なモニタリングを行い，急変に備えた看護が求められる．
• 短時間での患者・家族との関係形成には，人間的な心のこもった対応が大切である．
• そのためには，患者・家族の心理状態を理解し，不安・緊張を緩和しつつ，必要かつ適切な情報提供と支援が必要である．
• 救急外来における IC 場面での状況の理解，治療に伴う意志決定の判断が十分な理解のうえでなされているか，なされていなければ何が理解できていないのか患者・家族の表情，言動から察して状況を理解できるよう支援することが大切となる．

図 5-2　「知の構造」：クリティカルケア実習（救急外来）の場合
(McTighe J, Wiggins G：Understanding by Design：Professional Development Workbook, p.66, 2004. より改変)

4　評価規準の設定

さて，「教師の願い」「学習者の実態」から重点目標に対応した「永続的理解」が明確になったところで，実習のねらいに対応したパフォーマンス評価の観点で評価規準を設定します．

パフォーマンス評価は「知識」「スキル」を活用して「思考・判断・表現」を働かせながら，看護の「理解」「転移」に至る内容の深まりを目指します．「クリティカルケア実習」の評価規準を**資料5-1**の指導案で示します．[*3]

資料5-1 「クリティカルケア実習」指導案

■実習のねらい
救急外来，ICUでの看護の実際を通して，救急医療現場における看護の特徴と看護師の役割を理解する．

■「クリティカルケア実習」（救急外来の看護）の「本質的な問い」と「永続的理解」
【本質的な問い】
「救急状況にある患者の生命を護るために，なぜチームの連携が重要なのか」
【永続的理解】
「救急現場では，限られた情報を短時間で把握し，重症度，緊急度，病態を判断し対応しなければならない．また，起こりうる変化を予測しつつ観察し備えることが求められる．そのため，チームが連携しなければ患者の生命を護ることができないからである」

■教師の願い
クリティカルケア実習では，突然の切迫した危機的状況にある人とその家族の看護を学んでほしい．突然の生死にかかわる状況に陥ったとき，医療現場において看護師は患者の最も身近な存在であり，果たすべき役割は大きい．

救急現場では，限られた情報を短時間で把握し，重症度，緊急度，病態を判断し，迅速な対応が求められる．また，起こりうる変化を予測しつつ観察し，備えることが求められる．救急処置，集中治療においてチームで救命することの大切さを学ぶために，医師，看護師とともに救急患者受け入れ時のABCDE評価，救急外来におけるトリアージ，心肺停止，DNR患者と家族の意思決定と看護，ACLSの実際，急変が予測される患者の経時的モニタリング，心電図モニター，12誘導心電図の装着，検査室への搬送などを体験し，救急外来における看護の特徴と看護師の役割を学んでほしい．

そして，救急状況だからこそ，より一層その人と家族の立場に立って生命を護ることが看護師の使命であることを理解してほしい．

■学習者の実態
救急外来では，生死を左右する切迫した状況に立ち会うことがある．学生も含め，その場にいるすべての人が連携することが求められる．切迫した危機的状況で搬入される救急患者を受け入れる学生の緊張と不安は計り知れない．ホットラインの情報をもとに，患者受け入れの準備をする看護師とともに，医師，看護師の指示を受

＊3 ICUの規準も含めた規準です．

資料 5-1 (続き)「クリティカルケア実習」指導案

けつつ状況の中で自分ができる最善を尽くすことを通して，少しずつ状況を判断し，自ら主体的に行動できるようになるだろう．また，突然の死であっても最後まで，人としての尊厳を大切にした救急看護が学べるだろう．

学生だから何もできなかったという体験ではなく，チームの一員としての役割を担うことで，救急外来での看護のやりがい，達成感を感じることは，これからの学習，看護に大いに活かされるだろう．

また，救急外来では脳神経疾患，循環器系疾患，外傷などさまざまな症状を呈する患者が搬入される．そのため，“その時”には何が起きていて，“なぜ”そのような治療・処置・検査・看護が行われたのかを理解して行動することはできない．時間やタイミングを見て医師，看護師に質問をしたり，コーチングを受けたりすることで，行われている救急医療の意味を理解していくと考える．そのため，救急外来においては，**「いまさらだけど」「後から考えると」といったメタ認知**を働かせながら，探究的学習，理解を深めることがより重要となる．

■評価規準

○危機的状況にある人の看護の知識

①救急外来を訪れる人と家族の特徴を知る．

②救急外来における特殊な治療環境と処置を知る．

○危機的状況にある人の看護のスキル

①チームの一員として救急救命活動に参加できる．

○危機的状況にある人の苦痛を緩和する思考・判断・表現

①救急外来における看護の特殊性を理解する．

5 承認できる証拠の決定

パフォーマンス評価は，学生が実習を通してどのような「知識」を活用し，どの程度の「スキル」が実践でき，その過程でどのように「思考・判断・表現」を働かせ，その結果どのくらいの深さまで「理解」「転移」に至ったか，学生の成長や学び，良い点を積極的に評価します．また，実習に取り組んでいる一人ひとりの学生の，今のありのままの姿を捉えられる評価の証拠が必要となります．そのため，学習活動と，評価規準に対応した，最も適切で妥当な証拠(評価資料)を決める必要があります．

パフォーマンス評価では，学生の学習活動(看護実践)に対応した評価の資料として，**観察**や**対話**，**カンファレンスでの発言**，**ポートフォリオ**，**リフレクション**など，多様な資料が活用できます．たとえば，救急外来における救急患者受け入れ場面の観察，実習中の対話やカンファレンスの発言の内容も評価資料となります．また，「思考・判断・表現」は，実習体験を俯瞰して帰納的に学んだことも含まれます．学生が救急外来での看護を通して，相手の状況をどのように感じとり，そこからどのような知識を活用し，考えたのか，判断の根拠と実践へのつながり，体験からさらに学習を深めた内容を記したリフレクション・ノートが資料となります．最終的に「永続的理解」に至ったかどうかを確認するためには，評価の資料としてリフレクションの集積としてのノートが必要となります．

一方で，実践の根拠や体験の内容，学生の努力や成果についてすべてをノートに記述することは不可能です．そのため，学生の学習や実習プロセスを可視化できるポートフォリオを活用する必要があります．

ここでの注意は，クリティカルケア実習でのリフレクション・ノートや，ポートフォリオはあくまで評価（アセスメント）の資料として活用することです．リフレクションの文章がうまく書けているとか，ポートフォリオ集を綺麗にまとめて作ることができるといった，ポートフォリオの，いわば厚さや重量を評価することではないことは言うまでもありません．

6 学習経験と指導の計画

伝統的な実習指導計画では，患者中心の看護を唱えながら，患者の状況や学生の状況に関係なく，看護過程の展開に沿った行動目標の週案が作成されていました．たとえば，1週目は受け持ち患者の情報収集，2週目は看護計画立案，3週目は看護計画に基づいた援助の実践という指導計画になっていました．しかし，状況と関係なく教師が行動目標から順序よく立てた実習計画や，学生の実習計画に沿って実習をすることが，本当の意味で患者中心の看護を学ぶ実習になっていたでしょうか．

前章でも述べましたが，パフォーマンス評価では，看護過程の思考や記録用紙の書き方を直接指導する評価計画にはなりません．パフォーマンス評価における指導計画の軸は，学生の実践（看護）を伴う学習活動になります．また，評価（アセスメント）と学習の支援は常に重点目標に向かって行います．

たとえば，救急外来で「チームの連携」を理解するためにはどのような実践が必要となるでしょうか．見学だけの実践が伴わない救急外来実習では，せいぜい見学した内容と感想レベルになります．実践（看護）を通して「永続的理解」に至る学習活動を保障するためには，看護師とともにチームの中で自分にできる最善を尽くして行動できる指導計画が必要です．救急外来での学習活動は，「看護師とともにチームの一員として患者の受け入れから治療・処置・検査，看護に参加する」，「機会を捉えて看護師が行う救急患者と家族への心理的支援や重要な意思決定場面に同席する」となり，それぞれの学習活動を支援するための留意点を考えます．

学習活動の支援は，「教師の願い」と「学習者の実態」で考察した学生の状況，感情，つまずき，実習場の状況を踏まえてさらに具体的に書いています．この「支援」の内容は，教員間，実習指導者が学生の学習活動を支援するうえで留意してほしいこと，共通理解しておく必要があることです．特に，患者の安全を守りつつ，学生の学習活動が狭められないよう教師，指導者がどのように支援するかを明記することが大切です．

なお，学習活動はそれぞれの実習施設の受け入れ状況により異なります．本校の主たる実習施設のように，学生の実践に現場サイドの協力が得られる場合は，できる限り実践の機会を多くもてるよう調整します．しかし，現実には制約があることも否めません．また，実習施設の受け入れ状況によって学生の学習活動が制約を受けることは，教育の機会の平等性から望ましくありません．複数の実習施設に分かれて実習を行う場合は，実習施設の事情によって学生の評価に影響が及ばないよう，最低限全員が実践できる内容にする必要があります．つまり，実習施設の制約も考慮して実習過程と評価計画を立てる必要があります．

さて，パフォーマンス評価の指導計画は，学習活動と指導，評価が三位一体化になっています．反対に，評価規準に対応していない学習活動や支援は，実習のねらいと評価の一貫性を欠いた指導計画になります．**表 5-1** に示す「学習過程と評価計画」

表 5-1 学習過程と評価計画

学習活動	支援	評価規準			評価資料
		知識	スキル	思考判断表現	
1. 救急外来での実習のビジョン・ゴール，方略に沿って必要な学習をする．	・救急外来に来院する人の特徴から，重症度・緊急性の観察と判断ができる内容の学習をするようコーチングする． ・実習時期によって救急搬送される患者の特徴が異なるため，実習時期に予測される患者の学習準備ができるよう，学習のポイントを絞って取り組めるよう示唆する． ・外傷患者の対応については授業で触れていないため，事前の学習が必要になることを伝えておく． ・ホットラインの情報をもとに，どのように受け入れ準備をするのか，実習をイメージして学習ができるようオリエンテーションを行う． ・救急外来で実施できる技術の内容を伝え，練習，シミュレーションをして臨むよう伝える． a. モニター装着 b. 12 誘導心電図装着 c. ALS d. 治療・処置・検査の介助 e. 外傷患者の創処置介助・止血法 f. 救急使用薬剤の準備 g. 気道確保 h. 気管内挿管準備・介助 i. 吸引 etc	① ②			ビジョン・ゴールシート 自己学習ノート ポートフォリオ
2. 経時的な観察を行い，報告する．	・経時的な観察が必要な患者の観察と報告ができる機会をつくる．（意識レベル，瞳孔，麻痺，心電図の変化を捉える）	① ②	①	①	対話 PF, RF カンファレンス
3. 看護師とともにチームの一員として患者の受け入れから治療・処置・検査，看護に参加する．	・初日は，特に緊張と不安で想定外のことが起きることを予測して，不安を受け止めつつ，戸惑っているときは適切に誘導して治療・処置・検査にかかわれるよう配慮する．（a〜i etc） ・初日のオリエンテーションは，状況をみて特に重要な物品の場所，薬剤，患者の安全，救急外来における感染防御に関する留意事項について説明する． ・毎日担当看護師について，ホットラインの情報をもとに，自分で考えて受け入れ環境を作れるよう配慮する．	① ②	①	①	観察 対話 カンファレンス PF, RF

（続く）

表 5-1 (続き)学習過程と評価計画

学習活動	支援	評価規準			評価資料
		知識	スキル	思考判断表現	
	・慣れてきたら，患者の状況をみて学生自身がABCDE評価をもとに必要な準備ができるよう配慮する．学生に任せるのではなく，不足な部分は補い患者の安全を最優先する． ・医師の指示があれば，ALSに参加する． ・検査への移送は学生一人に任せない．ただし，急変の恐れがなく，指導者が「学生に任せても大丈夫」という判断をした場合は行ってもよいが，その責任を学生が負うことがないよう配慮する． ・与薬に関する実施は，最初から最後まで指導者の確認の下で実施する． ・救急患者のいない時間があれば，体験していない患者を想定してシミュレーションを行えるよう支援する． ・救急外来における連携，看護の特徴を意識して行動できるよう，適宜コーチングをする． ・報告，記録については救急外来の特徴を踏まえて内容を確認する．状況によっては，直接医師に大きな声で報告ができるよう支援する． ・ドクターヘリによる搬送がある場合は，学生は自転車でヘリポートまで行く．公道では学生自身が交通事故にあわないよう，落ち着いて行動できるよう配慮する． ・外来トリアージの場面があれば，看護師とともに実践できるよう配慮する．				
4．身体的・精神的苦痛の緩和に努める．	・救急を要する症状や救急外来での治療・処置・検査，環境が与える身体的・心理的苦痛に気づき，看護師としての役割が学べるようコーチングする． ・リフレクションの中で，主観的，客観的データを整理し，救急外来で治療・処置・検査を受ける患者・家族の状況と，医師・看護師の対応を俯瞰して，看護師としてどのように寄り添うことが必要か，気づけるようにする．	① ②	①	①	観察 対話 PF，RF，
5．機会を捉えて看護師が行う救急患者と家族への心理的支援や重要な意思決定場面に同席する．	・患者・家族の状況を踏まえて，可能であれば病状説明，治療中止の判断，家族の意思決定，死の宣告，死後の処置，お見送りの場面にかかわれるよう配慮する．	① ②		①	PF，RF カンファレンス

で学習活動と指導，評価が一体化していることを読み取れると思います．

7 ルーブリックの作成

ルーブリックを作成するとき，特に押さえておきたいポイントを3点述べます．

第1は，**学生にとってのルーブリックの目的**についてです．パフォーマンス評価は従来型の教育体系のように，知識の量(レポートの厚さ，記録用紙を埋めること，教師の質問に答えられるなど)を評価することを目的としていません．自ら学び，自ら考え行動する力を育成することを目指した評価です．つまり，学生自身が実習のねらいに沿ってルーブリックを活用して，大切なポイントを道標に自らの目標に向かって学習計画を立てて学ぶための評価基準になるものです．そして，学生自身が成果やプロセスを振り返りながら自分の変化や成長を自己評価するために活用します.

第2は，**教師にとってのルーブリックの意義**です．実習の目標に照らし合わせて学生が何を知っていて，何ができるようになっているのか，観察や対話，ポートフォリオ，リフレクションなどの評価資料を参考に，実習に取り組んでいる“今”の学生の姿を捉え，必要な支援や指導の改善に活かします．大切なのは，学生の学習意欲の向上に活かすために活用することです.

第3は，**看護の質を保障するためのルーブリック**です．旧来の目標群の項目を3段階に並べ直す作業とは全く異なる思考で評価基準を作る必要があります.

筆者自身がルーブリックを作成するときに特に大切にしていることは，**ケアを受ける患者・家族の視点からの看護の質**を基準として表現することです．つまり，ルーブリックに示した基準のA(最高評価：大変よくできました)を目指して看護を実践すれば，それは患者・家族にとって「適切な看護」が提供されたことを証明できる内容になるよう考えます．ケアを受ける患者・家族の視点で目指してほしい看護の質をルーブリックに明示することで，「患者の要求に応える」という看護の本質を貫いたルーブリックが作成できます．そして，学生は，より高い「看護の質」を目指して，ルーブ

表 5-2　「クリティカルケア実習」のルーブリック

	学習活動における具体的な評価規準	評価資料	評価基準			ポイント
			A：大変よい(10点)	B：よい(6点)	C：努力を要する(1点)	
1．救急外来での実習のビジョン・ゴール，方略に沿って必要な学習をする.	(1)突然，危機的状況に陥った人の看護に必要な学習をしている.	ビジョン・ゴールシート 自己学習ノート PF	救急外来での初期対応に必要な知識・技能について，患者受け入れから観察，治療・処置・検査の介助に活用できるよう系統的に学習をして臨んでいる.	救急外来での初期対応に必要な知識・技能について，患者受け入れから観察，治療・処置・検査の介助に必要な学習をしているが，活用することをイメージしていない.	救急外来での初期対応に必要な学習をしていない.	□救急患者の特徴 □緊急度・重症度の判断 □重篤な症状，徴候 □救急使用薬剤(血管収縮薬，抗不整脈薬，昇圧薬，ステロイド etc) □感染防御 □ ALS
2．経時的な観察を行い，報告する.	(2)看護師とともに変化，急変に備えた観察をし，適時，的確に報告している.	観察 対話 PF RF	患者の状況から，緊急度・重症度を判断し，回復，悪化を示唆する重大な徴候の変化を予測して系統的かつ経時的に観察を行い，タイミングを逸せず報告している.	患者の状況から，悪化を示唆する重大な徴候の変化を考えて系統的に観察を行っているが，経時的な変化を捉えておらず，医師，看護師から聞かれないと報告しない.	患者の状況から，危険な徴候を観察，報告していない.	□救急外来における観察，五感の活用 □生命の危機をもたらす病態と症状 □症状と病態 □経時的アセスメント(循環動態，呼吸状態，意識レベル，瞳孔，麻痺 etc) □検査データ(血液，心電図，動脈圧，血圧，SpO_2，CT，PET，MRI，etc) □モニタリング □記録・報告

(続く)

表 5-2　(続き)「クリティカルケア実習」のルーブリック

	学習活動における具体的な評価規準	評価資料	評価基準			ポイント
			A：大変よい(10点)	B：よい(6点)	C：努力を要する(1点)	
3. 看護師とともにチームの一員として患者の受け入れから治療・処置・検査，看護に参加する．	(3)看護師とともに救急患者の，診療の補助，処置を行っている．	観察 対話 カンファレンス PF RF	ホットラインの情報をもとに，自ら状況を判断しながら優先順位を考えて患者の受け入れ，診察，処置の環境の準備，医師・看護師の補助を行っている．	ホットラインの情報をもとに，看護師とともに患者受け入れの環境を準備し，医師・看護師の補助をしているが，指示されて行動しているだけである．	ホットラインの情報をいかせず，周囲の動きに合わせて動いているだけ，もしくは傍観している．	□ABCFE評価 □患者・家族・救急救命士などからの情報 □トリアージ □心肺蘇生 □除細動 □気道確保，BVM，気管内挿管 □膀胱内留置カテーテル挿入 □救急処置 (止血，輸血，整復固定，血管確保，薬剤投与，体位，ドレナージ) □移送
4. 身体的・精神的苦痛の緩和に努める．	(4)救急患者の訴え，表情，症状，全身状態から患者の苦痛を捉え，緩和しようとしている．	観察 対話 カンファレンス PF, RF	搬入時の情報，状況と観察から診察・検査・処置による侵襲や状態の変化を予測しながら，患者の身体的・精神的苦痛に配慮した看護をしている．	診察・検査・処置による侵襲や症状，患者の訴えから身体的・精神的苦痛に配慮した看護をしている．	患者の身体的・精神的苦痛に配慮した看護をしていない．	□症状別看護(呼吸困難，チアノーゼ，意識障害，胸痛，外傷，出血，低体温・高体温 etc) □傾聴 □タッチング □体位 □排泄ケア
5. 機会を捉えて看護師が行う救急患者と家族への心理的支援や重要な意思決定場面に同席する．	(5)救急患者と家族の苦悩に寄り添い，心理的支援の必要性を学んでいる．	観察 PF RF カンファレンス	患者・家族の表情，訴え，状態と医師・看護師の対応から，当事者の不安，緊張，希望，期待，絶望の感情に寄り添う看護について理論的根拠を踏まえて学んでいる．	患者・家族の表情，訴え，状態と医師・看護師の対応から，当事者の不安，緊張，希望，期待，絶望の感情に寄り添う看護を学んでいる．	患者・家族の心理的支援について学んでいない．	□危機理論 □患者・家族の心理 □倫理的配慮 □治療・検査・処置のIC □治療中止の意思決定 □DNR □脳死 □死亡宣告と別れの儀式 □死の3徴候，死後のケア

リックを道標に実習を行うことができます．たとえ実習であっても，学生が行う看護が患者・家族にとって意味のあるケアになること，学生が行う看護が「ひたすらに患者の幸せの上に注ぐ目をもっていなければならない」[4]ルーブリックを作ることが重要です(**表 5-2**)．

実習の導入

「クリティカルケア実習」は2年次1月〜3年次の9月までの期間で他の実習と組み合わせたローテーションで行っています．本校では，自身の学習に責任をもつという成人学習者の学びを拓く教育として，学生の希望で実習ローテーションを決めています．

学生は各実習最終週の水曜日に学生の希望を出します．学生の希望とその理由を考慮して，最大限，学生の希望に沿った実習を組むよう配慮しています．学生自身が自分の課題と特性を踏まえて，自分の意思で実習を決めるというやり方は，実習に向かう学生の意欲を高めます．たとえば，救急外来の看護に関心のある学生は，最初の実習で「クリティカルケア実習」を希望します．急性期の看護が苦手な学生は，実習に慣れて経験を積んでからいきたいという理由で3年次の実習終盤に希望します．実習に対する意欲を高め，主体性をもって実習に取り組むうえで，学生一人ひとりの状況と目的を尊重することも重要です．

それでは本項では，**あらゆる実習で留意すべき重要なポイント**を押さえながら，パフォーマンス評価における実習の調整からオリエンテーション，学生の実習計画と評価について解説します．

1 実習の調整

実習病院との実習調整会議は4月と9月，年2回行っています．看護部長，教育担当副部長，各病棟の師長が出席して実習スケジュールの調整と実習方法の確認を行います．また，終了している実習の評価と課題の報告を行い，改善すべき点について話し合います．

さらに，実習が始まる1週間前に，「学習活動と評価計画」(**表5-1**)の内容について，実習を担当する教員と実習指導者との打ち合わせを行います．この打ち合わせの重要な目的は，学生が臨床現場で看護師とともに自己の最善を尽くして看護を実践できるよう，どのように学生を支援するのか，確認をすることです．

また，実習指導者との調整では，ヒヤリ・ハットが起きないよう，学習活動の支援で注意すべき点について確認をします．救急外来では常に医療チームで活動をしているため，学生に起因するヒヤリ・ハットは起こりにくいのですが，病棟実習ではヒヤリ・ハットの事例を学習支援に十分に反映させて，指導者と確認することが大切です．たとえば，受け持ち患者の血糖測定を忘れて食事が始まって気がついたという事例であれば，学生が血糖測定の必要な患者を受け持っている場合は，担当看護師が血糖測定をしているか確認する，といったことを学習支援に明記しておく必要があります．

「クリティカルケア実習」では一人の患者を受け持って看護することはありませんが，他の実習で患者を受け持つ場合は，実習のねらいに合わせて，学習活動を保障できる患者の選定についても話し合います．

パフォーマンス評価では，学生がつまずき，失敗を通して変化，成長，理解を深めてくれることを期待して学習支援を考えます．一方で，学生に**意味のないつまずき**をさせないことも学習活動と支援で考慮する必要があります．転ばぬ先の杖をやりすぎると経験から学ぶ機会を奪うことになりかねず，なにをどこまで支援するかについての調整が重要となります．言うまでもなく，学校と臨床の協働で学生の経験を広げる実習態勢を作るのが実習調整の目的です．

2 実習オリエンテーション

実習の導入とオリエンテーションのポイントは，1年次7月の「看護現場への招待」で説明していますので，特に専門領域の実習に関する内容について解説します．専門領域実習では，当該実習のねらいや，どのような実習になるのか，イメージが湧くよう，実習科目のチームごとに担当教員がオリエンテーションをしています．

学生は，オリエンテーションの日までに，各自で学生用ホームページから実習要綱をダウンロードして，当該実習のシラバスを読破していることを前提に始めます．「この実習は何をねらいとしているのか」「実習に対してどのようなイメージをもっているのか」「実習を計画するうえで疑問はあるか」など，実習の目的と内容を踏まえて，実習のイメージができているかどうかを確認しながら，方向性を修正したり，学習経験と準備に関して不足な内容について助言をしたりします．

オリエンテーションでは**ビジョン・ゴールシート**を活用します．ビジョン・ゴールシートのゴールの内容が，当該実習のゴールとして明確になっているか，学生が実習のねらいと内容を理解しているかがわかります．学生個々でゴールの内容は異なっても，「クリティカルケア実習」のゴールとして妥当な内容であればよいのです．

「患者が安全・安楽に過ごせる看護を実践できる」といった目標表現のゴールは，「クリティカルケア実習」のゴールが明確になっていません．このような場合には，「救急外来やICUのクリティカルな状況の患者にとってどのような看護ができれば，患者の安全と安楽が守られるのですか」と学生に問いかけ，より具体的な看護のゴールを導きます．

たとえば，**図5-3**①に示すゴールは，「危機的状況にある人とその家族に対して苦痛の緩和を行い，危機的状況の中でも安全で安心できる」となっています．「安全で安心できる」部分に教師が「とは」とコメントを入れています．コメントに対して学生は「主観的・客観的」と付け加えています．このゴールはクリティカルケアとして明確なゴールにはなっていませんが，**実際に実習をしていく中でゴールが見えてくる**こともあります．実習に入る前のビジョン・ゴールで学生が実習準備に入る足止めにならないよう，実習までの時間を考慮して事前学習に取り組む時間の確保ができる，教師の配慮が必要です．ビジョン・ゴールを書くことが目的ではありません．実習のイメージと準備ができるよう，オリエンテーションで活用することが大切です．

さらに，実習で最高のパフォーマンスが発揮できるための方略が大切です．

パフォーマンス評価は，学生に学ぶべきゴールを示して学生自身が主体的・自律的に実習ができることを目指しています．そのため，教師が事前学習を提示したり，細かな指示を出したりすることはしません．あくまで，学習の主体は学生で，学生が向けるべき最大の関心は，目の前の患者の健康問題です．教師が出す課題の提出が実習の前提になったり，教師の評価が最大の関心事になったりすることは絶対に避けたいと思っています．このような指導観をもっていても，学生は実習の評価に捉われます．そのことを考慮して，教師がどのような看護を期待しているのか，学生に伝わるオリエンテーションが大切となります．方略の内容が，不足している場合は，どのような実習となるのか，実習でどのような知識を活用する準備が必要なのか，ルーブリックとポイントを確認したり，他の学生から情報を得たりするよう指導します．ルーブリックに書かれているすべてを網羅する事前学習は求めていません．学生個々の力量で，学生が自分にとって必要と思う準備が大切です．「○○さんはノート3冊分も事前学習していました．私は時間がかかってしまいできません．その中でも自分にとって大切だと思うもの(参考書)を選んで，2冊分の勉強をしました」と言う学生がいてもよいのです．

不足な学習は実習中に「後から振り返って理解」できればよいと考えています．知識の不足を実感し，「無知の知」から知識の必要性を痛感することで学習意欲が高まり，主体的・自律的に学習する学生が育っています．

3 学生の実習計画

学生は，シラバス，特にその中に示されている実習のねらいとルーブリックを参考に実習計画を立てます．

実習計画は，学生個々の学習スタイル，課題，力を考慮して，自分が最高のパフォーマンスに到達できるよう考えて立てます．はじめから知識や理論を活用して計画的に実習をする学生もいれば，とりあえずルーブリックを参考に自分ができるところから始めて，実習中に帰納的に知識や理論を使って体験を意味づけていく学生もいます．どちらでも構いません．大切なことは，学生個々の個性，能力と個々の学習状況に沿った学習計画と支援です．さらには，患者の状況に沿った看護を目指す実習計画と支援でなくてはならないと思います．

実習のねらいからビジョン・ゴールを設定し，実習初日の計画を**図5-3②**に示します．学生が実習のねらいやルーブリックを参考にして立てた実習計画が，ルーブリックに対応していることが読み取れます．

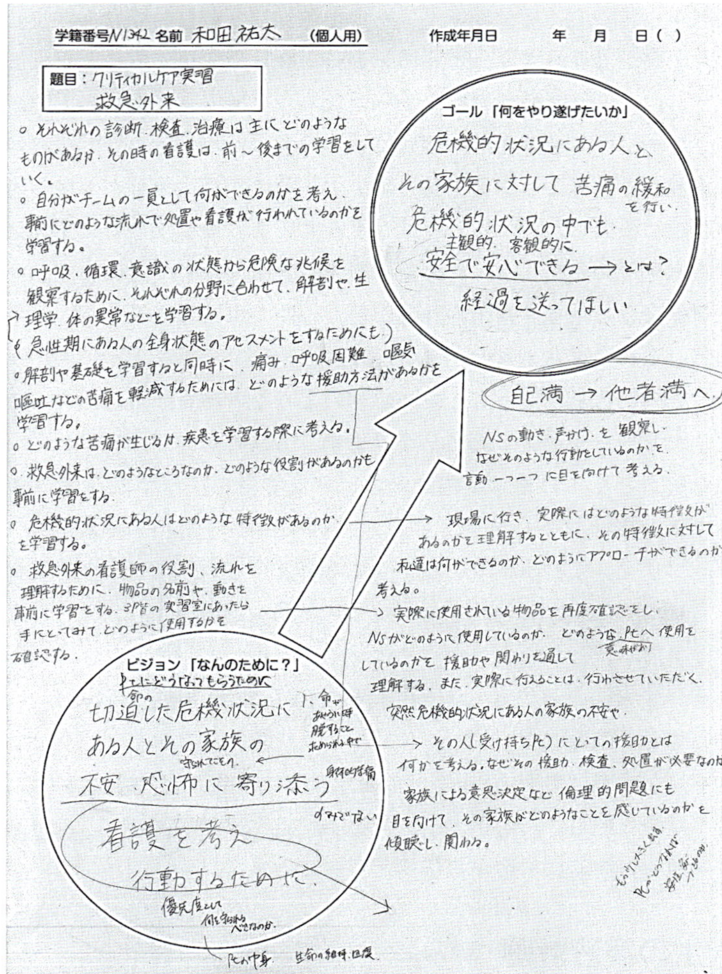

図 5-3 ① 「クリティカルケア実習」(救急外来の看護)学生が立てた実習計画(和田祐太さん提供)

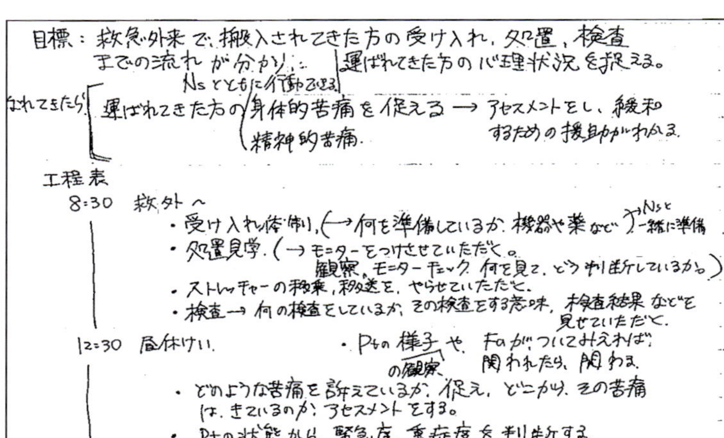
目標：救急外来で，搬入されてきた方の受け入れ，処置，検査までの流れが分かり，Nsとともに行動できる。運ばれてきた方の心理状況を捉える。

なれてきたら［運ばれてきた方の身体的苦痛を捉える→アセスメントをし，緩和するための援助がわかる。
精神的苦痛。

工程表

8：30 救外へ
・受け入れ体制(→何を準備しているか，機器や薬など)→Nsと一緒に準備
・処置見学。(→モニターをつけさせていただく。観察，モニターチェック，何を見て，どう判断しているか。)
・ストレッチャーの移乗，移送を，やらせていただく。
・検査→何の検査をしているか，その検査をする意味，検査結果などを見せていただく。

12：30 昼休けい。 ・Ptの様子や観察 Faがついてみえれば，関われたら，関わる。
・どのような苦痛を訴えているか，捉え，どこからその苦痛はきているのか，アセスメントをする。
・Ptの状態から，緊急度，重症度を判断する。

図 5-3 ② 「クリティカルケア実習」(救急外来の看護)学生の実習初日の行動計画(中島摩耶さん提供)

4 実習の実際

看護師は常に患者の状況や臨床の状況に対して臨機応変に，柔軟に計画を変更しつつ最善を尽くして看護を行っています．たとえ学生であっても，患者や臨床状況を踏まえて臨機応変に実習計画を変更する必要があります．看護実践力を培ううえで，学生の立場で状況が求めていることに気づき，チームの一員として自己の役割を果たせるような判断と行動ができるようになってほしいと思います．そのためには，臨床指導者，教員の支援を得てそのとき，その場で計画を修正しながら，看護を実践する機会をもつことが大切です．

学生は，毎日，実習をイメージして立てた目標と行動計画をもって実習に臨みます．朝，実習指導者とその日に実践したいこと，実践できることを確認して，それぞれ担当する看護師とともに看護を実践します．しかし，救急外来はいつ，どのような患者が来院，もしくは救急搬送されるか予測できません．学生の学習活動を軸にした実習計画は，特に予測できない事態が起きることが想定される実習で，とても役立ちます．「救急患者がいない時間は何をしたらいいですか」と学生が教師に指示を仰ぐことはありません．救急患者が来ない時間には，学習活動とルーブリックの内容を網羅できるよう，救急患者搬入時を想定したシミュレーションをしたり，機器の取り扱いをしてみたり，救急薬剤の確認や，挿管時の介助の練習をしたりしています．

一方で，**「学習活動と支援」にないことが起きるのが臨床現場**です．学生が事前に準備した知識・スキルでは対応できないこと，理解できないことが沢山あります．そのような事態になったときこそ，「無知の知」を自覚し，自己の学習課題と必要性に気づくチャンスです．また，「なぜそのようなことが起きたのか」そのときにはわからなかったことを，リフレクションすることで探究的に学びを深めることができます．臨地実習ではもっている知識を活用する場面と，新たに得る知識，そして知識と経験をつなぐ文脈がとても大切となります．

図 5-4 に示すリフレクションは，まさにこのような思考が見える内容です．事前に t-PA（血栓溶解療法）について学習をしているからこそ，疑問が生まれ，実際の体験からさらに学習することで，「納得」していることが伝わります．この学びは「学習活動 1- 評価基準（1）」（表 5-2，p.97）に対応しています．

5 実習中の評価

実習の評価は，ルーブリックに基づいて学習活動ごとに行います．また，学生自身がルーブリックを道標に自己評価しながら到達状況と課題を見出し，探究的な学習をして翌日の実習計画に活かすために活用します．

教師・実習指導者の役割は，学生の関心が患者の看護に向けられるよう，「今，患者が最も必要としていることは何か」「もし自分が患者の立場だったらどんな気持ち

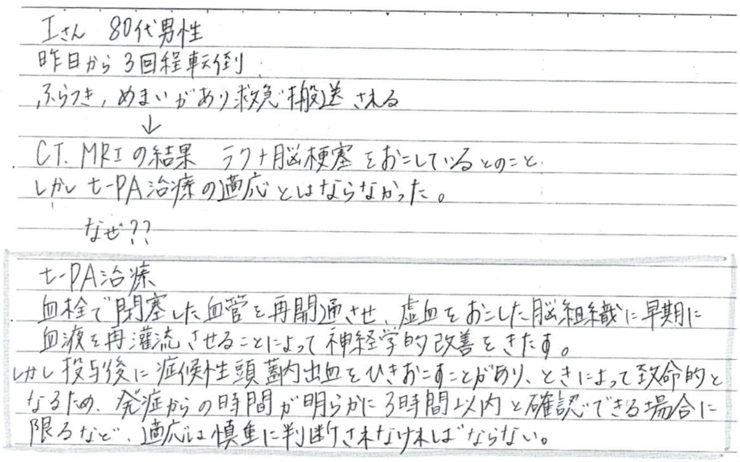
Iさん 80代男性
昨日から3回程転倒
ふらつき，めまいがあり救急搬送される
↓
CT. MRIの結果 ラクナ脳梗塞をおこしているとのこと
しかし t-PA治療の適応とはならなかった。
なぜ??

t-PA治療
血栓で閉塞した血管を再開通させ，虚血をおこした脳組織に早期に
血液を再灌流させることによって神経学的改善をきたす。
しかし投与後に症候性頭蓋内出血をひきおこすことがあり，ときによって致命的と
なるため，発症からの時間が明らかに3時間以内と確認できる場合に
限るなど，適応は慎重に判断されなければならない。

図 5-4 「クリティカルケア実習」リフレクション・ノート(吉田幸恵さん提供)

か」「もし自分が患者(家族)だったらどうしてほしいのか」，患者・家族の視点からルーブリックの基準に近づけるコーチングや支援です．救急外来では，瞬時に患者・家族の思いを知り，看護師として行動しなくてはならないため，「あのとき，もっとこうすればよかった」という反省が残ります．「どうすればよかったか」を後から振り返り，メタ認知を働かせてクリティカルにリフレクションすることで，看護が行動レベルで具体的になります．そして，「できなかった」「つまずいた」ことがきっかけとなり，「考える」「わかる」学習へとつながります．

序章の**図 i-1**(p.3)は救急外来における学習活動 3-(3)(**表 5-2**)に対応した学びです．学生は，ホットラインからの情報をもとに ABCDE 評価をし，自ら患者を受け入れる準備をしています．「輸液の準備をしようとしたら(看護師に)『必要ない』」と言われ，「救急患者受け入れの準備は搬送先の情報が重要である」ということに気づき，「無駄な動きをなくすこと」が救急外来における看護において重要であることを学んでいます．「チームで救命」として「理解」してほしい内容です．

6 総括的評価

ルーブリックの主たる目的は，プロセスでの評価として活用することです．実際の評価は，学生が学習活動をしていたときに観察，対話，ポートフォリオ，リフレクション，カンファレンスなどで形成的に評価しているため，総括的評価の評定は，実習が終了した時点で，ルーブリックの合計点を評定点としています(**表 5-3**)．

まず，学生がルーブリックの基準に沿って3週間の実習を俯瞰し，自己評価します．実習中に十分達成できてない内容があれば，さらに学習を深めて翌週の月曜日に凝縮ポートフォリオ(実習のビジョン・ゴールシート，自己評価したルーブリック，成長エントリー)[5)*4]とリフレクションのノートを提出します．教師・指導者は実習

表 5-3 「クリティカルケア実習」の総括的評価　　＊ICU における看護の評価項目も含めた総括的評価

実習活動における評価規準項目		自己評価	指導者評価		教員評価
			救外	ICU	
(1)	危機的状況にある人の看護に必要な学習をして臨んでいる				
(2)	救急患者の全身状況を捉え，看護師とともに生体機能の変化に備えた観察を行うことができる				
(3)	救急患者の状態を捉えながら，処置，診療の補助を看護師とともに行うことができる				
(4)	救急患者の身体的苦痛の緩和に向けた看護を学んでいる				
(5)	救急患者と家族の苦悩に関心をもち，心理的支援の必要性を学んでいる				
(6)	集中的に治療・看護を必要としている状況を捉え，異常の早期発見のための観察ができる				
(7)	集中治療を受ける患者のリスクや合併症を予防し，生命維持・回復を促進するための看護を学んでいる				
(8)	集中治療を受ける患者の生活を整える看護を学んでいる				
(9)	集中治療を受ける患者の全人的苦痛緩和に向けた看護を学んでいる				
(10)	危機的状況にある人の看護の役割を学んでいる				
合計点					

総括的評価：A＝学習実現状況 80% 以上　B＝学習実現状況 79～60% 以内　C＝学習実現状況 59% 以下

を通してどこまで「救急外来における看護の特徴と看護師の役割」について理解を深めているか，凝縮ポートフォリオやリフレクションのノートを参考に評定を出します．ただし，パフォーマンス評価で最終的に求めている「理解」は，実習終了までにできる場合もあれば，できない場合もあります．本当の意味における深い「理解」は，長い時間と多様な経験を積み重ねて到達できるものだと思います．**実習終了をもって評価の期限とするという到達度評価の考え方は，筆者が本当に目指している「理解」をもたらす教育と一致しません**．評価の目的が違っているのです．

本校の場合，最大 2 単位 3 週間，4 クールの実習が続く場合があります．金曜日に実習が終了し，翌週の月曜日には次の実習が始まります．実習中に「知識」の活用，「思考・判断・表現」に課題を残した場合，実習終了後に学習を深める時間的余裕がありません．そのようなときには，**いったん仮評価をしたうえで**，学生の希望を聞きながら，最終期限を決めて再度学習ができる機会を作っています．評定は当該実習をする年度を超えない期間で行っています．ただし，「スキル」の評価については，臨床でなければ評価できないため，パフォーマンス全体で補いたい部分をアセスメントしたうえで，再実習の可能性も出てきます．

総括的評価の結果は，学生自身が納得することが大切です．「自分なりにがんばったけれど，先生の評価はとても低かった」と学生が感じても，「先生の評価を聞いたら納得した」と思える評価をするように心がけています．そのためにも，最初に学生の努力した点，成長した所を伝えてから，「さらにこの点について……（このくらいの

＊4　実習中に使った学習の資料や成果物を集めたポートフォリオを溜めっぱなしにせず，実習後に重要なことだけ抽出して凝縮し，再構築して「凝縮ポートフォリオ」にする．

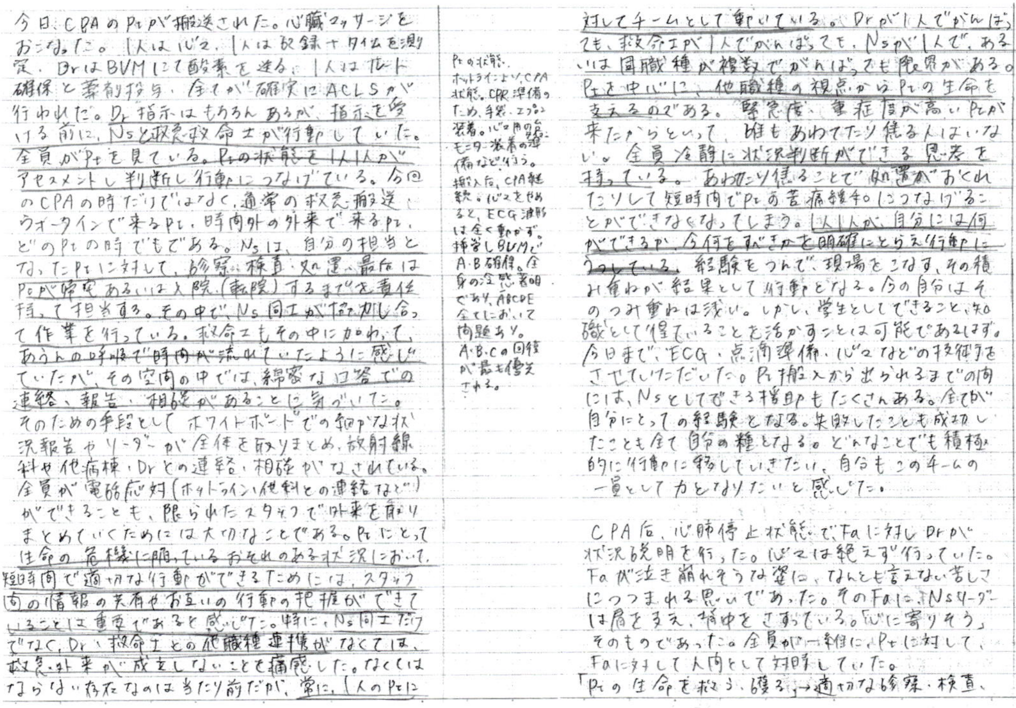

今日、CPAのPtが搬送された。心臓マッサージをおこなった。1人は心マ、1人は記録＋タイムを測定。DrはBVMにて酸素を送る。1人はルート確保と薬剤投与。全てが確実にACLSが行われた。Dr指示はもちろんあるが、指示を受ける前に、Nsと救急救命士が行動していた。全員がPtを見ている。Ptの状態を1人1人がアセスメントし判断し行動につなげている。今回のCPAの時だけではなく、通常の救急搬送、ウォークインで来るPt、時間外の外来で来るPt、どのPtの時でもである。Nsは、自分の担当となったPtに対して、診察・検査・処置、最後はPtが帰宅あるいは入院（転院）するまでを責任持って担当する。その中で、Ns同士が協力し合って作業を行っている。救命士もその中に加わって、あうんの呼吸で時間が流れていたように感じていたが、その空間の中では、綿密な口答での連絡、報告、相談があることに気づいた。そのための手段としてホワイトボードでの細かな状況報告やリーダーが全体を取りまとめ、放射線科や他病棟、Drとの連絡、相談がなされている。全員が電話応対（ホットライン、他科との連絡など）ができることも、限られたスタッフで外来を取りまとめていくためには大切なことである。Ptにとって生命の危機に陥っているおそれのある状況において、短時間で適切な行動ができるためには、スタッフ間の情報の共有やお互いの行動の把握ができていることは重要であると感じた。特に、Ns同士だけでなく、Dr、救命士との他職種連携がなくては、救急外来が成立しないことを痛感した。なくてはならない存在なのは当たり前だが、常に、1人のPtに

Ptの状態。
ホットラインよりCPA状態。CPR準備のため、手袋・エプロン装着。心マ用の台・モニター装着の準備など行う。
搬入后、CPA継続。心マをやめると、ECG波形は全く動かず。挿管しBVMでA・B確保。全身の浮腫著明であり、ABCDE全てにおいて問題あり。
A・B・Cの回復が最も優先される。

対してチームとして動いている。Drが1人でがんばっても、救命士が1人でがんばっても、Nsが1人で、あるいは同職種が複数でがんばっても限界がある。Ptを中心に、他職種の視点からPtの生命を支えるのである。緊急度、重症度が高いPtが来たからといって、誰もあわてたり焦る人はいない。全員冷静に状況判断ができる思考を持っている。あわてたり焦ることで処置がおくれたりして短時間でPtの苦痛緩和につなげることができなくなってしまう。1人1人が、自分には何ができるか、今何をすべきかを明確にとらえ行動にうつしている。経験をつんで、現場をこなす、その積み重ねが結果として行動となる。今の自分はそのつみ重ねは浅い。しかし、学生としてできること、知識として得ていることを活かすことは可能であるはず。今日まで、ECG・点滴準備、心マなどの技術をさせていただいた。Pt搬入から出られるまでの間には、Nsとしてできる援助もたくさんある。全てが自分にとっての経験となる。失敗したことも成功したことも全て自分の糧となる。どんなことでも積極的に行動に移していきたい。自分もこのチームの一員として力となりたいと感じた。

CPA后、心肺停止状態でFaに対しDrが状況説明を行った。心マは絶えず行っていた。Faが泣き崩れそうな姿に、なんとも言えない苦しさにつつまれる思いであった。そのFaにNsリーダーは肩を支え、背中をさすっている。「心に寄りそう」そのものであった。全員が一緒に、Ptに対して、Faに対して人間として対峙していた。
「Ptの生命を救う、護る」→適切な診察・検査、

図 5-5　実習初日のリフレクション・ノート〔ルーブリック 2.(2)に対応〕（林亜由子さん提供）

内容）が学べるといい」という具体的な課題や内容が伝えられると，学生も「もう少しがんばってみたい」と思えるようです．何よりも，パフォーマンス評価には学生の理解を深め，やる気や意欲を高めるためには「やり直しの機会がある」ことが絶対不可欠です．ただし，教師が一方的にやり直しを「させる」のでは意味がありません．学生が「やり直しの機会」を求め，教師がその努力を認める評価が大切です．

教師自身が答えを埋めていくのが看護教育のルーブリック

ルーブリックを作ること自体が目的化しているような状況を目にすることがあります．このようなルーブリック（正確には「ルーブリック」と言えませんが）は，思考スキルの段階を基準にしていたり，項目を列挙した評価基準になっています．

パフォーマンス評価は教師の力量が問われる，と言われるように，教師が学習内容と「理解」を理解しているかが問われます．なによりも，「看護とは何か？」という「本質的な問い」の答えをもっているかどうか，と言うことだと思います．ルーブリック作りは，まさに**「看護とは何か？」という問いに教師自身が答えを埋めていく作業**です．

◆ ◆ ◆

もう1点，ルーブリックの基準は，**教師・指導者の指導・支援を得ることを前提とした評価**であることを特記しておきたいと思います．旧来の「一人でできる」とA，「指導を受けてできる」とB，といった基準は，患者の安全と安楽を保障するうえで適切ではありません．現代医療の大きな流れである在院日数の短縮に伴い，学生が一人で安全に看護を実践できる場面はほとんどないからです(**図5-5**)．

患者の安全と安楽を保障してよりよい看護を提供するためには，学生は，教員や指導者の支援を得て**一緒に看護を行うことを前提にした評価基準**を考える必要があると思います．それが，筆者が考案し続けている看護教育のルーブリックです．

(糸賀暢子)

《文献》

1) 西岡加名恵：教科と総合学習のカリキュラム設計　パフォーマンス評価でどう活かすか，図書文化，p.91, 2016.
2) 上掲1)，p.99.
3) 上掲1)，pp.50-54.
4) 湯槇ます(監修)，薄井担子他(編訳)：ナイチンゲール著作集　第二巻，現代社，p.123, 2003.
5) 鈴木敏恵：ポートフォリオ評価とコーチング手法，医学書院，p.17, 2006.

第6章

在宅看護論実習「在宅看護プロジェクト」

「逆向き設計」による実習設計の実際Ⅲ

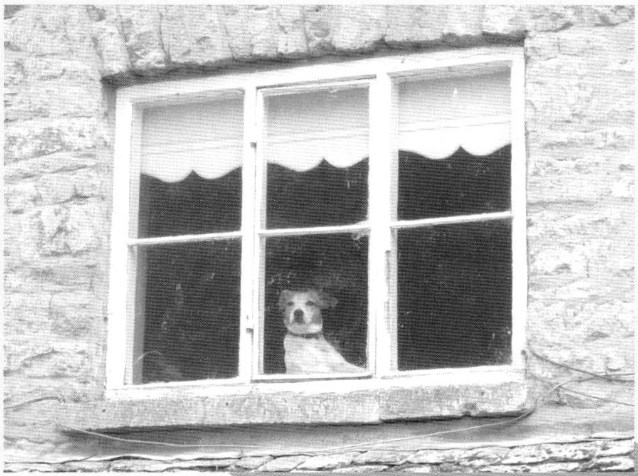

「患者さんに『できますか？』と聞くのではなく，ケアしている中で自ら見つけることが大切になると気づいた」

―― 三上玲奈（第23期生）

在宅看護論実習における
パフォーマンス評価

パフォーマンス評価導入以前，訪問看護ステーションの実習中，訪問中の待機時間に実習とは直接関係のない学習をしていた学生がいました．また，「在宅の実習は楽しかった！」と感想を述べながらも，本来，実習で学んでほしい事柄が学べていないという学生の例もありました．「在宅看護論」の教科書を網羅する授業をしているだけでは，実習で活用してほしい知識，理解してほしい内容に届かないことを痛感しました．

実習の状況だけを見ると，学生が訪問看護ステーションで何を学ぶのか，実習の目的と内容が明確になっていないことが要因の１つとして考えられました．実習要綱の見直しをすれば解決する問題かもしれません．しかし，実習内容ややり方だけを変えたとしても，**何を学ぶのか，何をどこまで理解するのかのゴール**が定まっていなければそこに到達することはできません．

長く在宅看護を学生に教えてきた筆者は，まず，学生がそれを学ぶことの意味を感じられる実習を構築するために，この領域の研修会や講演会に参加して自ら学ぶことから始めました．そのなかで，在宅看護領域は「新学習内容と他の領域との整合性を考えれば学習内容や方法は自由に設計してもいい」というある講師の言葉が心に留まりました．在宅看護論実習の意義は，地域包括ケアが推進され病院完結から地域完結として，さまざまな場や状況で看護師もチームの一員として他の職種（の役割）を理解しながら継続看護や他職種と連携しながら看護実践ができることです．その実践ができる看護師になってほしいという願いが明確になりました．折しも，当校でプロジェクト学習，パフォーマンス評価という新しい教育方法を取り入れられていた時期と重なったのです．

現在，領域実習を最終ゴールと位置づけるカリキュラム設計が主流になっているようです．本校では，カリキュラムを再構築する過程で，臨地実習での体験とその意味を探究しつつ統合することで，新たな知を創造する科目を３科目設定しています．「精神臨床看護」（1単位），母性看護学で「リフレクション　命を育む人の看護」（1単位），在宅看護領域で「在宅看護プロジェクト」（1単位）です．在宅看護論領域では，「在宅看護プロジェクト」として，訪問看護ステーションをデザインする科目を設定しています．「在宅看護プロジェクト」の科目の設定では，期待した以上の成果がありました．しかし，それ以外の科目の重点目標と学習内容については，いまだ試行錯誤の状況であることは否めません．本章では，まだまだ改善の余地があることを前提に，読者の皆さまご自身が目指される在宅看護論の扉を開くきっかけとして読み進めていただければ幸いです．

以下に現在のカリキュラムの中で取り組んでいる在宅看護論領域での一連のパフォーマンス課題と評価について，使える知識の活用と学びの深まり，実習での学びを他の領域でも活かしている１人の学生の成果物をとおして紹介します．

1 領域の構造化

実習は，知識やスキルを活用・応用・総合し看護実践を学ぶ，いわば最高のパフォーマンス課題です．在宅看護に必要な知識とスキルの活用と，それぞれの科目が実習につながるよう，パフォーマンス課題を活用した学習方法を取り入れてみようと考えました．本章では，そこで筆者たちが考案した在宅看護論を貫くパフォーマンス課題の設計と実際について解説します．

まずは，在宅看護論領域の構造化について概説しましょう．

在宅看護論が統合分野に位置づけられていることを前提に，在宅看護論で目指すべきゴールを最初に検討しました．その際に特に留意したのが，本章冒頭で紹介した苦い思い出のエピソードです．訪問看護の現場での空き時間にも学生が学習課題をもって有意義な実習ができるよう，実習終了後に領域全体を貫いて学びを統合し，再構築する科目を設定しました．その過程で，在宅看護論で学んだ内容を活用，統合して理解したことを証明するための課題と最終ゴールの設定が必要であることに気づきました．そこで，領域を貫くパフォーマンス課題「訪問看護ステーションをデザインしよう！」をゴールにした科目，「在宅看護プロジェクト」が誕生しました．

次は，ゴールに到達するための**科目の構造化**です．科目の設定は，一般的に行われている目標を細分析して類似性や関連性でまとまりにして科目にする方法ではなく，在宅看護論で求められる看護(「訪問看護ステーションをデザインしよう！」)を目指して行いました．

学生が「訪問看護ステーションをデザインしよう！」というパフォーマンス課題に取り組むうえで，どのような知識とスキルが必要かを検討しました．例えば在宅療養を支えるさまざまな法律や制度，社会資源とその活用，継続した看護を提供するための退院支援や退院調整，他職種との連携のあり方などがあります．また，療養者本人だけでなく家族への支援も学んでほしい内容です．

最終的に，在宅看護に関する社会的背景，法制度を学ぶ「在宅看護への招待」(1単位)，在宅療養のための継続した看護を学ぶ「在宅療養支援」(1単位)，地域での療養生活を支える看護を学ぶ「地域生活支援」(1単位)，自宅，地域における療養生活を支援する看護の実際を学ぶ「在宅生活支援実習」(2単位)と，「在宅看護プロジェクト」(1単位)の編成になりました(**図6-1**)．在宅看護論領域における，ねらいに向かうパフォーマンス課題を**図6-2**に示します．

2 在宅看護論と他科目の位置づけ

一般的に在宅看護論では，他科目よりも幅広い知識と経験，何より生活者視点での支援ができるスキルが求められます．そのため，成人看護学実習と老年看護学実習を終えてから設定されることが多い科目でしょう．

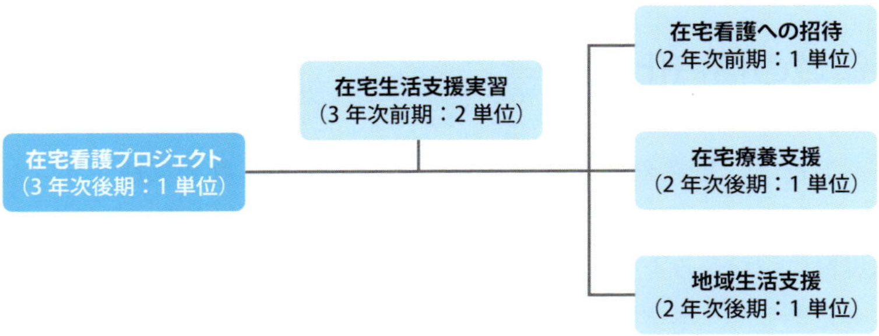

図6-1 在宅看護論領域の科目の構造

本校では，入院から退院，地域での生活を絶え間なく支える継続看護の大切さを学んでほしいと考えました．そのため，老年看護学実習の「生活再構築支援実習」に先行して，「在宅生活支援実習」を行っています．その目的は「**退院後の生活**を見据えた入院中の看護が大切である」ことを学んでほしいからです．また，そのための他職種連携の実際や，療養者と介護者，家族の生活の場における看護師の役割を学んでほしいと思います．「在宅生活支援実習」での学びが「生活再構築支援実習」や他の実習の中で転移され，さらに理解が深まることを目指しています．

各科目のパフォーマンス課題とルーブリック，成果物

では，各科目の「本質的な問い」と「永続的理解」に対応させるとどのようなパフォーマンス課題が考えられるでしょうか．**図6-2**をもとに本校の例を紹介します．

1 「在宅看護への招待」で学ぶこと

「在宅看護への招待」は，地域で生活している療養者と家族の生活を，ともに支えるために必要な関係職種との連携や，協働するために必要な法律と制度を学びます．

医療施設を退院し在宅療養を行う人の多くは，退院後もさまざまな医療処置や治療を継続しつつ，自宅での生活を再構築していくことになります．また，病状が悪化し，再び医療施設での治療が必要になることもあります．看護は，このような療養者と家族が，スムーズに在宅療養に移行することを支え，自宅でも医療施設と同質の医療や看護が受けられるよう支援します．そのためには入院中から，在宅療養における生活の支援はもちろん，在宅療養を見据えた退院調整が必要となります．看護師には，他職種との連携や協働ができる能力が求められます．

以上の内容が学べるよう，病棟看護師の立場で継続看護を考えるパフォーマンス課題(**資料6-1**)，ルーブリック(**表6-1**)，そして学生による実際の作品(**図6-3**)を以

在宅看護プロジェクト

3年次

「本質的な問い」：　地域での療養生活を継続的に支えるために看護師はどのような役割を担うのか？

「永続的理解」：　地域での療養生活を支えるためには，地域の特性や個々のニーズを捉えられなければならない．そして，さまざまな法律や制度，社会資源とその活用，多職種との連携によって継続的に看護を提供することである．

パフォーマンス課題：「訪問看護ステーションをデザインしよう！」

↑

3年次

在宅生活支援実習

実習場所　訪問看護ステーション　地域包括支援センター　居宅介護支援事業所　通所介護（デイサービス，デイケアサービス）　認知症対応型共同生活介護（グループホーム）　短期入所生活介護（ショートステイ）

↑

2年次

地域生活支援

「本質的な問い」：
退院後ひとり暮らしを希望している高齢者が安全に在宅酸素療法を行い，自己管理をしながら療養生活を送るためにどのような支援が必要か？

「永続的理解」：
在宅酸素療法で用いる機器とその管理，日常生活上の管理や災害緊急時の対処を多職種と連携し自己管理を支え行うことである．そして，独居，高齢，認知力の低下の状況から起こりうる療養者の苦痛や危険や困難さを未然に予防し，療養者の意向を尊重し，同居していない家族への介入や多様な社会資源の有効活用も考慮し療養者が安心して生活できる継続的な療養環境の調整ができることである．

パフォーマンス課題：
あなたはあじさい訪問看護ステーションの訪問看護師です．在宅酸素療法を導入し自宅へ退院される浦島太郎さんを担当することになり退院時カンファレンスに参加し退院後について話し合いをしました．自宅で独居生活となる浦島太郎さんが安全に療養生活を送れるように健康と生活の現状に対し必要に応じた指導を，パンフレットを用いて行います．
看護計画（指定の用紙），指導案 A4 1枚，パンフレット A4 4枚にまとめます．（学習内容や資料はすべてポートフォリオへ）

在宅療養支援

「本質的な問い」：
療養者と介護者および家族が，地域で療養生活を継続するにはどのような支援が必要か？

「永続的理解」：
療養者と家族の意向を尊重し 24時間 365日療養生活を継続的に支援するために，訪問看護師は療養者の健康状態，医療機器の管理や医療処置，家族の介護力，生活環境を的確に捉え，療養者や家族のこれまでの経過から今後を予測することが求められる．療養者の安全で安楽な呼吸状態の維持を最優先に日常や災害緊急時の管理やケア，日常生活の支援，家族へのケアを他職種と連携し支えることである．

パフォーマンス課題：
あなたは訪問看護ステーションの訪問看護師です．前の担当者から引き継ぎ桃花子さんの担当になりました．ALSを発症し入退院を繰り返してきたこれまでの経過，現状と今後を考え退院後の花子さんと介護者の夫が自宅での療養生活を継続できるような看護を考えます．アセスメントから看護の方向性を導きます．アセスメントを A3用紙1枚，看護計画用紙に計画をまとめます．（学習内容や資料はすべてポートフォリオへ）

在宅看護への招待

「本質的な問い」：
退院後に安心して生活が継続できるようにするにはいつ誰がどのように支援するのか？

「永続的理解」：
患者や家族の意向を尊重し適切に連携する職種や介入時期を考慮し退院支援・退院調整を行う．退院後はさまざまな制度や社会資源の過不足ない活用が自立支援を支える．病棟看護師として現状までのアセスメントから今後を予測し，医療管理・生活・介護の課題を明確にする．継続看護で多職種との情報の共有や提供，退院後の不安や負担が生じないように準備を整えることである．

パフォーマンス課題：
あなたは桃太郎さんの担当看護師です．自宅への退院が決まり退院時カンファレンスが行われることになりました．あなたは退院時カンファレンスに参加し担当看護師の立場から意見を述べます．太郎さんと介護者の奥さんが退院後安心して療養生活を送れるような退院支援を看護師の立場で考えます．退院後の生活をイメージしてどのような支援が必要か現状から考えてみることにしました．退院時カンファレンスに参加する前に内容を先輩看護師にみてもらいます．A3用紙1枚にまとめます．
（学習内容や資料はすべてポートフォリオへ）

図 6-2　ねらいに向かうパフォーマンス課題

下に示します．

学生は，パフォーマンス課題で提示された情報の整理，アセスメントをもとに必要な看護を考えます．パフォーマンス課題に取り組む中で，授業で学んだ訪問看護師の役割，他職種との連携，より良い生活を送ってもらえるための退院支援と継続看護の必要性などの知識を総合します．

リアルな看護の現場では患者や家族（介護者）という，相手との日々のかかわりにあるわずかな表情や声色の変化，いつもと何か違うという違和感，関係性の時間の流れにある大切な情報まで提示することには限界があります．そのことを踏まえて，病棟看護師として他職種と連携しながら，太郎さんや介護するさくらさんの退院後の療養生活を支える看護師の役割を考えることができているかを評価基準としました．社会資源の活用に関しては，パフォーマンス課題だけですべての内容を網羅することはできません．

資料6-1 「在宅看護への招待」のパフォーマンス課題

あなたは桃太郎さんの担当看護師です．太郎さんは自宅で転倒し動けなくなり救外を受診，左大腿骨頸部骨折と診断され手術による治療目的で入院となりました．術後大声で叫んだりベッドから何度も降りようとしたりする行動がみられ安全のためと説明を受け妻のさくらさんはやむを得ず抑制をすることに同意しました．さくらさんはその姿に「病院でベッドに縛られた生活はかわいそう．太郎さんらしい生活をさせてあげたい，家に早く連れて帰ってあげたい….」と言っていました．食欲にむらがあり全量摂取されることはなく，むせることもあります．先日，主治医からさくらさんへ胃ろうのことについて話がありました．「胃ろうが本当に必要なのか正直よくわからないしできることなら作りたくない」と考えています．入院をきっかけに太郎さんはひどく興奮することやイライラすることが増え，入院していることが時々わからなくなることもありました．リハビリテーションを頑張っていたところ主治医から退院後のことを考えるように言われました．さくらさんは退院後自分一人自宅で太郎さんの介護ができるのか心配，でも家に連れて帰りたいという思いもあります．息子と娘はそれぞれ遠方に住み家庭もあるため，実家に帰って来るのはお盆とお正月くらいで日常的に介護を担うことは困難な状況のようです．子どもたちには負担をかけたくない，ご近所さんにも心配や迷惑をかけたくないという思いがあるようでさくらさんは今後について一人不安を抱えています．

桃 太郎さん 男性80歳

主介護者 妻さくらさん72歳 持家に二人暮らし2階建て日本家屋

現病歴：左大腿骨頸部骨折（術後） 認知症 アリセプト錠（10 mg）1錠/朝

既往歴：脳梗塞（左不全麻痺） 高血圧

要介護区分：要介護2（要介護1から区分変更）

認知症高齢者日常生活自立度判定基準：Ⅱb

障害高齢者の日常生活自立度判定基準：B1

退院日は未定だがいずれ退院時カンファレンスが行われます．カンファレンスは主治医・担当看護師・ご本人・家族（妻・息子・娘）・リハビリテーション専門職・管理栄養士・薬剤師・在宅医・ケアマネジャー・訪問看護師等が参加する予定です．

表 6-1　「在宅看護への招待」におけるパフォーマンス課題のルーブリック

レベル（評点）	評価の観点
A：すばらしい　20 点	太郎さん，妻のさくらさんそれぞれの立場で思いを受け止め，退院後の状況を予測して看護として健康の側面から課題と対策についての内容が網羅された退院支援・退院調整が考えられている．太郎さんとさくらさんが安心して療養生活を送ることができるために最適な制度や社会資源の活用が具体的に考えられていて，連携が必要な職種とその連携方法について具体的に示されている．
B：よい　10 点	太郎さんと妻のさくらさんの思いを考え，看護として健康の側面からの課題と対策があげられ退院支援・退院調整が考えられている．太郎さんとさくらさんが安心して療養生活を送ることができるための制度や社会資源の活用が考えられ，連携が必要な職種との連携方法についても示されている．
C：努力が必要　2 点	太郎さんと妻のさくらさんの思いが考えられておらず，看護として健康の側面からの課題と対策も考えられてない．さまざまな資源の中から太郎さんとさくらさんが療養生活を送るための制度や社会資源の活用や他職種との連携が考えられていない．
D：評価の対象外 0 点	期限に未提出．または，提出はされているが内容が評価に値しない．

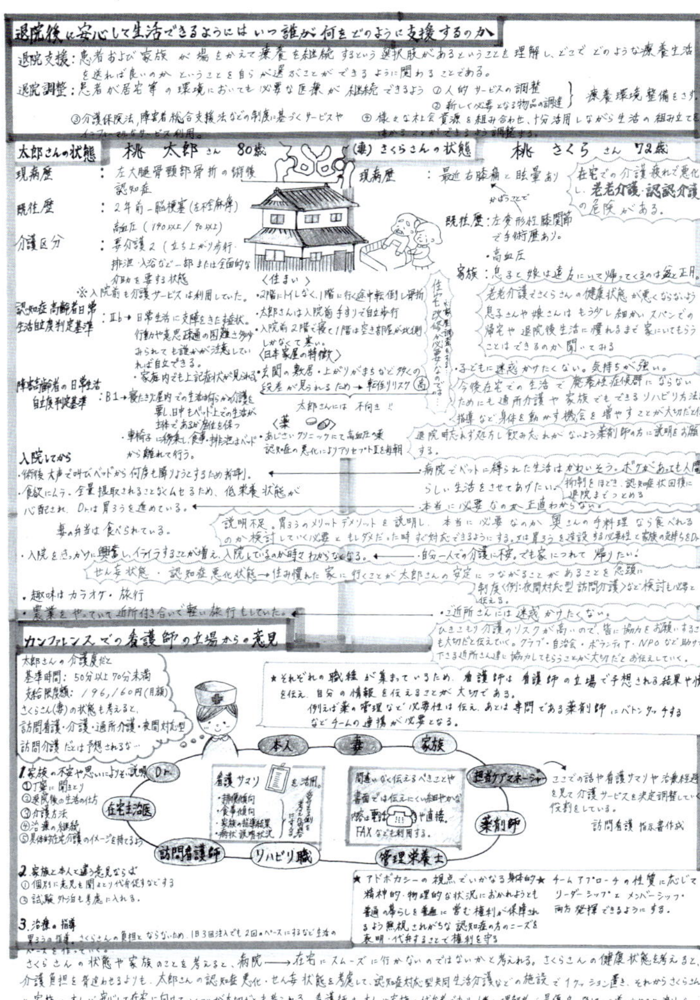

図 6-3　「在宅看護への招待」学生の課題作品（渡邉望生さん提供）

パフォーマンス課題でも届かない知識の広がりと高みにたどりつくのは，「在宅生活支援実習」と「在宅看護プロジェクト」まで待たなくてはなりません．

2 「在宅療養支援」で目指すもの

この科目の主題は，在宅で療養する医療依存度の高い療養者および家族の看護を理解することです．この科目の「本質的な問い」は「療養者と介護者および家族が，地域で療養生活を継続するにはどのような支援が必要なのか？」です．

在宅での自己管理化が推進され，医療処置を必要とする療養者も増加しています．これらの医療処置や医療機器の使用を，生活の一部として組み込まれた療養者と家族の望む生活を送れるよう支援する看護を学びます．療養者と家族が自己管理しながら在宅での生活を継続できるためには，さまざまな地域のサービス提供者と連携し，チームを組み協働しながら支援していくことが不可欠です．地域社会における課題にも関心を向け，その中で看護師の専門性を発揮することが求められます．

自らを訪問看護師として，花子さんと夫にあった支援を考えられることを目指したパフォーマンス課題にしています．パフォーマンス課題（**資料6-2**），ルーブリック（**表6-2**），パフォーマンス作品（**図6-4**）を以下に示します．

資料6-2　「在宅療養支援」のパフォーマンス課題

あなたは訪問看護ステーションの訪問看護師で前任の担当者から引き継ぎ，桃花子さんの担当になりました．これまでの経過，現状を考え，退院後に花子さんと夫が自宅での療養生活を継続できるような支援を考えます．

事例

桃　花子さん　69歳　女性　専業主婦（結婚前に事務職3年程）

趣味：手芸やガーデニング　社交的

病名：筋萎縮性側索硬化症（2012年診断）

家族構成：夫（71歳　元公務員）と二人暮らし　年金暮らし
長女（39歳）　次女（36歳）2人とも結婚し別居，専業主婦で未就学児と小学生の子どもがいる．車で1時間程の所にそれぞれ居住．

自宅：賃貸のマンションの3階（EVあり）

現病歴

2012年　夏頃からしゃべりにくさがあったが，さほど気にも留めず放置していた．しかし，徐々に足がもつれるようになり心配になって自宅近くのあじさいクリニックを受診，精査が必要と言われ大学病院の神経内科を紹介され受診した．
検査の結果，筋萎縮性側索硬化症（ALS）と診断，病気の進行や予後について本人と夫へ医師から説明がされ定期受診することとなった．
何かにつかまりながら，掃除，洗濯，食事の準備などできる限り家事は行っていたが，徐々に家事ができなくなり，トイレ，洗面，身の回りの自分のことをやるのが精一杯になった．

資料 6-2 （続き）「在宅療養支援」のパフォーマンス課題

2014 年	身の回りのこともできなくなり，大学病院への定期受診も困難となった． 自宅近くにクリニックがあり，訪問診療を利用することになった． 介護保険のサービス利用を提案され，介護保険の認定調査を受け，サービス利用のため担当ケアマネジャー（在宅看護支援センター）も決まった． あじさいクリニックからの訪問診療は月 1～2 回
2015 年	病状の進行により呼吸機能も低下し，近い将来在宅での人工呼吸管理が必要な状態であること，経口からの食事も困難となることについて医師から説明された．今後，人工呼吸管理を行うか否か今後の療養生活についての決断を迫られていた． しばらくして，病院に入院．入院中に夫は人工呼吸器，胃ろう，吸引の管理や手技，排泄ケアの指導を受け退院した．
2016 年	花子さんは，この頃には表情や視線，手先の動きを使ってコミュニケーションをとっていた．訪問診療に加えて訪問看護（週 4 回）を利用することとなった．訪問介護も利用してみてはどうかとの提案に，夫は「自分がやるので必要ない」と訪問介護の利用は断った．人工呼吸器の回路交換は訪問看護が訪問時に行い，吸引は日中 2～3 時間に 1 回，夜間の吸引も日中同様に必要な状態． 介護への不安と緊張感，吸引や排せつなど昼夜通して介護を行っており，最近部屋も散らかっている．花子さんは夫に介護をしてもらうことを申し訳ないと思っている．夫は「世話は自分でなければできない」と一人で花子さんの介護を頑張っている．しかし一方では，「妻は繰り返し体を掻いてほしい，軟膏を付けてほしいという，夜もオムツの交換や吸引で何回も起きる…」とボソッと漏らすこともある．そのような状況のなか訪問看護師は花子さんに対する夫の態度が時折とげとげしく攻撃的になることが気になっていた． 花子さんの呼吸状態が不安定で一時的に SPO_2 が 90% 前後になることがある．夫はイライラしたり，逆に無気力な状態でボーっとすることもしばしばみられるようになった．あじさいクリニックの医師に花子さんの状態と夫の状況を伝え，病院へ入院をすることとなった． 入院によって夫は心身ともに落ち着き，毎日病院へ通い訪問看護ステーションにも妻の様子を伝えに来てくれている．花子さんの呼吸状態も安定している．花子さんは自宅へ帰ることでまた夫に負担をかけるのではないかと気にはなったがそれでも自宅へ帰れることをとても喜んでいる．花子さんも夫もまた自宅へ帰りたいという思いは強いが，自宅での療養生活が続けられるか不安はある．6 月 30 日に自宅への退院が決まった．

（木下由美子：Essentials 在宅看護学事例集，医歯薬出版，pp.2-8, 2007．を参考に作成）

表 6-2　「在宅療養支援」パフォーマンス課題のルーブリック

レベル(評点)	評価の観点
A：この訪問看護師さん(の看護計画で)の訪問看護なら自宅での療養生活が安心して継続できる．ぜひ来てほしい　すばらしい　30点	必要な情報を整理・アセスメントが十分されており，看護の方向性としての目標設定や援助項目や方法が過不足なく根拠に基づいた内容となっている． 療養者だけでなく家族に対しての支援として，健康の側面から看護の視点で具体的な支援が示されているだけでなく，地域での生活をさまざまな視点で捉え多職種連携による包括的な生活の支援も考えられている．
B：この訪問看護師さん(の看護計画で)の訪問看護なら自宅での療養生活ができそう．来てもらいたい．　よい　20点	情報の整理・アセスメントがされ，看護の方向性としての目標設定や援助項目や方法がおおよそ根拠に基づいた内容となっている． 療養者だけでなく家族に対しての支援として，健康の側面から看護の視点で支援が示されている．地域生活支援としての多職種連携による包括的な生活の支援も部分的に考えられている．
C：この訪問看護師さん(の看護計画)の訪問看護では療養生活が継続できるかちょっと不安である．　努力が必要　10点	情報の整理・アセスメントが不十分で看護の方向性が不明確で根拠に基づいた内容が不足している． 療養者や家族どちらかに偏った支援であり，健康の側面から看護の視点での支援が不足している．多職種連携による包括的な生活の支援が考えられていない．
D：評価の対象外　0点	内容の著しい不足．または，提出条件や期限が守られていない．

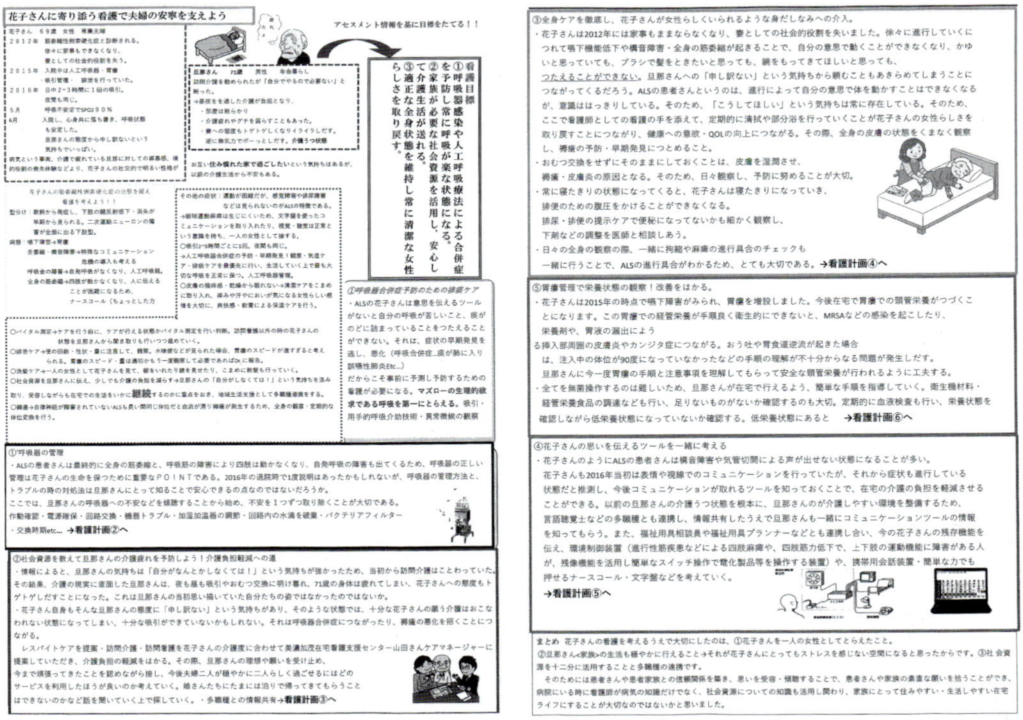

図 6-4　「在宅療養支援」学生の成果物(渡邉望生さん提供)

3 「地域生活支援」で学ぶもの

この科目の主題は，地域で療養生活を送る人がどのように地域社会とつながり，どのような支援が必要かを理解することです．地域社会で自分の役割をもち生活する人，災害で被災した人[*1]，大切な家族を亡くし看取った人などさまざまな状況にある人を対象とします．

地域社会で療養者と家族が望む生活を継続するためには，医療者による支援だけでなく，福祉や保健，介護，さらには地域の人々といった社会全体での支えが必要となります．この科目の「本質的な問い」は「退院後一人暮らしを希望している高齢者が安全に在宅酸素療法を行い，自己管理しながら療養生活を送るためにどのような支援が必要か？」です．

多様な背景をもつ療養者と家族の状況を捉えるためには，あえて同居していない家族を含めた支援を考えるために，独居高齢者の事例のパフォーマンス課題にしています．また，パフォーマンス課題の中で，在宅酸素療法の演習を取り入れて災害時の対応も含めて，地域で生活する人を支えるための看護を学べるよう授業設計をしています．

「地域生活支援」のパフォーマンス課題（**資料 6-3**），ルーブリック（**表 6-3**），パフォーマンス課題の作品（**図 6-5**）を以下に示します．

なお，退院時の身体状況・検査データ・内服薬，病棟看護師からの入院前・入院中の退院までの経過の情報，退院時カンファレンスでの内容，自宅の平面図，の情報も学生には提示し，アセスメントしてもらっています．

資料 6-3 「地域生活支援」のパフォーマンス課題

療養者	：浦島太郎さん　70 歳　男性　身長 168 cm　体重 52 kg
病名	：慢性閉塞性肺疾患による慢性呼吸不全 60 代頃より咳嗽と喀痰が続くようになり，坂道や階段で息切れがみられるようになり受診　慢性気管支炎と診断
既往歴	：5 年前に右膝変形性関節症で人工膝関節置換術 会社の健康診断で糖尿病と高血圧の予備軍と指摘されたが診断や治療歴はない
職業	：元造園会社勤務　高校卒業後から定年退職まで勤めた
趣味	：旅行（友人や奥さんともよく出かけていた）・写真撮影
嗜好	：辛い物や甘いもの特に味の濃いものを好む 煙草は 20 歳から 1 日 2 箱程度，退職後本数減少，元々健康に気を遣う方ではありこれまで何度か禁煙を試みたが喫煙は続いている　飲酒は付き合い程度

＊1　本校では，災害看護の科目を設定していないため，「地域生活支援」の中で学ぶ．

資料 6-3 (続き)「地域生活支援」のパフォーマンス課題

希望 ：本人…知り合いがいる住み慣れた自宅での暮らしを続けたい．
息子夫婦には感謝している，できるだけ心配や面倒はかけたくない．孫を連れて帰ってきてくれるのが嬉しい．家族で旅行に行けたらいいなあと思っている．
家族…心配だけど本人の思いは尊重したい，将来的には同居で面倒をみたい

介護区分：要支援2から要介護1に変更になった

家族構成：独居　妻は2年前に66歳のときにがんで他界　親子関係は良好
長男夫婦は愛知県在住　長男45歳・妻43歳　長男10歳，長女7歳
次男夫婦は千葉県在住　次男38歳・妻35歳　長男6歳，次男3歳

経済状況：現在は年金暮らし

酸素投与：安静時と睡眠時は1L　体動時2Lで投与中

表 6-3 「地域生活支援」におけるパフォーマンス課題のルーブリック

レベル(評点)	評価の観点	評価のポイント
A：すばらしい 30点	入院前の生活の状況，入院中の経過，退院後に自宅での独居生活となり在宅酸素療法による療養生活を送る太郎さんの状況を予測し，自己管理が必要となる太郎さんが24時間365日安全に安心して自宅で暮らし続けることができ，離れて暮らす家族も安心できるような支援が具体的に考えられている．また，訪問看護師として太郎さんの健康を支えるだけではなく，多職種と連携することによって包括的に健康と生活の支援が具体的に考えられている．	□在宅酸素療法についての理解 目的・必要な使用機器と取扱い 緊急時・異常時の対応 管理体制・生活への影響 □太郎さんの病態・症状・治療についての理解 □太郎さんと家族についての理解 健康と生活の状況をアセスメント □太郎さんと家族にとって優先される健康と生活の課題 □課題に対応した看護とその計画 □健康と生活上の課題解決の内容の指導案と指導媒体 □多職種連携 □継続的な看護
B：よい 20点	入院前の生活の状況，入院中の経過，退院後に自宅での独居生活となり在宅酸素療法による療養生活を送る太郎さんの状況を予測し，自己管理が必要となる太郎さんが24時間365日，自宅で暮らし続けることができ，離れて暮らす家族への支援も考えられている．また，訪問看護師として太郎さんの健康を支えるだけではなく，多職種との連携により健康と生活の支援が考えられている．	
C：努力が必要 5点	入院前の生活の状況や入院中の経過，退院後に自宅での独居生活となり在宅酸素療法による療養生活を送る太郎さんの状況の予測が不足しており，太郎さんが自宅で暮らし続けることが困難で，離れて暮らす家族も不安になる．訪問看護師としての役割や多職種との連携による健康と生活の支援が不足している．	
D：評価の対象外 0点	期限に未提出．または，提出はされているが内容が評価に値しない	

浦島太郎さんのアセスメント

○生活の変化

・入院前の生活・・・２年前奥さんに先立たれその後近所の人の支え（体調・ご飯は食べているか・困っていることはないか気にかけ・時々おかずも持ってきてくれる）こともあり近所のサポートは得られている模様。

→今後も認知力低下や呼吸状態悪化などが考えられるため、近所の方にも協力をお願いし、今後も気にかけていただくことが大切となる。

・掃除洗濯・軽い食事は自分でもできるが奥さんを亡くした頃から軽い物忘れが始まり認知力低下し始める。冷蔵庫の中の焼きそばが賞味期限ぎれの麺がいくつもでてくるため（忘れてまた新しい麺を買ってきている）

→訪問介護や訪問看護の際に冷蔵庫の中身を確認し賞味期限が切れているものは本人に確認してから捨てることで食中毒を防ぐ。また、訪問介護や訪問看護の中で一緒に買い物をするなどの計画を作り、引きこもりを防ぐことと、膝関節に考慮した適度な運動を継続させることで、糖尿病を予防する。

・夜間に火をかけ忘れたことも→笛吹ケトルに変えた

・若いころからヘビースモーカーで息苦しさが出てから本数は減っているが、禁煙指導が生かされていない様子。→タバコが今後火気厳禁の HOT 使用時に危険となってくる。認知面での理解度もやや不安なため、パンフレットにてそこを指導する必要あり。

・今回の入院でも禁煙を試みているが入院前も食事の後には時々吸っていた。→ＨＯＴも導入していくことや、COPD による呼吸困難を悪化させることにつながるため、禁煙指導の徹底は絶対！！！！！自分の今までの病みの軌跡から考えても禁煙できなかったのはなぜか、指導していく上で一緒に振り返る必要あり。

・入院前は２階に寝室があったが息切れがあり１回に寝室を移し、２階はほとんど使っていない。

・買い物は歩いて 10 分のスーパーへ

→認知面で不安。今後は宅配サービスの糖尿病予防・高血圧予防の食事を契約してみてはどうか？また、やってもらうだけでは本人の自立心低下につながるため、引きこもりを防ぐために訪問看護や訪問介護の際一緒に近くのスーパーへちょっとした買い物をする。

・車の免許は持っているが息子さんは物忘れや呼吸苦を考えてやめてほしいと願っています

→運動は認知面からしても危険が高いため、今後家族も含めて話し合いで車の移動をしてもらい、勝手に運転しないように理解してもらう必要がある。

・入院中の経過・・・入院治療により HOT 導入での退院が許可された。今後は HOT と NPPV の併用が必要となってくる。→今のところ HOT 導入だが、今後禁煙ができず、今の生活が続くようなら NPPV も使う生活になり、ベッド上での生活になってしまう。それらの説明も COPD の病理の説明の際に伝える必要がある。

・「わかりました」と反応するがわかっていない節も見られるため（酸素療法の効果は実感できているが呼吸が楽になれば酸素療法はやめてよいと誤認識している可能性あり）

→パンフレットを使って指導する際に質問を通じて理解度を評価していく必要がある。その際外出時の酸素療法や見かけがあまり気にならないタイプの説明も入れると今後引きこもりなどの問題につながらない。

・住み慣れた家が一番という気持ちと体動時の呼吸困難感への不安もでているが、本人の気持ちを尊重・介護保険サービス・近所のサポートで在宅へ戻れると判断。

→体動時の呼吸困難緩和のため呼吸法や、パニックコントロールの方法を資料にて説明する。その際、ご家族も一緒に知っていただくことでご家族も呼吸困難時に一緒に対処できるようになる。

その資料を自宅のベッドから見える壁に貼っていただき、いつでも練習できるように意識づけをしていく。

・酸素濃縮装置・携帯用酸素ボンベも本人やご家族とも相談し説明し決定済みで退院日が決まったら自宅へ届くようになっている。

→ご家族と確認して一緒に受け取りの方が良いかもしれない。事前に家族に説明しておく。

・ほかの必要物品は退院日に手渡しされます→ご家族と一緒に何に使うものかなど、一緒に確認して手渡しの方が太郎さんも安心するかもしれない。

・食事はもともと大食ではないがだんだん食が細くなっている。３食とも７から８割食べられている。

→今は７割食されているが、今後減少された場合、低栄養などの問題が出てくる可能性あり。COPD の患者さんは、健康な方よりも呼吸苦などから体力を使うことがあるため、栄養が取れなくなるのは避けたい。今後、自炊で在宅での栄養バランスや、食事量を獲得できるのかやや不安なので、在宅での食事配達サービスを利用すれば糖尿病や高血圧を予防した食事が宅配されるので家族も安心なのではないか。一度ご家族とも相談する。味の好みや実費というお金の問題もあるため継続されてない場合は近くの商店街の宅配サービスがある商店などを利用して買い物するよう資料をわたすようケアマネさんと連携して考える。

・入浴は息が上がる→HOT を使っての入浴方法も考えられる。テイジンさんに本人が入浴中の呼吸苦を気にしていることを伝え、そこの説明をしてもらう。

・時々眠れないこともあるが、昼間少し休まれてご本人の希望もないため睡眠導入剤は使用していない。

→睡眠がとれないことは回復を遅らせたり、免疫力を低下させたりするため、COPD の増悪因子である感染症につながる本人に睡眠薬の作用・副作用を伝えて眠れない場合は使用するように勧める。

・本人のアセスメント・・・パルスオキシメーターの数値を記録して体調が悪い時は知らせてくれる。→自分の健康を気にしてセルフマネジメントする能力がある。

・退院後の生活を予測する・・・本人の帰りたいという気持ちを考慮したため、住み慣れた家での生活で呼吸状態も安定する回復の希望と、独居で、酸素療法も初めてということもあり、不安が多いため、最初の１週間でもご家族とともに生活し慣れさせることはできないか家族と要相談。もし難しそうならケアマネと相談して訪問看護と訪問介護時に酸素療法が正しく行われているか確認する。

○太郎さんと家族の看護過程の展開・息子夫婦は車で 30~40 分の愛知県のマンション生活。認知力が低下している父が心配でできる限り生活環境は変えずに見に行かれるようだ。将来的には同居も考えているが太郎さんにはまだ伝えていない。

→太郎さんにとっても漠然とした不安はあるかもしれないため家族で将来どういうつもりなのか話し合う機会が必要となっている。

→ご家族の緊急時の連絡先を聴いておいて緊急時の連絡先は電話の近くに置いておくことでとっさの時に対応できるように事前に用意し渡しておく。その際長男夫婦と次男夫婦の電話は直通でかかるように電話のワンプッシュ登録しておくと太郎さんも苦しい時にナンバーを押す手間がはぶけて良い。

→HOT 利用や服薬管理についての説明の際は本人だけでなくご家族も一緒に参加してもらう。

○看護過程の展開から現状の太郎さんとその家族にとって優先的問題に焦点化した指導計画とパンフレット・COPD の病理・症状・治療の説明（パンフレット）

・HOT の目的・必要な使用機器・生活への影響・注意点・異常時緊急時の対応方法などは→TEIZINN さんと利用者さんの指導時間を取り、家族と一緒に聞いていただく。その際※旅行が趣味ということや見た目のことから外出を控えようとなされていることを事前に伝えておき、不安が軽減するようにしていただく。

・管理体制労作性呼吸障害の症状緩和のため口すぼめ呼吸やパニックコントロールの方法の指導を行い、自宅のベッドの壁にはってもらう。いつでも呼吸法の練習ができるように意識づけしていく。

○地域包括ケアを基盤とした多職種連携と継続看護の視点・訪問看護師だけでは、太郎さんの生活の QOL は保てないため、病院の看護師からどの程度の回復状態なのか病院での生活やリハビリ状況を教えていただき、担当医・ケアマネ・訪問介護士・などと情報を共有し、注意する視点を皆で定めておくことが大切となる。各々の職種の視点でみた太郎さんの問題点を共有しておくことで在宅での継続的な看護につながる。

指導案

●現在の健康と生活の状況とアセスメントから看護上の問題を導く

●今後予測される健康と生活の状況とアセスメントから看護上の問題を導く

※優先度順

1．COPD の病理・症状・治療の説明・・・ＨＯＴも導入や、COPD による呼吸困難を悪化させることにつながるため、禁煙指導の徹底は絶対！！！！！自分の今までの病みの軌跡から考えても禁煙できなかったのはなぜか、指導していく上で一緒に振り返る必要あり。パンフレットを使ってＣＯＰＤについて説明を行っていく。その時に労作性呼吸困難予防の口すぼめ呼吸の指導や、パニックコントロールの仕方を教えておくことが大切になる。

2．HOT の目的を理解して正しく使用してもらうための指導・・・認知力低下もあるため、本人だけでなくご家族も一緒に説明に参加してもらい、正しく操作できるのか本人が使えるかを一緒に考えてもらう。HOT の目的や使用方法・見た目への懸念への対応・旅行の仕方等は TEIZINN さんから説明してもらい実際の機会を手に取ってみてもらうことで想像してもらう。・生活への影響の注意点はパンフレットで説明し禁煙指導につなげる。・異常時緊急時は電話の近くに緊急の連絡先として TEIZINN さんの番号をのせておく。

3．身体状況を改善させるための指導

・糖尿病予備軍・・・今までの食生活を続けることで改善はより難しくなる。予備軍だからと安心せず、もう正常ではないと危機感を持ってもらう。最大の敵は肥満のため、体重管理を徹底する。①バランスの良い食事②血糖値を上げやすい炭水化物・塩分のとりすぎにも注意③血糖値が上がるのは食後 1~2 時間後なのでその時間に合わせて膝の負担を考えてながら、見守りの運動（近所を買い物）をする。

・高血圧・・・喫煙をしている人は血圧が下がる間がなく、高い状態のままで推移していると考えられます。喫煙は動脈硬化の進行を加速させるため、今からでも禁煙することが大切。糖尿病も高血圧もコントロールする病気のため、減塩などの食生活の変化が大切。食宅サービスや近くの商店で宅配サービスがあるところを利用する・ヘルパーさんに買い物を頼むのかケアマネさんと本人の意思を尊重しながら決めていく。

・右膝変形性関節症で人工膝関節置換術・・・膝の様子を見ながら、生活習慣病を予防するための運動を促す。家の間取り図では少し段差が見られるため、転倒の危険も考えてケアマネか住環境コーディネーターと要相談する。

4．活動と休息のバランスをしっかりとれるよう指導する・・・活動は上記でも書いたように膝の様子・呼吸状態を見ながら運動習慣を取り入れる。閉じこもりの防止も込めて訪問看護の際買い物をするという形での運動を取り入れる。運動を取り入れることで糖尿病・高血圧の悪化を防ぐ

5．食事の指導・・・認知力低下の点から冷蔵庫の中身をさりげなく観察し、賞味期限切れのものを食べて食中毒の危険を回避する。一度ご家族と宅配用の糖尿病や高血圧の予防食を契約しないか考える。

6．睡眠管理・・・寝不足は免疫力低下で COPD を悪化させる合併症につながることもある。そのため、休息が大切になってくる。睡眠薬の作用・副作用を説明し必要性を理解してもらってから睡眠導入剤を使用していく。

7．緊急時に対応ができるように連絡先の把握・・・忙しい息子さん夫婦に対して、連絡は最低限に行っているが、緊急時は誰に連絡するのか事前に決めておいて、訪問看護師も何か緊急で連絡する時は誰の携帯にかければよいのか把握しておく。本人にも、何かあったらすぐに電話できるように電話の近くに主治医や訪問看護師・ケアマネなどの電話番号を記入した紙をはっておく。その際長男夫婦と次男夫婦の番号は１プッシュ直通でかかるようにしておくことで呼吸困難時でも対応できるようにする。

図 6-5 学生のパフォーマンス課題作品（渡邉望生さん提供）

4 「在宅生活支援実習」の位置づけと内容

実習は，その現場で的確に看護を実践することがそのままパフォーマンス課題ですので，ここでは，実習の位置づけと内容について紙上解説します．

「在宅生活支援実習」は，在宅看護が行われている現場で「在宅看護への招待」「在宅療養支援」「地域生活支援」で学んだ知識とスキルを活用しながら，地域における生活を支える看護の実際を学びます．実習場所は，それぞれの科目の学習内容と実習体験がつながるよう，地域包括支援センター，居宅介護支援事業所，居宅サービス，認知症対応型共同生活介護サービス，訪問看護ステーションで実習を行います．さらに，在宅生活支援実習の実習場所に2017（平成29）年10月から実習病院の地域連携部が新たに加わり，退院調整・退院支援の実際から看護師の役割と多職種連携による切れ目のない支援を学びます．

学生は実習後のパフォーマンス課題に向けて，地域での生活を支えるさまざまな支援の実際を体験し，地域における連携の内容や必要性，社会資源の活用について果敢に情報を集めます．さらに，訪問看護師の一挙手一投足に注意を向けて，訪問看護師はどのような役割を担っているのか探究します．

たとえば，訪問看護師が訪問前にいくつかのスーパーの広告を真剣に見ていました．その姿を見ていた学生は当初，訪問看護師自身の買い物のために見ているのかと思いました．その本当の理由が訪問先で明らかとなりました．訪問看護師は，高価な医療用品に代わり得る安価で，療養者たちに入手が比較的簡便な商品を探していたのです．この経験から学生は，退院後に地域で買い物に行ける場所があるのか，何をどこで買うことができるのかといった情報も得て，退院支援に活かすことが大切であることを学んでいました．

実習で領域の学習を完結させるのではなく，**実習後に「在宅看護プロジェクト」を設定したこと**で，学生の実習への意欲，態度が変化しました．課題の１つであった，訪問看護に行かない時間の使い方では，訪問看護の合間の時間に，居宅サービス計画書や週間サービス計画表を見て，訪問看護もサービスの１つであることを学びます．そして，療養者の生活全体を支えているさまざまな他職種と社会資源について理解を深めます．

また，療養者と家族のニーズ，介護支援専門員の役割や連携の実際と課題を学びます．支援を得て地域で生活する人の思いに触れ，訪問看護師の看護の実際に同行することで，入院から退院後の生活を見据えた継続看護の必要性を実感します．この学びは，後の「生活再構築支援実習」や他の実習で活きてきます．

ある学生は，「入院中，ボタン１つでも看護師にかけてもらえる．ナースコールでいつでも看護師が駆けつけてくれる．何かあれば医師もいる病院から，何もなく，駆けつけてくれる人もいない生活に戻る」という療養者の言葉から，退院指導の大切さや，他職種連携による情報提供の大切さを学んでいました．また，「本人，家族の意思を傾聴し，寄り添い，その思いを看護師だけではなく，他職種と共有，連携すること」の大切さを学んでいました．さらに家族の介護力を高めるために，家族を含めた退院指導が必要であることを学んでいました．退院後の生活を継続するうえで，家族の不安や疑問を緩和，解決することが重要となることも学んでいました．

5 「在宅看護プロジェクト」——訪問看護ステーションをデザインする

この科目の主題は，地域の人々の生活とその地域の保健医療福祉の特徴をふまえ，関係職種と連携，協働し看護独自の役割を果たせるよう看護のあり方を探究し，実践していく能力を高めることです．ここでは，地域で療養している人やその家族の現状と課題，健康上のニーズを理解し，在宅看護に必要な法律や制度，他職種との連携や協働を探究しながら，仮想の訪問看護ステーションを設立します．

「在宅看護プロジェクト」のパフォーマンス課題（**資料 6-4**），ルーブリック（**表 6-4**），作品（**図 6-6**）を以下に示します．

資料 6-4　「在宅看護プロジェクト」のパフォーマンス課題（プレゼンテーション）

地域にねざした訪問看護ステーションを作りたいと以前から考えていましたが，今回，同じ思いをもつ仲間数名で訪問看護ステーションを開設することになりました．あなたはそのメンバーの１人で開設準備をしています．
自分たちが開設する訪問看護ステーションについて地域のみなさんに知ってもらい必要な人が必要なときに利用してもらえるように行政や近隣の医療機関，介護保険施設などを訪問しながら広報活動を行っています．訪問看護ステーションを開設する予定の地域で○月○日に老人クラブの集まりがあることを聞きました．会長さんに事情を説明したところ介護予防教室と介護者の集いがあり，そのあとの時間（10 分間）をいただくことができました．当日は老人クラブに参加の高齢者の方や在宅で介護をされている方も多数参加される予定とのことです．
介護予防教室と介護の集いに参加されるみなさんに向けて，自分たちの訪問看護ステーションをよく知っていただきぜひ利用してもらえるようにプレゼンテーションをします．

パフォーマンス課題のルーブリックには，地域のニーズに沿って安定したサービスの提供ができる継続的な経営的観点を含めています．

図 6-6 に示した仮想リーフレットでの地域は，学生が「人口 10 万当たりの都道府県別訪問看護事業所数」で，ステーションの数が平均よりかなり少ない地域で，平成 28 年度訪問看護ステーション数調査結果から稼働数を調査して選択しています．別のチームは，自分たちの理念から検討し，訪問看護ステーションが少ない地域や，看取りを考慮して訪問看護サービスがまだ充実していないと考える，美濃加茂市近隣の市町村を選択していました．いずれにしても，地域のニーズに沿わなければ継続的な

表 6-4　「在宅看護プロジェクト」におけるパフォーマンス課題（プレゼンテーション）のルーブリック

レベル（評点）	評価の観点	評価のポイント
A：すばらしい，ぜひ利用してみたい　50点	地域の現状を理解し地域のニーズを捉え，理念に基づいた訪問看護ステーションの開設に必要な条件を満たし，一時的な支援ではなく継続的に運営ができ理想と現実が乖離せず現実的な訪問看護ステーションでありながら地域に根ざし柔軟な対応や魅力がある．	□訪問看護ステーションの理念が明確 □理念に基づいた地域の選択 □地域のニーズや課題，強み □需要と供給のバランス（開設場所と継続的な運営） □開設運営に必要な条件を満たす □法令・各種制度・保険などに則っている □他職種連携と看護の役割 □あらゆる社会資源の有効活用 □サービス内容の提示 □特徴や独自性があり使いたいと思える
B：よい，必要になったら利用したい　30点	地域への関心があり地域のニーズを捉え，理念に基づいた訪問看護ステーションを開設し運営するために必要な条件も満たしており，訪問看護ステーションとして地域に愛される魅力を感じる．	
C：努力が必要，他に選択肢がなければ仕方ない　20点	地域への関心はあり，理念も明確に訪問看護ステーションの開設はしているが，理想と現実が乖離している部分が多い．	
D：評価の対象外，利用しない　5点	地域への関心がなく理想に偏った非現実的な訪問看護ステーションであり，理念はあるが特徴や独自性もない．	

（Dが「5点」であって「0点」ではないのはプレゼンテーションには参加しているため．）

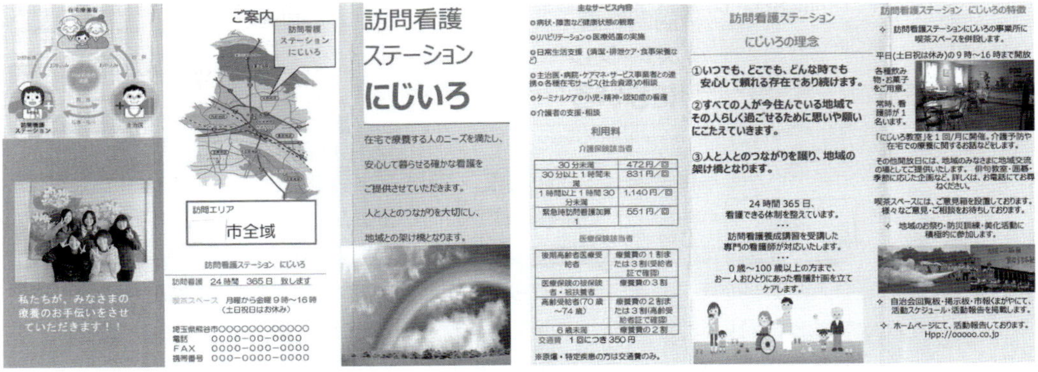

図 6-6　「在宅看護プロジェクト」のパフォーマンス作品（表・裏）

サービスは提供できません．**理想を追いすぎた仮想をしたチームの訪問看護ステーションでは結果的に設立できないことがわかり，地域を変更したり，サテライトで運営することになったチームがありました**．一見，パフォーマンス作品の失敗と思われますが，実は，このつまずきを通してルーブリック（**表 6-4**）の評価の視点の内容が学べているのです．

「在宅生活支援実習」と「生活再構築支援実習」での学びを活かして，訪問看護ステーションの設立の中で，継続的経営ができるための介護保険や医療保険，その他の制度の利用や，訪問看護利用料金についてシミュレーションをすることで，支出のほとんどが人件費にかかることに気づきます．そのため，収入が目的ではなくても，継続したサービスの提供にはさまざまな知識が求められることを学びます．また，サービスの質を保ちつつ経営を維持するために必要な知識の活用も行っています．

こうした仮想の訪問看護ステーションのパンフレットを作成する課題は，パンフレットの完成度を評価するものではありません．パンフレット作成のプロセスで知識を活用して理解を深め，転移させるための学習活動として設定しています．

パンフレットの仕上がりからは学生が活用した知識や若干の能力を見ることはできます．しかし，学生の学びや理解は，ポートフォリオの中にこそ蓄積されています．そのため評価は，パンフレット，プレゼンテーション，各自が課題に取り組んだプロセスが見えるポートフォリオを総合して評価しています．

地域で他職種と連携できる看護師たちが育つために

在宅看護領域を貫くパフォーマンス課題に対応させた科目の構造化を図ることで，期待した学習効果がありました．しかし，まだまだ，在宅看護論の領域の中で学習内容の整理，構造化が必要です．たとえば，「在宅療養支援」で行っている療養者，介護者の車いす体験の演習は，本来「在宅看護への招待」のパフォーマンス課題に対応した演習です．

しかし，現行のカリキュラムに合わせてパフォーマンス課題とルーブリックを作成する必要があったため，「在宅療養支援」での車いす体験の学びは，「在宅看護への招待」のパフォーマンス課題の中で活かす内容になってしまいました．連続してこうしたパラレルな課題に取り組むなか生じた，「今がいったい何人目のさくらさんかわからない！！」[*2] という学生の混乱を，いつか解決したいと考えています．

◆　◆　◆

在宅実習の場で指導をしていただき卒業していった学生が今，まさにその現場で他職種と連携できる現場の看護師に成長しています．本書で紹介した授業・演習・実習をするようになってから，以前にも増して介護支援専門員や訪問看護師から「あのときの学生さんが○○さんの担当で退院後の生活のことをちゃんと考えくれてありがたかった」という賛辞を学校側に寄せていただけるようになったことは本当に嬉しいことです．療養者とその家族が望む地域での生活を支える看護ができる学生が育っていくことを願ってやみません．

（元田貴子）

《文献》

1）木下由美子：Essentials 在宅看護学　事例集，医歯薬出版，pp.2-8, 2007.
2）河原加代子：系統看護学講座　統合分野　在宅看護論，医学書院，pp.331-343, 2013.

＊2　「在宅看護への招待」のパフォーマンス課題に登場する架空の登場人物設定が，桃太郎さんとその妻のさくらさんで，「在宅療養支援」でのパフォーマンス課題に登場する人物は桃花子さん（設定では桃太郎さんのきょうだい）とその夫である．「在宅看護への招待」は総論の内容で，「在宅療養支援」が看護の実践の内容になっている．「在宅療養支援」では清潔と活動の演習を組み入れており，清潔の演習の登場人物はパフォーマンス課題と同じで，活動（車いすでの外出）の演習は学習内容に合わせた設定で「在宅看護への招待」のパフォーマンス課題に登場する桃太郎さんと介護者である妻のさくらさんが科目をまたいで再登場した．そのため，学生からすると，こうした悲鳴・混乱が生じていた．しかも，「在宅療養支援」のパフォーマンス課題でも花子さんが登場するため，「さくらさん？　花子さん？」となり，そこでも混乱したのだった．というわけで，さくらさんは同一人物である．

第7章

学校カリキュラムの全体像

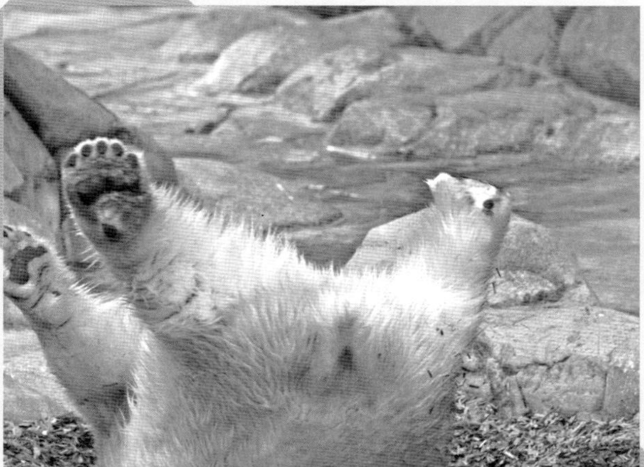

「学校生活で課題が出たときに，何も考えずに提出するのではなくて，これをやると看護師になったときどう役立つのかなどを考えてやりたい」

── 高橋百合香（第23期生）

再構築のきっかけ ──何が問題になったのか

2017年現行の看護基礎教育の限界を感じながら本書を手にしてくださった先生方は，カリキュラムを再構築する方略に関心をもたれておられると思います．本章では，本校でカリキュラム再構築を始めたきっかけから，その全体像について解説します．

カリキュラムを再構築する必要性を痛感したのは，実習中の学生の言動からでした．教師に「本当に学んでほしいことが学べているのか」「本当に学んでほしかったことを評価できているのか」という疑問を投げかけたある学生がきっかけです．そこで，2006年に教員として「本当に学んでほしいことは何か」について，学生が臨地実習で実際に行っている看護を活動分析するところから始めました．

その活動分析から明らかになったのは看護過程の形式的記録用紙からはうかがい知れない，**学生の豊かな感性と成長の姿**でした．カリキュラム再構築のプロセスについては本章後段で詳述しますが，筆者自身について言えば「どのような看護師を育成するカリキュラムを作成するのか」(What)ではなく，「どのようにカリキュラムを作成したらよいのか」(How)に捉われていました．カリキュラム作成過程[1)*1]の第1段階の方向づけに基づいて形成段階を進めば，少なくともレベル目標と教科目標は学校の目標に準拠しているはずだし，教科目標に到達するための内容を網羅していけば，一貫性もあるはずでした．**本校のカリキュラムは，「Why」から始まり，「What」にこだわり，最終的にカリキュラム一貫性を目指して「How」を考える「逆向き」のプロセスで再構築したものです．**

本校の長期的ルーブリック，履修カルテは**表7-1**に紹介しています．何を目指して，どのようにカリキュラムを再構築したのか，その思いを汲み取っていただければ幸いです[*2]．

本校がカリキュラムを再構築するきっかけとなったエピソードを2つ紹介します．

エピソード1

2006年5月ある日の学級日誌

「今日は水曜日なので学内演習でした．午前中はそれぞれ各実習担当の先生に指導を受け，記録を深めていきました」

＊1 Gertrude Torres, Marjorie Stanton 著，近藤潤子，小山眞理子訳：看護教育カリキュラム その作成過程，医学書院，1988. 2017年現在においても看護教育で唯一，カリキュラム「作成過程」に焦点を当てた書籍であるが，1982年に米国で出版された本書は1960年代から1970年代の研究論文や文献を使っている．本書が日本に紹介された10年後の1998年には，米国でウィギンズとマクタイの『理解をもたらすカリキュラム設計』第1版が発刊されていた．本校がカリキュラムの再構築をスタートしたのが2007年．西岡によって『理解をもたらすカリキュラム設計』が邦訳されたのが2012年のことである．

＊2 一般公開しているカリキュラムの全体像はp.131(図7-1)に示す．

本来，実習指導は，実習でしか学べない看護を，実践を通して学ぶために行うものです．しかし，**学生は「記録」の指導を受けたと受け止めています**．教師も学生も記録用紙で患者理解と看護の理解を深めるという意識があったかもしれません．その理由は，教師が看護過程の形式的用紙を埋めることに終始する指導をしていたからかもしれません．

エピソード 2

16：30 ごろ，受け持ち患者が発熱したため，氷枕を作成．
16：45 の学生と指導者との会話．
学生「あのー，氷枕片づけてもいいですか？」
指導者「え？　もう解熱したの？」
学生「**いいえ，実習中に使用した物品は，必ず片づけて帰るように(先生に？)言われていますので…**」

本校ではこのような学生の発言をきっかけに，従来のカリキュラムの問題に気づきました．そして自校の教育理念，目的，目標からまず点検・評価しました．その結果，看護専門職としての考え方が明確になっていないこと，看護実践力としての能力の育成と自律した学習者としての成長保証に関する内容が明示されていないことを明らかにしました．また，当時の教育目標に掲げる「人間愛に根ざした，慈しみと優しさを備えた人間性」については，到達目標が明確にされていませんでした．そのため，この目標に対応した教育内容や方法，評価ができていませんでした．

「逆向き設計」論に基づくカリキュラムの成果

さて実習では，学校で学んだことを患者の状況に合わせて**「応用する」**といった表現をよく聞きます．一方で，「臨床の中で看護するというのは，まさにその状況を関係としてどういうふうに見ていくかの能力が問われるわけですね．そこでいうと，マニュアル的なものは全く使えないですね」[2)]という言葉もまた真実を語っているように思います．まさしく，臨床現場で，学校で学んだ原理・原則を状況に応じて活用できる能力を培うためには，患者の状況に合わせて患者との関係の中で柔軟に手順や方法を変える思考・判断と実践が必要です．

「逆向き設計」論に基づくカリキュラムで学んだ 1 年生が，はじめての臨地実習で「臨床現場では学んだことをそのまま行うのではなく，いかに活用するかを考えることが重要である」と学んでいました．この学生の言葉のように，本当の意味での「基礎的能力」は，状況の中で学んだ知識やスキルを活用しながら，患者にとって最善な看護を導く思考・判断と，経験を振り返りながらよりよい看護を探究する姿勢だと考えます．本校の教育理念である，「一人の人間として病む人に寄り添う看護師」の卵が誕生した一例を紹介しましょう(**資料 7-1**).

資料 7-1 手のひらにタンポポを――学生の感性

ターミナル期の患者の看護で悩み，計画を立案しても患者の状態が悪化するばかり．笑顔を失い，家族が来てもただ閉眼して言葉も出ない患者に，学生として何もできないもどかしさを感じながら，思わず「今日はお天気がいいので，車いすで隣の公園に行ってみませんか」と言うと，目を閉じたままうなずかれました．学生は散歩中，足元にあったタンポポを患者の手のひらに置きました．患者は閉じていた目を開き，「ああ，もう春が来たのか」と呟きました．
この日から患者に変化が起きました．家族に「一度家に帰りたい」と言われました．何を思い，何を願っているのかわからず苦悩していた家族も喜びました．

たった1つのタンポポが，ターミナル期の患者の時間存在[3, 4]を支えたのです．そして，残された時間を家族と穏やかに過ごす日々を作ったのです．

どんなに情報があっても，アセスメントができても，関連図が書けても，看護診断ができても，タンポポを患者の手のひらに置くことができたこの学生の感性にはかないません．学生のリフレクション・ノートには，「今日まで患者の希望を支えるために，希望を見つけようとしていた．けれど，大切なことは，患者自身が自分には希望がある，ということに気づけることだった．その希望を支えることが看護だと学べた」と書かれていました．

以下，このような変化をもたらせる「マクロな設計」について解説します．

本校のカリキュラムの概観 ――「マクロな設計」

図 7-1 に現在の本校のカリキュラムを示します．カリキュラムは，ナイチンゲールの精神を基盤として，分野を設定しています．

「自分自身の五感によって捉えたさまざまな印象について，行き届いた心を向ける訓練された力―これが看護婦であることの《必要条件》である」[5]という，《必要条件》を育てる【人間理解と関係発展】の分野を設定し，1～3年次に配置しています．

「本職の看護婦が，病気の法則，病気の原因，病気の特徴，生命の法則と健康の法則とを認識しなければならない」[6]ということについては，【健康の理解】の分野を設定し，1～3年次に配置しています．

指定規則の専門領域に位置づけられている教育内容は，「訓練によって私たちが得

看護学科のSTEP UPカリキュラム

ナイチンゲールの精神 The mind of Nightingale	人間理解と関係発展	健康の理解	看護の理解	ケアリングによる共生	看護の創造	
	自分自身の五感によってとらえたさまざまな印象について、行き届いた心を向ける訓練された力—これが看護婦であることの《必要条件》である。(第2巻 P.75)	本職の看護婦が、病気の法則、病気の原因、病気の徴候、生命の法則と健康の法則とを認識しなければならない。(第2巻 P.128)	訓練によって私たちが得るべきものは、どのように自分を訓練するか、どのように自分でものを観察するか、どのように自分でものを考えるか。(第3巻 P.303)	私たちは、自分の目と耳と手とを、さらに自分の頭をよく鍛錬して、今自分が受けている訓練の内容を理解し、それを実践に移していかなければならないのです。(第3巻 P.406)	訓練を受けることによってはじめて、看護婦は単に経験の法則によってだけではなく、彼女を導いていく思考や観察の法則に従って行動することができるようになる。(第2巻 P.94)	看護婦は訓練によって自分の本務——生と死、健康という途方もない大きな出来事のただ中で、正確に観察すること・理解すること・正確に知ること・実行すること・正確に報告すること——を知る。(第2巻 P.94)
3年次	■哲学	■看護関係法規 ■社会保障制度	■医療安全論	■在宅生活支援実習 ■生活再構築支援実習 ■クリティカルケア実習 ■緩和ケア実習 ■子どもの看護実習 ■ヘルスケアチーム実習	■リフレクション命を育む人の看護 ■子どもの療養生活支援 ■在宅看護プロジェクト	**Goal** 相手を思いやりその人らしい人生を享受できるよう、健康と癒しのプロセスを支える役割を担う看護師
2年次	■カウンセリング論 ■生命倫理 ■外書講読 ■癒しポルトガル語	■ヘルスプロモーションII ■手術療法と病気	■診察・検査に伴う看護 ■薬物療法に伴う看護 ■看護臨床薬理 ■セルフコントロール支援I ■セルフコントロール支援II ■高齢者の生活支援I ■高齢者の生活支援II ■高齢者の生活支援III ■周手術期看護 ■クリティカルケア看護I ■クリティカルケア看護II ■意識の拡張を支える看護 ■精神の病と法・社会 ■精神の病と生活支援 ■命を育む人の看護I ■命を育む人の看護II ■子どもの看護I ■子どもの看護II ■在宅看護への招待 ■在宅療養支援 ■地域生活支援 ■異文化ケアへの招待 ■看護の探究 ■ゼミナール 医療安全II	■セルフコントロール支援実習 ■周手術期看護実習 ■精神看護実習 ■命を育む人の看護実習	■精神臨床看護	
1年次	■生活科学 ■信仰と生活 ■家族社会学 ■人間と情報社会 ■教育学 ■人間と法 ■解剖学 ■臓器機能論 ■生化学 ■人間とコミュニケーション ■発達心理学 ■癒し英語	■心の健康 ■育む性の健康 ■子どもの発達と健康 ■食事と健康 ■保健医療論 ■公衆衛生学 ■ヘルスプロモーションI ■微生物学 ■病理学 ■薬理学 ■守りの科学 ■意識と運動の科学 ■意識と運動の病気 ■人間の誕生と病気 ■成長発達と病気 ■生命維持と病気 ■生命活動と病気	■看護学への招待 ■看護論 ■看護安全論 ■看護組織論 ■安楽を支える看護 ■生活を整える看護 ■生命を護る看護 ■治療・処置に伴う看護 ■生活と看護 ■加齢と看護 ■リフレクティブ プラクティス ■安寧を支える看護 ■ゼミナール医療安全I	■看護現場への招待 ■生活支援実習		
身に付く力	● 物事を批判的・創造的に考える能力 ● 物事の意味や重要性を見極める力 ● 知識体験の根本となる知識を深く理解する力		● 思いやりのある賢明な判断を下す能力 ● 柔軟かつ独創的な戦略を作り上げる力 ● 道徳的・文化的伝統を見極める力	● ケアリング力	● 新しい知識を理解する糸口を見出す力	

vision
教育目的
ホリスティックな人間観と健康観を基盤にして、人々の健康への願いに寄り添い、支える看護専門職者を育成する。

海外研修（異文化ケアプロジェクト）

3年次には海外へ研修旅行に出かけます。行き先は毎回さまざまですが、フィンランドやエストニアを訪ねて異文化を体験したり、ロンドン・聖トーマス病院の敷地内にあるナイチンゲール博物館でナイチンゲールの足跡に触れるなど、他では得がたい有意義な経験をしています。研修だけでなく、各地の観光も楽しみます。

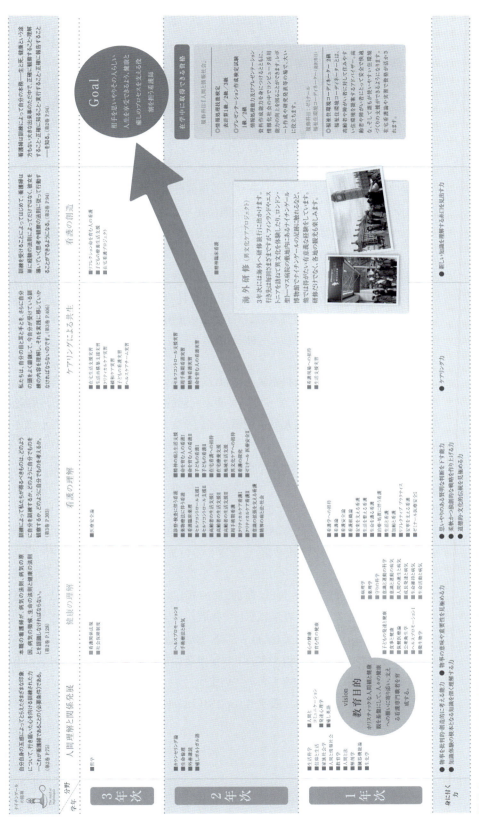

在学中に取得できる資格

履修科目:『人間と情報社会』

◎情報処理技能検定
表計算1級／2級／3級

◎プレゼンテーション作成検定試験
1級／2級

情報処理能力及びプレゼンテーション資料作成能力を身につけるとともに、情報化社会の中でコンピュータ活用能力の向上を図ることができます。レポート作成や研究発表等の場で、大いに役立ちます。

履修科目：ゼミナール
福祉住環境コーディネーター（選択科目）

◎福祉住環境コーディネーター 2級

福祉住環境コーディネーターとは、高齢者や障がい者に対して住みやすい住環境を提案するアドバイザー。高齢者や障がい者にとって安全で快適な、そして誰もが使いやすい住環境づくりの支援ができるようになります。在宅看護論や実習で資格が活かされます。

図 7-1　あじさい看護福祉専門学校のカリキュラムの概要

るべきものは，どのように自分を訓練するか，どのように自分でものを観察するか，どのように自分でものを考えるか」[7]です．このような，【看護の理解】を深める知識と能力を育てる科目として1～3年次に配置しています．

臨地実習にかかる内容は，「私たちは，自分の目と耳と手を，さらに自分の頭をよく鍛錬して，今自分が受けている訓練の内容を理解し，それを実践に移していかなければならないのです」[8]，【ケアリングによる共生】の分野とし，1年次の基礎看護学実習～3年次に至る領域別実習を配置しています．

さらに，これまでのカリキュラムになかった，**分野【看護の創造】**を加えました．「訓練をうけることによってはじめて，看護婦は単に経験の法則によってだけではなく，彼女を導いていく思考や観察の法則に従って行動することができるようになる」[9]――このような看護師を育成するために，実習で体験したことを振り返り，知識を統合して根拠に基づく再構築を通して看護を創造する分野を設定しました．この分野で再構築をするのは，1年次の2～3月に行う「生活支援実習」の再構築（必須単位ではない）と，2年次2月の「精神臨床看護」の必須科目の単元，そして，3年次の「リフレクション　命を育む人の看護」1単位，「子どもの療養生活支援」1単位です．在宅看護プロジェクトは第6章で解説した「訪問看護ステーションをデザインする」パフォーマンス課題となっています．

以上のように，本校では指定規則における基礎分野を基礎として1年次に位置づけるといったカリキュラムになっていません．**目的によって分けられた分野を3年間のカリキュラムの中でらせん状に配置**しています．**図7-2**（138頁）に示した本校の科目構造図をご参照ください．

また，単に「看護ができる」というレベルではなく，看護を通して自分なりの思考を働かせて意味や価値を見出したり，看護を再構築し，教科書を超えた看護を創造する教育を目指しているため，指定規則外の科目として，看護の思考を高める「リフレクティブ・プラクティス」（1年次必須）や，根拠に基づく看護として文献の活用，研究を学ぶ「看護の探究」（2年次必須）を設定しています．「リフレクティブ・プラクティス」は，「生活を整える看護」の演習のリフレクションや，「看護現場への招待」で使いこなせるよう，1年次4～6月（16時間）に配置しています．この科目は，学生時代の3年間だけではなく，生涯看護師として体験から実践知を学ぶために修得してほしい内容です．また，この科目では「自ら学び，成長し続ける」教育方法として本校が取り入れているプロジェクト学習やポートフォリオの活用について，その目的や意義を理解して自分で活用できる内容も含めています．

3年間のカリキュラムは，**表7-1**（pp.134-135）に示す長期的ルーブリック[9]の見通しをもって作成しています．

学ぶ内容がイメージできる科目名の考え方

本校のカリキュラムを見てお気づきになったと思います．科目名が，従来の「看護学概論」「基礎看護技術Ⅰ」「基礎看護技術Ⅱ」や，「成人看護学Ⅰ」「成人看護学Ⅱ」，あるいは「呼吸器障害のある患者の看護」のように臓器別/疾患別の科目名になっていません．

2007年のカリキュラムの再構築の際には，科目名にも配慮しました．これもきっかけは，筆者が「看護学概論」担当時に出会ったある学生の苦言からでした．「看護学概論」の授業が終わり，試験を控えた時期でした．「看護学概論が苦手です．『概論』という言葉の意味がよくわからないし，何が概論なのかがわからない」と言われたのです．わからないまま授業が進み，結局何が概論なのかがわからなかったのです．愕然としましたが，授業の主役は学生のほうです．そこで，学生に学ぶ内容がイメージできるよう，何を学ぶのか，その目的に到達するために必要な学習内容のまとまりを科目名にしました．

「看護学概論」は，看護を学ぶ入り口として，“看護の世界にようこそ”という筆者の思いを科目名にしました．現行の「**看護学への招待**」です．また，旧来の「基礎看護学実習Ⅰ」を“ようこそ看護現場へ”という思いを込めて，「**看護現場への招待**」としました．「基礎看護学実習Ⅱ」は，初めて受け持ち患者の日常生活支援をする実習ですので，「**生活支援実習**」という科目名にしました．その他の科目名もそれぞれに学習内容が見える表記にしています．カリキュラム改正の申請に関しては，内容と単位数が指定規則に則っていますので，科目名に関して担当省庁からの指摘や指導はありませんでした．

科目名から「何を学ぶのか」がイメージできると，学ぶ目的が明確になります．また，科目名と学んでいる内容が乖離した場合には，科目のねらいに沿った軌道修正が行えます．たとえば，「緩和ケア実習」でチームメンバー5名が全員，実習初日からターミナル期の患者を受け持てないことがありました．1人の学生が「先生，私が受け持たせていただいている患者さんはターミナル期ではなく，自宅での生活を目指している方です．『生活再構築実習』の内容になってしまいます」と相談にきました．もちろん，この学生は科目名だけから言っているわけではありません．実習要綱やルーブリックを確認して，考えたうえでのことです．「緩和ケア実習」と「生活再構築実習」という科目名だけでも，自分が何を学ぶ実習なのかが明確になるのです．このようなときには，ターミナル期の患者を受け持っている別のチームメンバーと一緒にケアを行ったり，カンファレンスで共有学習をしたりして実習目標に到達できる支援をします．

このような科目名が設定できたのは，実習の目的，目標，内容を明確にできたからです．それまでは，とにかく教科書を網羅するという思考でしたから，成人看護学と

表 7-1 ３年間の学びを見通した長期的ルーブリック（あじさい看護福祉専門学校看護学科）

Ⅰ．含めることが必要な項目	①看護師としての品格，使命感や責任感，誠実さ，廉潔さに関する事項	②チームで連携して質の高い看護を行う事項			③専門職者としての社会性と対人関係能力に関する事項
Ⅱ．求められる力量	A. 看護師としての適性 倫理的看護実践	C. 看護に関する知識・スキルと問題解決能力（必要な看護の実践と評価）	G. クリティカル・リフレクション（批判的省察）と課題探究力，自己学習力	H. 看護を創造する力	F. 患者理解と患者—看護師の支援関係（有効な関係の構築）
6. 合格レベル（優）もしくは特に優れたレベル	□看護師としての責任を自覚して自分自身を管理し，常に「患者の幸せの上に注ぐ目」をもって患者の願いと権利を守りつつ，どのような状況にある患者，家族であっても倫理綱領を遵守して誠実に看護を遂行し，患者，家族，医療スタッフから信頼を得られる行動ができ，看護師として成長し続けることができる．	□卒業認定と国家試験受験資格に必要な単位をすべて修得しており，かつ教科内容と看護の実践的知識を幅広く，深く理解し，患者と臨床状況が求める個別的な看護を的確に実践できる． ＊的確さとは，健康の回復・増進を目指した安全性，安楽さ，安寧な看護実践である． □状況の中で的確に自分の役割と看護の優先順位を捉え，チームの一員として，有効的に時間を管理しながら，チームで連携，協働して看護の質を改善できるような貢献ができる．	□自身の看護師としての能力向上と看護の質の向上に向けて，患者-看護師-保健医療チームとの関係における体験を顕在化させて，現実的で発展的な課題解決ができ，臨床で必要な知識と理論的思考を伸ばし続けることができる．	□標準看護計画やクリニカルパスから逸脱した状況にある患者の健康上・看護上のニーズに応じた個別的な看護ができる．	□チームで連携・協働して患者・家族が自らの希望に気づき，自律的に健康に向かうことを支援するための身体的・精神的・文化的・霊的な支援ができる．
5. 合格レベル（良）（3 年次末，卒業時）	□自分自身の傾向を自覚，コントロールしながらさまざまな文化的背景をもつ患者・家族がもつ価値を受け入れ，患者が最善の看護を受けられるよう，患者，家族，保健医療福祉チームとの間で円滑に自己の役割を遂行し，看護師としてふさわしい対応ができる．	□自分の能力の範囲を自覚して，患者の安全を最優先に，必要なときは的確に支援を得ながら看護・治療・処置に伴うリスクを回避し，患者に最善のケアを提供できる． □刻々と変化する状況の中で，チームで協働・連携（報告，連絡，相談）して有効な時間の活用ができ，優先順位を考えて的確に個別的な看護が実践できる．	□患者の目標を達成するうえで起こりうるさまざまな反応を予測し，対応するために，それまでに身につけた知見と経験を活かしつつ，その場に応じた方略を即時的に考えることができる．	□実践した看護を俯瞰し，課題に気づき，教科書や一般的な原理・原則を超えて，新奇かつ実践可能な看護の質を高める提案ができる．	□患者の希望と現実が乖離している状況や予期しない状況，結果を体験している人に寄り添い，患者自身が現実を受け入れ，新たな意味を見出せるよう支えることができる．

表 7-1　(続き)3 年間の学びを見通した長期的ルーブリック(あじさい看護福祉専門学校看護学科)

4. 合格レベル(可)(専門領域実習終了時)	□常に自分の傾向を振り返り，自己理解を通して看護に及ぼす影響を意識しながら，患者，家族とよい関係が形成できるよう，教員，実習指導者，病棟スタッフの指導，助言を得て適切に行動できる． □成人，老年，母性，小児，精神，在宅看護におけるさまざまな倫理的課題に気づき，アドボケーターとして行動できる． □実習を通して学校と施設が定める規則を遵守できる． ○個人情報の取り扱い ○ SNS の適切な活用，他規則，心得の内容	□五感を活用した系統的観察をもとに，科学的思考や，理論根拠，EBN に基づく看護実践ができる． □複雑な疾病，クリティカルな状況，さまざまな保健医療従事者との連携が必要な状況にある患者の看護判断と看護をチームメンバーと共同しながらタイムリーにできる． □状況における的確なアセスメントの枠組み(母性，小児，精神など)を用いて，五感を活用した正確な観察を系統的に行い，観察結果をもとに患者が体験している状況の因果関係を明らかにしたうえで，看護の専門的知識・スキルを用いて，症状の緩和，健康の回復，医師の治療の成果に貢献するような看護を看護計画に基づいて実践することができる．	□目的達成に向けて既習の知識を用いて臨床で患者が体験している状況を多面的に把握し，情報の正確さ，原因と因果関係，判断の妥当性，看護の正確性について目標，結果，事実からメタ認知を効果的に働かせて分析し，よりよい看護実践のための探究学習ができる．	□臨床現場で遭遇するさまざまな状況から学習上の課題を見出し，新たな知識の獲得と，活用ができる．	□患者・家族のエンパワーメントを支え，患者が自ら健康を目指して生活の改善を始める支援ができる．(生活習慣の改善が必要な患者の学習支援，残存機能を活かした生活の再構築など)
3. 専門領域実習で期待されるレベル(およそ 2 年次 11 月)	□授業や演習，その他学外での活動(学校行事，ボランティア活動)の中で，看護師として，また下級生に対しては先輩として模範となる行動ができる． □フライの倫理判断モデルを用いた看護を導くことができる．	□ 2 年次に修得すべき専門分野Ⅰのすべて(2 単位)，専門分野Ⅱの 24 単位中実習にかかる単位を除く 16 単位，総合分野 6 単位のうち 5 単位，指定規則外科目のゼミナール ACLS を修得している． □さまざまな症状の機序と生活への影響，健康レベルに応じた看護の視点をもとに，症状を緩和し，生活への影響を最小にする看護を考えることができる．	□課題に対してルーブリックを活用して主体的・自律的に学習に取り組み，教科書だけではなく，さまざまな信頼できる文献，研究論文，情報を活用して理解できる．	□原理・原則を踏まえつつ，患者の状況と健康レベルにあった個別的な看護の方法を導くことができる．	□看護師としての治療的コミュニケーション，非治療的コミュニケーションがわかり，自分自身のコミュニケーションを改善する手法を身につけている．(プロセスレコードの活用，カウンセリング，傾聴，共感)
2.「生活支援実習」で期待されるレベル(およそ 1 年次修了時)	□看護の法的根拠と看護師の倫理綱領に基づいて，自立に向けた日常生活援助を，説明と同意，原理・原則を踏まえて安全に行うことができる． □学校内・外において看護師としての基本的なマナー(あいさつ，言葉使いなど，生活科学の講義で学んだことの実践)，学生心得を守って，看護専門職者としての品格に一致した言動を意識して生活できる．	□ 1 年次に修得すべき専門基礎科分野の 18 単位のうち，少なくとも 15 単位，専門分野Ⅰの 10 単位のうち，少なくとも 6 単位を修得している． □相手(患者)が今，自分に何を求めているか，五感と行き届いた心を向けて観察し，得られた情報をもとに，自分にできること(療養環境をと問える，日常生活の支援を行うなど)と限界を判断し，看護師とともに看護できる．	□授業・演習のねらいとルーブリックを活用しながら，学んだ知識を関連・統合させて課題のテーマについて理解できる．	□自分が体験し，感じたこと，考えたこと，学んだこと，発見したことを論理的かつ具体的に表現できる．	□日常生活の中で相手が送るメッセージとその意味を受け止めたフィードバックができる． □学校からの連絡事項，伝達内容を正確に理解し，行動できる．
1. 学びはじめのレベル(およそ入学してから前期終了時)	□臨床場面における倫理的課題を知らない． □家庭におけるしつけ，社会のルールを身につけている．	□伝統的に行われている民間療法や習慣，テレビの健康番組程度の知識をもっている． □五感をフルに使って幅広く的確な状況把握ができない．	□これまでの人生を振り返り，自分の体験に意味や価値を見出している．	□努力が結果を左右することを確信できるような，さまざまな資格の取得や，社会経験を積んでいる．	□一般的コミュニケーションと看護専門職者に必要なコミュニケーションの区別がつかない．

老年看護学，在宅看護論の各領域で**学習内容に重複**がありました．そして，重複を避けるために，学習内容を仕分けする作業をしていました．そのため，関連性も脈絡も乏しい内容をばらばらに教える講義になっていました．

残念ながら筆者たちの現行カリキュラムにもその余韻があります．第6章で紹介した在宅看護論がそうです．在宅看護の対象が小児から高齢者まで広がり，在宅看護として特に必要な学習内容を，それぞれの発達段階ごとのまとまりにしていました．その際，老年看護学領域の認知症患者の看護は在宅における老老介護の内容に入れ，重度心身障害児の看護は在宅看護の対象として在宅看護論に入れることになりました．しかし，このような仕分け作業をしていくと，在宅看護論の中核から外れ，「他の領域であふれた内容が，なんでもかんでも在宅看護論に入る」ということになりかねません．老年看護学と成人看護学の内容も交錯，重複していることがあります．

どちらがどちらをとるのか，といった議論になったときにこそ，何を目指すのか，「逆向き設計」論に基づいて内容の整理をする必要があります．このような紆余曲折を経て内容が整理され，現在の科目名になりました．

カリキュラム設計は実習から逆向きに

実は，本校は実習の見直しからカリキュラムの再構築をスタートしました．なぜなら，学生が臨床で通用する看護を実践できない，学べていないという現実に直面してカリキュラムの課題に気づいたからです．さらに突き詰めて考えると，カリキュラムの作成過程そのものに原因があるのではないかと考えました．そこで，卒業時に教育目的・目標に到達するために，実習というゴールから遡ってカリキュラムを再構築したことで，教育目的，目標と評価の一貫性，カリキュラム整合性がとれるようになりました．

これまでのカリキュラム作成過程には，学生の看護を受ける患者の視点，臨床で迷いながら，悩みながら看護を模索している学生の視点が位置づいていませんでした．本校の教育目的である「ホリスティックな人間観と健康観を基盤として人々の健康への願いに寄り添い，支える看護専門職者を育成する」カリキュラムを作成するためには，学ぶ主体である学生と，実習で学生が看護する患者の視点からカリキュラムを作る必要があります．また，どのような看護を実践してほしいのか，という目標設定には臨床現場で看護師がどのような看護をしているのか，どのように質の高い看護を提供しているのかを分析する必要がありました．このように帰納的過程を経て作成したカリキュラムは，本校の理念，目的，目標に到達できるものになりました．結果的に，実習からカリキュラムを見直したことが「逆向き設計」論に基づくカリキュラムになっていました．

ここで，カリキュラムを再構築した過程について詳述します．

1　領域ごとの看護を活動分析し，目指すゴールを決めてから内容を抽出する

これまでのカリキュラムの作成過程と異なる点は，**形成段階の内容配置**の考え方です．

本校は，患者・家族がどのような看護を求めているのか――あくまで患者・家族の立場に立った看護ができる学生を育てたいと考えました．そのため，カリキュラム作成においても，「臨床現場において，患者の安全・安楽・安寧を支え，患者が健康を回復するために，看護師としてどのような看護ができればよいのか」という「本質的な問い」を立てました．そして「本質的な問い」に対応した，ゴールとして「刻々と変化する臨床状況の中で，患者の状況を的確に捉え，優先順位を判断してチームの一員としての役割と責任を担いつつ医療チームと連携しながら臨機応変に行動しつつ，今の患者のニーズに的確に対応することである」という「永続的理解」を目指して必要な学習内容を検討しました．結果として，これが「逆向き設計」論に基くカリキュラムの始まりでした．

まず，臨床で看護師が行っている看護実践と，学生が実践している看護を活動分析しました．その結果，急性期，回復期，慢性期，リハビリテーション期といった枠組みで目指したい看護と重要な内容やトピック，スキルを明らかにしました．たとえば，成人看護学実習で実践できるようになってほしい看護の内容は，周手術期の看護，慢性的な病気とともに自分の生活習慣をセルフコントロールできるよう学習の支援をする看護，予期しない生命の危機的状況にある人の看護の3つの内容になりました．老年看護学では，加齢現象と残存機能を考慮しつつ患者が望む場で生活ができるよう生活の再構築を支援する看護と，がん末期の緩和ケアにとどまらないさまざまな終末期の看護の2つとなりました．

このような看護を実践するために，領域を貫く「本質的な問い」に対応させて，「永続的理解」を明確にし，科目を設定しました．第6章の在宅看護論における科目の構造とパフォーマンス課題も，このような過程を経た全体像の中で設計されています(図7-1, 2)．

2　各分野の重点目標，「知の構造」を検討する

「授業で教えたはずなのに，実習に出た学生のその知識が全く使えない」といった，いわゆる教授錯覚[*3]に陥らないための重要な過程について解説します．

まず，実習で重点目標に到達するために，実習までにどのような事実的知識，個人的スキルが必要になるのかを検討します．その際，実習で必ず活用してほしい，活用

＊3　教員にとって「教えたつもり」でも，学生に身についていないこと．現場で常に留意すべき，あるあるである．

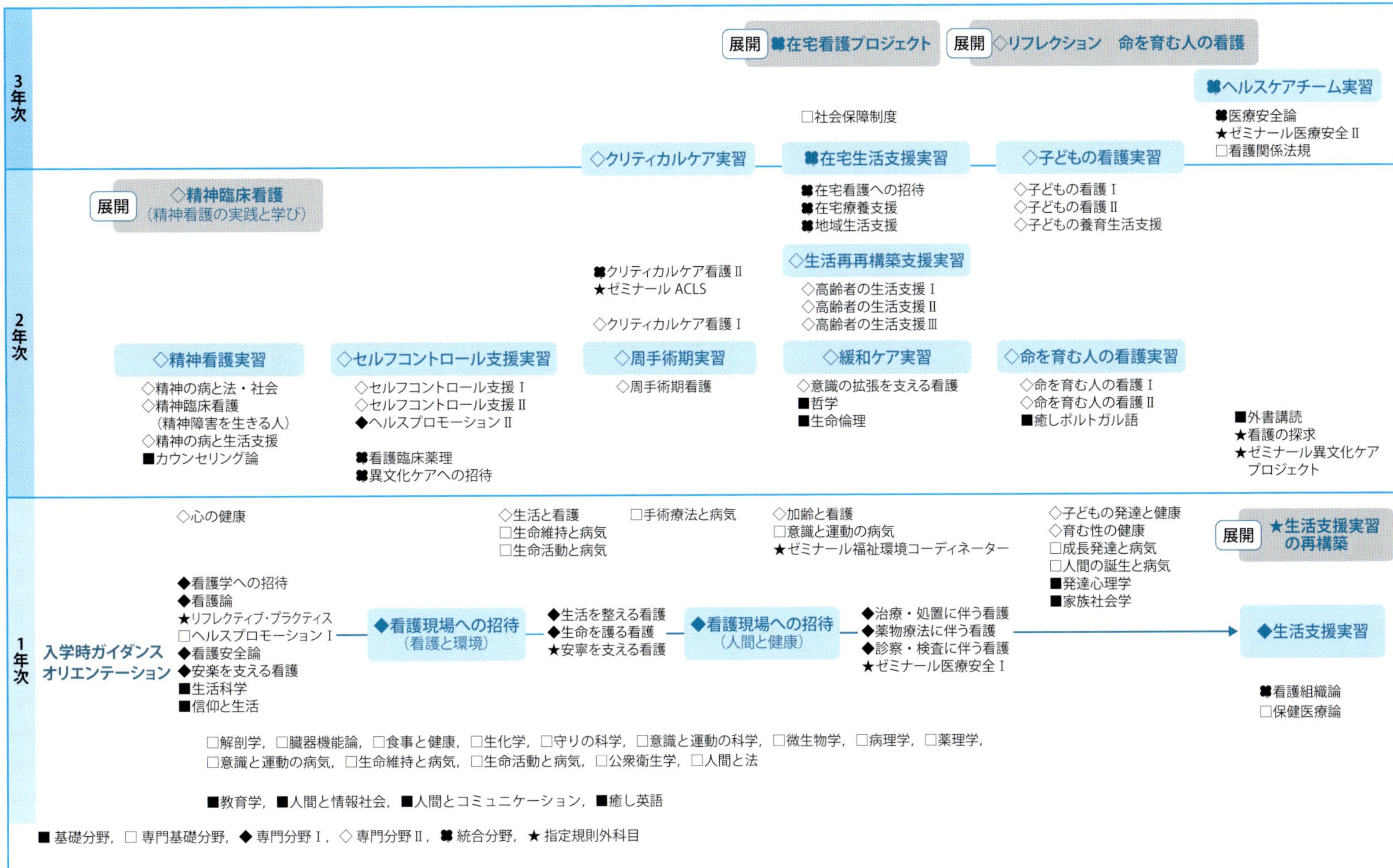

図 7-2　実習から見た科目の構造図　1 年次の→は進度を表す

する必要がある事実的知識，個人的スキルを授業・演習の中でどのように位置づけるかを考える必要があります．つまり，授業の科目は，学生が実習で活用できるよう，つながりと意味をもったまとまりで設定することが重要となります．

たとえば本校では，成人看護学領域の実習科目で「セルフコントロール支援実習」を設定しています．実習で患者のセルフエフィカシー（自己効力感）を高める学習支援ができるためには，学習理論を学んでおく必要があります．また，慢性的な病気をもった人の特徴や，慢性疾患そのものに関する知識が必要です．さらに，自分で健康をコントロールするために必要なスキル（たとえば血糖測定，インスリン自己注射，透析患者のシャント管理，ペースメーカーや長期的に服用が必要な薬とその管理など）に関する知識も必要となります．このように，実習で活用する知識・スキルの内容を科目としてまとめています．

「セルフコントロール支援実習」は，専門分野Ⅱの成人看護学領域で，「生活と看護」（一般的なカリキュラムでは成人看護学概論）「セルフコントロール支援Ⅰ」「セルフコントロール支援Ⅱ」を設定しています．また，疾患と治療に関する内容を専門基礎科目の「生命活動と病気」，病気を理解するための科目を「臓器機能論」，形態機能を学ぶうえで必要な知識として「解剖学」を設定しています．さらに，学習支援に必要な理論と演習を含んだ科目として「ヘルスプロモーションⅠ」「ヘルスプロモーションⅡ」を設定しています．患者理解に必要な知識は「心の健康」「発達心理学」，学習支援に必要なコミュニケーションに関する学習内容は「人間とコミュニケーション」「カウンセリング論」です．

実習の重点目標から遡って「逆向き」に科目を設定することで，より効果的に最高レベルの到達ができるための内容と科目の設定が可能となります．また，実習で活用する知識のまとまりが可能となり，パフォーマンスが向上します．

部分と全体をつなぐカリキュラム

1 リフレクション・ノートから読み取る

従来のカリキュラムでは，その構想上も時代背景からも，実習科目の枠を超えて看護の理解を深めることまで求めていなかったと筆者には思われます．看護教育の世界では長く，理解の深まりを促進するような教育と，理解を現す証拠となる資料や評価も一般的ではなかったように考えています．

ただ，現代にあって，実際の医療現場では，科目を超えた知識と経験が求められるのは自明のことです．「周手術期看護実習」を例に挙げると，「日本語がわからない糖尿病の治療を受けているブラジル人[*4]の術前・術後の看護をする」といったパフォーマンス課題の場合，単に手術に伴う看護をするだけではありません．ポルトガル語によるコミュニケーション，文化的ケアはもとより，内分泌疾患と治療に関する知識や，外国人の方が活用できる医療制度，資源など，さまざまな知識とスキルが求められます．授業や他の実習で学んだことをその後の実習で活かしながら，看護の理解を深めたり，転移をもたらしたりするようなカリキュラムを作るために，実習から遡って「逆向き設計」することで，より一層カリキュラムの一貫性が高められたように考えています．

学生のリフレクション・ノートからは，「生活再構築を支援する看護では，退院後の生活を見据えて，その人の生活状況に合ったリハビリテーションを計画することが大切である．在宅看護論実習に行っていたから，実習のはじめから在宅での生活を見据えたリハビリテーションを計画することができた」とか，「今回の周手術期看護実習ではヘルスプロモーションⅡで小学生に健康教育を行った経験や，『セルフコントロール支援実習』で学習支援をした経験があったからこそ，手術後の生活に不安をもっている方の退院指導に活かせました」といったような，科目・領域を超えた学びがみられます．このように，体験を文脈でつなぐようなカリキュラムの設計を目指しました．

また，科目を超えて知識と経験を活かし，理論的根拠に基づいて理解に至る力を培うことができるカリキュラムになっています．

図7-3に1年次11月の「看護現場への招待」（人間と健康）の学生ノートを紹介します．さまざまな健康段階にある人のフィジカルアセスメントを通して，自分の体験と知識，理論を用いながら健康の概念をどのように学んでいるかがわかります．最終的に学生が転移に至る学びをしていることに気づかれると思います．

2 「看護の創造」の科目設定——実習の再構築

教科書に書かれていることだけを覚えてテストに合格すればよい，とにかく国家試験に合格すればよい，という受験知を目指すだけでは，より自律した専門職者を育成することはできません．自らの考えに基づいて確かな看護実践力を培い，自己成長力を培うためには，教えられたことからさらに自分なりの思考で，さまざまな知識や情報，経験に基づいて納得するまで探究し続ける姿勢が求められます．

本校では，部分的な知識を統合して新たな知を生み出し，自己学習力，自己成長力を培うために「看護の創造」の分野を設定しています．内容は「実習の再構築」です．再構築とは，実習で経験したことを俯瞰し，そこで気づかなかった重要なことを発見し，さらに探究して論理的に根拠をもって具体的な看護を提案するという課題です．再構築もパフォーマンス課題の1つですが，つまずいた場面や困惑した場面を振り返って，新しい看護を創造するという課題になります．つまずきから授業を設計し，つまずきを教材として新な知の創造へと向かう，双方向から理解を深めるカリキュラ

＊4 本校の地域特性として，外国人へのケアも自然な事象としてある．

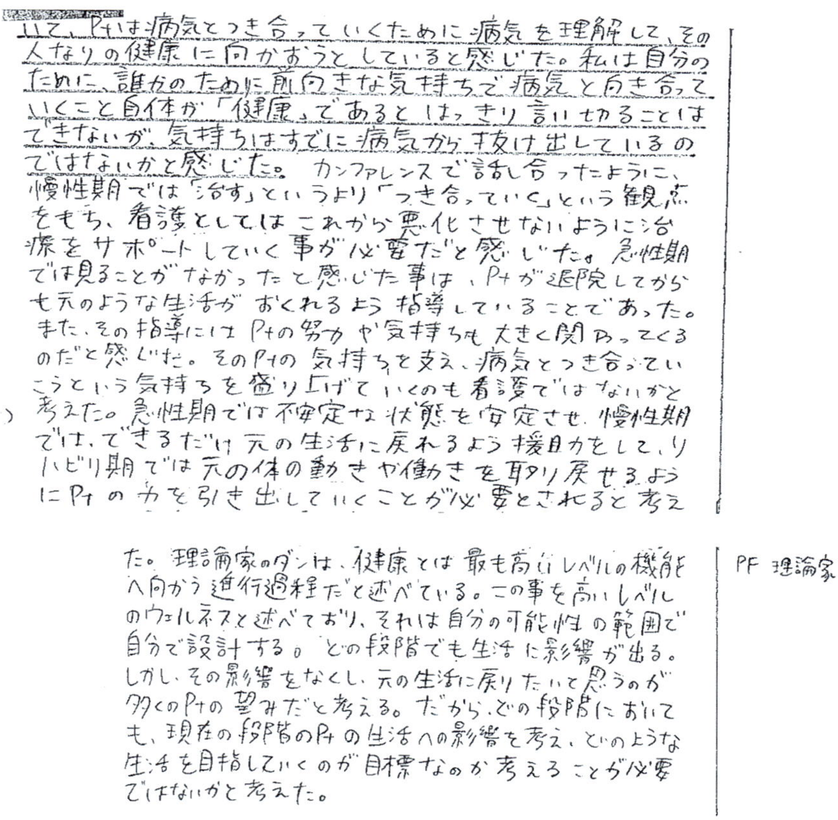
いて、Ptは病気とつき合っていくために病気を理解して、その
人なりの健康に向かおうとしていると感じた。私は自分の
ために、誰かのために前向きな気持ちで病気と向き合って
いくこと自体が「健康」であるとはっきり言い切ることは
できないが、気持ちはすでに病気から抜け出しているの
ではないかと感じた。カンファレンスで話し合ったように、
慢性期では「治す」というより「つき合っていく」という観点
をもち、看護としてはこれから悪化させないように治
療をサポートしていく事が必要だと感じた。急性期
では見ることがなかったと感じた事は、Ptが退院してから
も元のような生活がおくれるよう指導していることであった。
また、その指導にはPtの努力や気持ちも大きく関わってくる
のだと感じた。そのPtの気持ちを支え、病気とつき合ってい
こうという気持ちを盛り上げていくのも看護ではないかと
考えた。急性期では不安定な状態を安定させ、慢性期
では、できるだけ元の生活に戻れるよう援助をして、リ
ハビリ期では元の体の動きや働きを取り戻せるよう
にPtの力を引き出していくことが必要とされると考え
た。理論家のダンは、健康とは最も高いレベルの機能
へ向かう進行過程だと述べている。この事を高いレベル
のウェルネスと述べており、それは自分の可能性の範囲で
自分で設計する。どの段階でも生活に影響が出る。
しかし、その影響をなくし、元の生活に戻りたいと思うのが
多くのPtの望みだと考える。だから、どの段階においてで
も、現在の段階のPtの生活への影響を考え、どのような
生活を目指していくのが目標なのか考えることが必要
ではないかと考えた。

PF 理論家

図 7-3 「看護現場への招待」(人間と健康)1 年次 11 月の学生ノート(中嶋比奈子さん提供)

ムとなっています.

図 7-4, 5 にそれぞれ「精神臨床看護」と「リフレクション子どもの看護」での再構築の例を示します. 臨床現場でつまずいたことをきっかけに, 体験からさらに探究して, 教科書には載っていない実践的, かつ創造的な看護を提案しています.

山頂に辿りつくまでの道標がルーブリック

登る山を決めないで, 山登りをする人はいないでしょう. 体力や登山の知識もないのに, 初めから最高峰であるエベレストを目指す人もいないでしょう. 無事に登山をするには, 山の知識が必要です. どのくらいの高さなのか, 頂上に到達するまでの道はどうなっているのか, 山の鳥瞰図を見たり, 等高線を確認したりします. 鎖場(くさりば)やカニの横這い, 縦這い[*5]があれば, 自分のスキルで登れるのかアセスメントします.

＊5　いずれも登山用語で素人には意味不明. 興味ある向きは, 山と渓谷社などからの成書を参考にされたい.

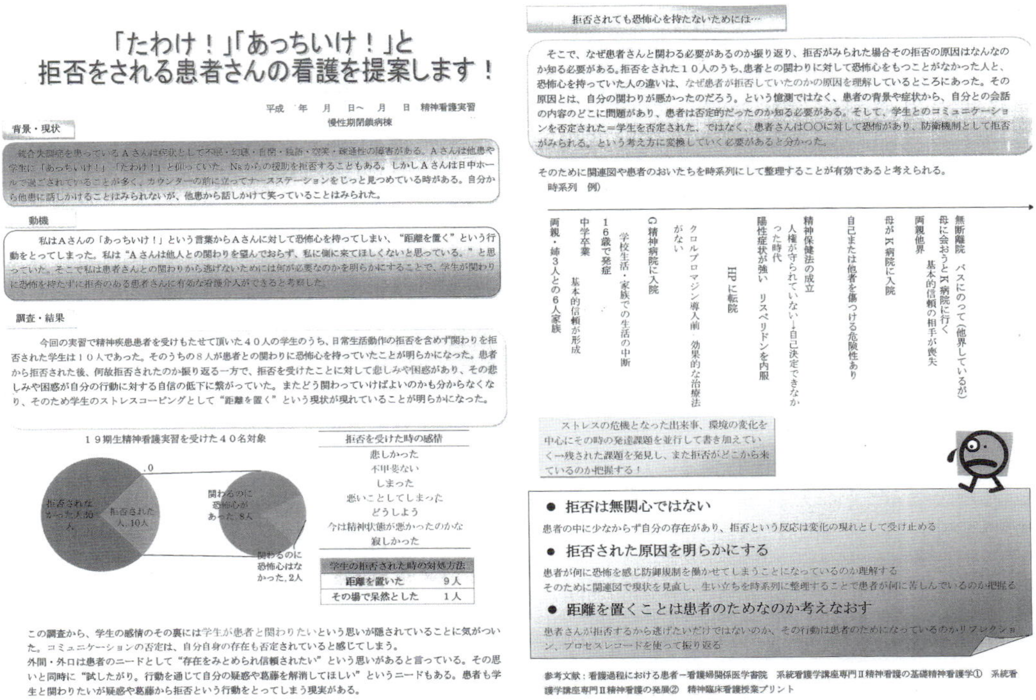

図 7-4　「精神臨床看護」での実習再構築の例（大野璃彩さん提供）

登山までの日数に余裕があれば，訓練もできるでしょう．「逆向き設計」論は，登山と似ています．登る山（ゴール）を決め，そのために必要な「知識」「スキル」「思考・判断・表現」を身につけ，登山中のさまざまな体験を通して山を知るのです．

教育は，学び手一人ひとりが自分の力に応じて，教師の支援を得ながら，最終的には無事自分の足で目的地に至ることを目指すものだと思います．クリティカルケア実習を登山にたとえるなら，数ある登山ルートから自分の体力にあったルートを選択します．そして，そのルートで登頂するために必要な準備を整えます．臨地に慣れないうちは，マニュアルの説明をもとにモニター機器の準備をお手伝いするところから始まるかもしれません．時には搬送された患者さんの状況で手も足も出ずに立ち尽くし，無力感，挫折感が残るような"悪天候"に見舞われるかもしれません．現場の"高度"が上がってくれば，呼吸も苦しく体力との戦いになるでしょう．自分との闘いです．時には最悪の事態を想定して無事に"下山"できる方法も考える必要があります．それでも登り続ければ，思わぬ素晴らしい景色と出会えるかもしれません．教師として，ガイドとしてそんな体験も学び手の心のうちに残したいと思います．

山頂は実習のゴールです．その山に登る力をつけるのが授業・演習です．そして，自分の力に応じて登山計画を立てるのが，実習計画です．登山中には越えなければならないさまざまな課題があります．山頂に辿りつくまでの道標がルーブリックです．

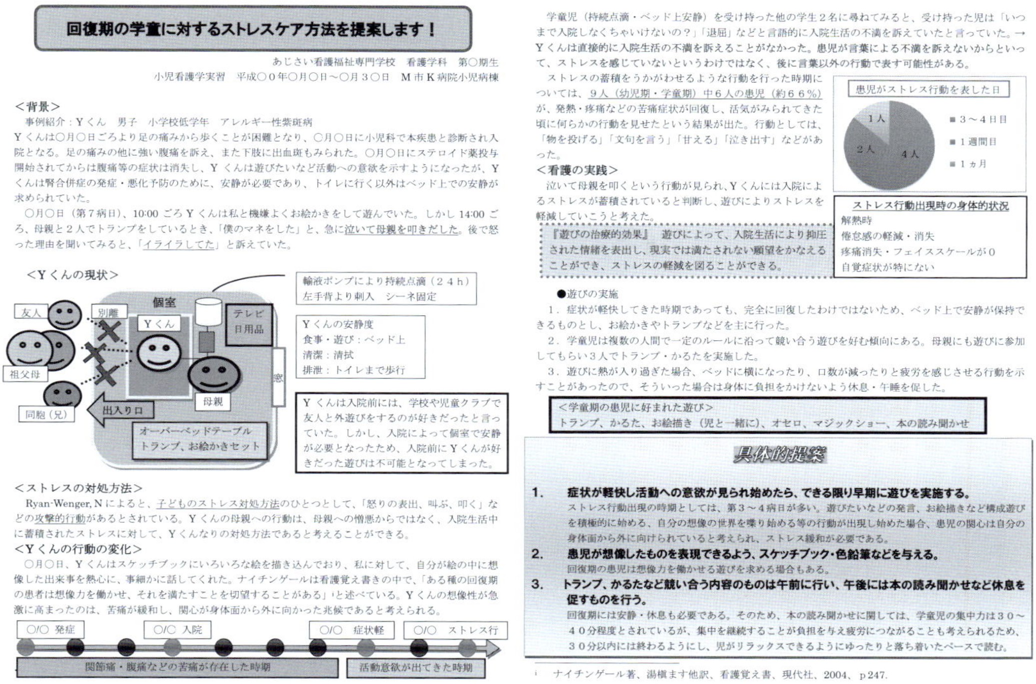

回復期の学童に対するストレスケア方法を提案します！

あじさい看護福祉専門学校　看護学科　第○期生
小児看護学実習　平成○0年○月○日～○月30日　M市K病院小児病棟

＜背景＞

事例紹介：Yくん　男子　小学校低学年　アレルギー性紫斑病
Yくんは○月○日ごろより足の痛みから歩くことが困難となり、○月○日に小児科で本疾患と診断され入院となる。足の痛みの他に強い腹痛を訴え、また下肢に出血斑もみられた。○月○日にステロイド薬投与開始されてからは腹痛等の症状は消失し、Yくんは遊びたいなど活動への意欲を示すようになったが、Yくんは腎合併症の発症・悪化予防のために、安静が必要であり、トイレに行く以外はベッド上での安静が求められていた。

○月○日（第7病日）、10:00ごろYくんは私と機嫌よくお絵かきをして遊んでいた。しかし14:00ごろ、母親と2人でトランプをしているとき、「僕のマネをした」と、急に泣いて母親を叩きだした。後で怒った理由を聞いてみると、「イライラしてた」と訴えていた。

＜Yくんの現状＞

輸液ポンプにより持続点滴（24h）
左手背より刺入　シーネ固定

Yくんの安静度
食事・遊び：ベッド上
清潔：清拭
排泄：トイレまで歩行

Yくんは入院前には、学校や児童クラブで友人と外遊びをするのが好きだったと言っていた。しかし、入院によって個室で安静が必要となったため、入院前にYくんが好きだった遊びは不可能となってしまった。

＜ストレスの対処方法＞

Ryan-Wenger, Nによると、子どものストレス対処方法のひとつとして、「怒りの表出、叫ぶ、叩く」などの攻撃的行動があるとされている。Yくんの母親への行動は、母親への憎悪からではなく、入院生活中に蓄積されたストレスに対して、Yくんなりの対処方法であると考えることができる。

＜Yくんの行動の変化＞

○月○日、Yくんはスケッチブックにいろいろな絵を描き込んでおり、私に対して、自分が絵の中に想像した出来事を熱心に、事細かに話してくれた。ナイチンゲールは看護覚え書きの中で、「ある種の回復期の患者は想像力を働かせ、それを満たすことを切望することがある」[i]と述べている。Yくんの想像性が急激に高まったのは、苦痛が緩和し、関心が身体面から外に向かった兆候であると考えられる。

学童児（持続点滴・ベッド上安静）を受け持った他の学生2名に尋ねてみると、受け持った児は「いつまで入院しなくちゃいけないの？」「退屈」などと言語的に入院生活の不満を訴えていたと言っていた。→Yくんは直接的に入院生活の不満を訴えることがなかった。患児が言葉による不満を訴えないからといって、ストレスを感じていないというわけではなく、後に言葉以外の行動で表す可能性がある。

ストレスの蓄積をうかがわせるような行動を行った時期については、9人（幼児期・学童期）中6人の患児（約66%）が、発熱・疼痛などの苦痛症状が回復し、活気がみられてきた頃に何らかの行動を見せたという結果が出た。行動としては、「物を投げる」「文句を言う」「甘える」「泣き出す」などがあった。

＜看護の実践＞

泣いて母親を叩くという行動が見られ、Yくんには入院によるストレスが蓄積されていると判断し、遊びによりストレスを軽減していこうと考えた。

『遊びの治療的効果』　遊びによって、入院生活により抑圧された情緒を表出し、現実では満たされない願望をかなえることができ、ストレスの軽減を図ることができる。

ストレス行動出現時の身体的状況
解熱時
倦怠感の軽減・消失
疼痛消失・フェイススケールが0
自覚症状が特にない

●遊びの実施

1．症状が軽快してきた時期であっても、完全に回復したわけではないため、ベッド上で安静が保持できるものとし、お絵かきやトランプなどを主に行った。

2．学童児は複数の人間で一定のルールに沿って競い合う遊びを好む傾向にある。母親にも遊びに参加してもらい3人でトランプ・かるたを実施した。

3．遊びに熱が入り過ぎた場合、ベッドに横になったり、口数が減ったりと疲労を感じさせる行動を示すことがあったので、そういった場合は身体に負担をかけないよう休息・午睡を促した。

＜学童期の患児に好まれた遊び＞
トランプ、かるた、お絵描き（児と一緒に）、オセロ、マジックショー、本の読み聞かせ

具体的提案

1. **症状が軽快し活動への意欲が見られ始めたら、できる限り早期に遊びを実施する。**
ストレス行動出現の時期としては、第3～4病日が多い。遊びたいなどの発言、お絵描きなど構成遊びを積極的に始める、自分の想像の世界を喋り始める等の行動が出現し始めた場合、患児の関心は自分の身体面から外に向けられていると考えられ、ストレス緩和が必要である。
2. **患児が想像したものを表現できるよう、スケッチブック・色鉛筆などを与える。**
回復期の患児は想像力を働かせる遊びを求める場合もある。
3. **トランプ、かるたなど競い合う内容のものは午前に行い、午後には本の読み聞かせなど休息を促すものを行う。**
回復期には安静・休息も必要である。そのため、本の読み聞かせに関しては、学童児の集中力は30～40分程度とされているが、集中を継続することが負担を与え疲労につながることも考えられるため、30分以内には終わるようにし、児がリラックスできるようにゆったりと落ち着いたペースで読む。

i　ナイチンゲール著、湯槇ます他訳、看護覚え書、現代社、2004、p247.

図7-5　「リフレクション子どもの看護」での実習再構築の例（酒井富士見さん提供）

山頂に到達する時間は個々に違いますが，実習であれば3週間で到着すればよいのです．学生の体力を考慮しないで無理やり登らせても頂上に到達できないばかりか，遭難してしまうかもしれません．

まずは，自校の課題とその背景を分析し，どのようなカリキュラムにすれば，本来自校が目指している看護を実践できる学生が育つのか，ゴールから遡って教育内容，方法を検討することをおすすめします．カリキュラムの再構築が成功するポイントは，カリキュラムを再構築する手法ではなく，読者の皆さん，先生方がそれぞれに設定するゴールなのです．「逆向き設計」論のやり方やステップに当てはめるのではなく，**「逆向き設計」論のように考える**ことが肝心です．

既に出来上がっているものを崩して，最初からトライすることが必要な「カリキュラムの再構築は大変」と思われるかもしれません．けれども，カリキュラムを再構築するプロセスで，これまで見えていなかったものが見え始め，目指すべきゴールが明確になってきます．できない理由を並べていても何も変わりません．やりながら課題を解決することで，教師自身が変わり，カリキュラムが変わっていきます．

何よりも大切なことは，諦めずに歩き続けることです．歩き続けているうちに，いつの間にか山の頂に辿りつけるのだと考えます．

最後に，**表7-2，図7-6，7**に本校の履習カルテと学生が作成するパーソナルポートフォリオの扉を紹介します．

（糸賀暢子）

表 7-2 平成 29 年度(2017 年)あじさい看護福祉専門学校 看護学科における履修カルテ(到達目標とチェックリスト)

<table>
<tr><th>Ⅰ．含めることが必要な項目</th><th colspan="2">①看護師としての使命感や責任感，誠実さ，廉潔さに関する事項</th><th colspan="2">②経験したことから批判的内省的に学び，成長し続ける能力に関する事項</th><th colspan="2">③チームで協働して質の高い看護を行う事項</th><th colspan="2">③看護専門職者としての社会性と対人関係能力に関する事項</th></tr>
<tr><td rowspan="3">到達目標</td><td colspan="2">○看護に対する使命感と情熱をもち，常に患者・家族の立場から相手のニーズに応えようとする姿勢が身についている．</td><td colspan="2">○自己評価・他者評価を受け入れ，自己理解を深めて，希望をもって自己理想に向けた努力を続けることができる．</td><td colspan="2">○優先順位を考えた効果的な時間管理ができ，個々の患者に対し質の高い看護の達成に貢献できる．</td><td colspan="2">○保健医療福祉チームの一員として自己の役割を自覚し，連携・協働できる．</td></tr>
<tr><td colspan="2">○倫理的感性を磨き，高い規範意識をもって，困難を乗り越え目標を達成する意志，忍耐力，遂行力が身についている．</td><td colspan="2">○常にリフレクションを通してメタ認知を働かせ，探究的学習を深め，知識の幅を広げ，看護のスキルを高めることができる．</td><td colspan="2">○常に状況が求めていることに対して自ら最善を尽くして行動できる．</td><td colspan="2">○学校，臨床現場において組織の一員としての自覚をもって，看護学生としての責務を遂行できる．</td></tr>
<tr><td colspan="2">○法，規則，心得を遵守し，他者の模範となる行動ができる．</td><td colspan="2">○芸術，文学，文化的活動に親しみ，感性を磨き続けることができる．</td><td colspan="2">○看護の目的達成に向けて見通しをもった方略を立て，的確に行動できる．</td><td colspan="2">○相手への気遣い，思いやり，いたわりが伝わる言語的・非言語的メッセージができる．</td></tr>
<tr><th>Ⅱ．求められる力量</th><th>A. 看護師としての適性</th><th>B. 倫理的看護実践</th><th>C. 看護師に求められる教養</th><th>D. 看護に関する知識・スキル</th><th>E. 課題解決力
(必要な看護の実践と評価)
メタ認知，批判的・内省的省察と課題探究力</th><th>F. 看護を創造する力</th><th>G. 患者理解と患者-看護師支援関係(有効な関係の構築)</th><th>H. 自己評価力・成長力</th></tr>
<tr><td>目標達成の確認指標</td><td>□A1 挨拶や服装，髪型，言葉使い，講師，来校者，通学路で会う人，実習病院のスタッフ，患者，家族に対する言葉使い，接し方など，看護師としての品格が身についている．</td><td>□B1 ICN 倫理綱領，日本看護協会倫理規定に即した行動ができる．</td><td>□C1 さまざまな分野の本や芸術，文化的活動に親しむことができる．</td><td>□D1 看護が目指す健康がわかり，健康の回復を促進するための知識やスキルを身につけている．
□D2 看護が専門職として発展した背景と今日に至る変遷から，これからの看護の展望を見据えて保健医療福祉における看護の役割・責務を理解している．</td><td>□E1 自己の課題と求められている成果を認識し，その解決に向けて自己研鑽に励むなど，常に学び続けようとする姿勢をもっている．
□E2 自分の感情，思考，判断を意識的に俯瞰し，自己認識を高めている．</td><td>□F1 学んだ知識・スキルを異なる科目，状況で応用できる．</td><td>□G1 相手の気持ちに配慮した気遣い，思いやり，配慮ができる．
□G2 状況が自分に求めていることを察知し，的確な行動ができる．</td><td>□H1</td></tr>
</table>

Ⅱ．求められる力量	A. 看護師としての適性	B. 倫理的看護実践	C. 看護師に求められる教養	D. 看護に関する知識・スキル	E. 課題解決力（必要な看護の実践と評価）メタ認知，批判的・内省的省察と課題探究力	F. 看護を創造する力	G. 患者理解と患者-看護師支援関係（有効な関係の構築）	H. 自己評価力・成長力
	□ A2 積極的にボランティアや社会活動に参加できる． □ A3 SNS（LINE，Twitter など）を適切に使用できる．	□ B2 看護，医療における倫理的課題に関心をもって，倫理的感受性を高め，倫理判断モデルを活用した判断ができる．	□ C2 医療・看護・公衆衛生統計に関する情報を集めることができる．	□ D3 看護関係法規に定める看護師の職務を理解している． □ D4 看護の根拠となる理論を知り，活用できる． □ D5 人体の構造と機能，疾病の成り立ちと健康回復の軌跡を理解している． □ D6 患者の状況と発達段階に応じた安楽と安寧，安全な療養生活を支える知識とスキルを身につけている．	□ E3 高い感性で状況を的確に捉え，系統的な観察をもとに（ヘルスアセスメント），患者の療養生活の安楽さ，安寧さを阻害している原因に気づいて，健康状態と回復過程に沿った療養環境を整えることができる． □ E4 心身の機能の低下に伴う症状のメカニズム，検査データの意味がわかる． □ E5 標準看護計画，クリニカルパスを活用しながら個別的な看護を計画し，計画に沿った実践と評価ができる．	□ F2 看護を振り返り，結果から帰納的に理論を用いて解釈できる．	□ G3 患者・家族が訴える前に，患者・家族が今，必要としている援助を適時，的確に行うことができる．	□ H2

（続く）

表7-2 （続き）平成29年度（2017年）あじさい看護福祉専門学校 看護学科における履修カルテ（到達目標とチェックリスト）

Ⅱ. 求められる力量	A. 看護師としての適性	B. 倫理的看護実践	C. 看護師に求められる教養	D. 看護に関する知識・スキル	E. 課題解決力（必要な看護の実践と評価）メタ認知，批判的・内省的省察と課題探究力	F. 看護を創造する力	G. 患者理解と患者-看護師支援関係（有効な関係の構築）	H. 自己評価力・成長力
	□A4 看護師が担う責任を自覚し，日々の学習を怠らない.	□B3 臨床場面における倫理的課題場面で，患者・家族の代弁者（アドボケーター）として行動（アドボケート）できる.	□C3 社会，環境，文化が生活に影響していることを理解している.	□D7 患者が体験している症状を緩和する知識とスキルを身につけている.	□E6 患者が体験している症状について，病態，身体的側面，精神的側面，心理的側面，健康的側面とセルエフィカシーなどの観点から多面的に分析し，看護上のニーズと優先順位を判断し，症状の軽減を通して健康回復の促進ができる. □E7 状況に潜むジレンマや，自分の看護判断について批判的・内省的に探究し，的確な看護判断ができる.	□F3 実習における看護の実践を批判的・内省的に振り返り，リフレクションの文脈の中で事実と理論をつないで解決策や問いを見出し，追求できる.	□G4 患者・家族が自らの希望に気づけるよう，傾聴，沈黙，共感ができる.（治療的コミュニケーション）	□H3
	□A5 看護師になるという誇りと自覚をもって，規律を守り，他者の模範となる生活ができる.	□B4 インフォームドコンセント，患者の自己決定における看護師の役割を果たすことができる.	□C4 環境の変化，文化，習慣が人々の健康に影響していることを理解している.	□D8 特殊な状況，治療における健康上のニーズと看護の特徴を踏まえた看護の知識とスキルを身につけている.（クリティカルケア，緩和ケア，ウェルネスを高めるケア，薬物療法，化学療法，放射線療法）	□E8 生命の危機的状況にある人の救急救命，終末期を迎えようとしている人の安寧とその家族への看護ができる. □E9 看護のプロセスの中で，自己認識が看護判断や実践，結果に影響を与えていることを自覚し，自己の認識の傾向を改善できる.	□F4 学んだ知識やスキルをより効果的に応用して，患者の個別的な援助へのニーズを満たす看護を提案できる. □F5 自分自身の確信や思い込み，先入観に疑問をもち，他者の立場（患者・家族・クラスメート・教師・指導者）から，メタ認知できる.	□G5 患者・家族が医療者とのコミュニケーションで生じるさまざまな感情（不安，心配，恐れ，不満，不信感）を察し，それらを緩和するかかわりができる.	□H4

表 7-2 (続き)平成 29 年度(2017 年)あじさい看護福祉専門学校 看護学科における履修カルテ(到達目標とチェックリスト)

Ⅱ. 求められる力量	A. 看護師としての適性	B. 倫理的看護実践	C. 看護師に求められる教養	D. 看護に関する知識・スキル	E. 課題解決力(必要な看護の実践と評価)メタ認知，批判的・内省的省察と課題探究力	F. 看護を創造する力	G. 患者理解と患者-看護師支援関係(有効な関係の構築)	H. 自己評価力・成長力
	□ A6 他者(教職員，実習指導者)の意見やアドバイスに耳を傾けるとともに，助言の意味を自分なりに注意深く理解し，強い責任感をもって行動できる.	□ B5 相手の文化的価値を受け入れ，尊重しつつ患者の権利を守り，医療者の義務を誠実に果たすことができる.	□ C5 社会，人口動態の変化，グローバル化に伴う疾病構造の変化が法，社会保障制度に影響していることを理解している.	□ D9 健康の回復・増進を促進するために必要な学習支援の知識とスキルを身につけている.	□ E10 患者の健康レベルと回復段階に応じて，個々の患者の健康上のニーズに対し，理論的根拠を用いて的確な看護を実践できる.(周手術期における合併症予防と退院後の生活指導，残存機能を活かした生活の再構築支援，セルフコントロールのための学習支援，母子の健康支援，子どもの安全と成長を支える支援，精神症状と治療による生活のしづらさの改善と質の維持など)	□ F6 無知の知を認め，防衛的になることなしに他者からのフィードバックと批判を受け入れ，自己評価力・自己成長力を高めながら，経験の意味について前向きに振り返ることができる.	□ G6 患者-看護師関係で生じる体験についてプロセスレコードや理論を活用しながら，意味を理解し，関係を発展させることができる.(最終的には信頼関係の形成ができる)	□ H5
	□ A7 積極的に教職員，臨床指導者，患者・家族とかかわりながら，他者が自分に期待していることに気づき，常に相手の立場に立って，患者の利益になる行動がとれる.	□ B6 看護実践において正しいことは何か，どうすることがよいことなのか，看護師として何をすべきかを問い，答えを求めて考え続けることができる.	□ C6 最新の衛生統計，法，社会制度を知っている.	□ D10 患者と家族が望む生活を支えるために必要な法，制度の活用と支援を考えることができる.	□ E11 さまざまな社会資源，制度を利用して地域での生活を支える看護をデザインできる.	□ F7 看護の実践と経験を俯瞰し，異なる側面から多面的に全体像を捉え，機知に富む新たな発見を得ることができる.(看護の再構成，再構築)	□ G7 保健医療福祉チームの一員として患者に必要な情報を提供し，さまざまな問題解決に必要な方略を的確に提案できる.	□ H6

(西岡加名恵　他：教職実践演習ワークブック，ミネルヴァ書房，pp.125～126，2013. を参考に作成)

目標に到達したことを示す成果資料
セクションA．看護師としての適性さ

■趣旨

ナイチンゲールは，「世の中で看護ほどに，その仕事において《自分が何を為しうるか》が，《自分がどのような人間であるか》にかかっている職は，他にない。」[i]と述べたうえで，「真に優れた看護師であろうとするならば，高い人格の人でなければならない」[ii]と述べています。では，高い人格とはどのような人なのでしょうか。ナイチンゲールは10の垂訓を述べています。

（1）心の清い人，（2）まじめであること，すべてにおいて節度を守ること，（3）潔白であること，（4）真の事実を大切にすること（事実のありのままを伝えること，注意と観察，記憶，および表現），（5）信頼性のあること，目先だけの勤めをせず人が見ていようといまいと，与えられた指示を聡明に完璧に行うこと，（6）時間を厳守し几帳面であること，（7）静かにしかも手早く，慌てず，手間どらず，穏やかに，うぬぼれず分別をもって，おしゃべりをしないこと，（8）明るく，希望を失わないこと，（9）患者のためばかりでなく，自分のためにも細かい点まで清潔にしておくこと，（10）自分のことではなく，まず患者のことを考えること，患者の必要や要求に対して「思いやり」をもち，快活で優しく，辛抱強くて賢く，《手際がよい》こと，をあげています。

このセクションでは，学生生活にとどまらず，日常生活を含めて上記に示したナイチンゲールが定義した看護師らしさを身につけていきましょう。3年間の学校生活のすべては，この土台の上にあります。

■下記は，期待される水準の目安を示したものです。

レベル	期待される水準	レベル到達の確認年月日	
		自己評価	教員の確認
6．合格レベル（優） もしくは特に優れたレベル	□看護師としての責任を自覚して自分自身を管理し，どのような状況にある患者，家族であっても看護師として誠実に看護を遂行し，患者，家族，医療スタッフから信頼を得られる行動ができ，看護師として成長し続けることができる。 ★　3年間皆勤である ★毎年ボランティア活動や学校生活の中で他の学生の模範となる活動をした。		
5．合格レベル（良） （3年次末，卒業時）	□自分自身の傾向を自覚，コントロールしながら患者，家族，保健医療福祉チームとの間で円滑に自己の役割を遂行し，看護師としてふさわしい対応ができる。 ★3年間，学則，社会のルールを遵守し，看護師としての品格を身につけた。 ★3年間精勤である。		
4．合格レベル（可） （専門領域実習終了時）	□常に自分の傾向を振り返り，自己理解を通して看護に及ぼす影響を意識しながら，患者，家族とよい関係が形成できるよう，教員，実習指導者，病棟スタッフの指導，助言を得て適切に行動できる。 □実習を通して学校と施設が定める規則を遵守できる。 ○個人情報の取り扱い ○SNS，LINE,Twitter の適切な活用，その他規則，心得の内容の遵守		
3．専門領域実習で期待されるレベル（2年次11月）	□講義や演習，その他学外での活動（学校行事，ボランティア活動）の中で，看護師として，また下級生に対しては先輩として模範となる行動ができる。		
2．「生活支援実習」で期待されるレベル（およそ1年次終了時）	□学校内・外において看護師としての基本的なマナー（あいさつ，言葉使いなど，生活科学の講義で学んだことの実践），学生心得を守って，看護専門職者としての品格に一致した言動を意識して生活できる。		
1．学びはじめのレベル （およそ入学してから前期終了時）	□家庭におけるしつけ，社会のルールを身につけている。		

[i] 湯槇ます監修：ナイチンゲール著作集第三巻，看護婦と見習生への書簡，現代社，1977，p266.

[ii] 湯槇ます監修：ナイチンゲール著作集第二巻，看護婦の訓練と病院の看護，現代社，1974，p121.

■下記の目標については，主として次に示した対応する科目等によって到達を目指すことになります。

目標到達の確認指標	対応する科目他	関連する科目他
□A1 挨拶や服装，髪型，言葉使い，講師，来校者，通学路で会う人，実習病院のスタッフ，患者，家族に対する言葉使い，接し方など，看護師としての品格が身についている。	ガイダンス 新入生オリエンテーション 生活科学	生活全般
□A2 積極的にボランティアや社会活動に参加できる。	看護学への招待	学生生活
□A3 SNS,LINE,Twitter 等を適切に使用できる。	人間と情報社会	生活全般
□A4 看護師が担う責任を自覚し，日々の学習を怠らない。看護師になるという誇りと自覚をもって，規律を守り，他者の模範となる生活ができる。	ガイダンス， 新入生オリエンテーション 「看護現場への招待」オリエンテーション 人間と法 人間と情報社会（情報処理検定3級） 教科外活動 学校行事	ゼミナール福祉住環境コーディネーター（2級） ボランティア活動 異文化ケアへの招待（国際協力） 学生生活全般
□A5 看護師になるという誇りと自覚をもって，規律を守り，他者の模範となる生活ができる。	看護学への招待 人間と法 生活科学	学生生活全般
□A6 他者（教職員，実習指導者）の意見にアドバイスに耳を傾けるとともに，助言の意味を自分なりに注意深く理解し，強い責任感をもって行動できる。	生活支援実習 精神看護実習 クリティカルケア実習 セルフコントロール支援実習 周手術期看護実習 子どもの看護実習 命を育む人の看護実習 生活再構築支援実習 緩和ケア実習 在宅生活支援実習	全科目
□A7 積極的に教職員，臨床指導者，患者・家族と関わりながら，他者が自分に期待していることに気づき，常に相手の立場に立って，患者の利益になる行動がとれる。	ヘルスケアチーム実習	学生生活全般

■ポートフォリオには，次のような成果資料を残しましょう（下線部は必須）。

- <u>ガイダンスの資料・ノート</u>
- <u>ガイダンスの課題レポート</u>
- <u>立志の会の課題レポート</u>
- <u>春休みの課題レポート：ナイチンゲールへの手紙</u>
- <u>欠席・遅刻・欠席・早退・欠課集計表　別表1</u>
- <u>実習，課外活動，ボランティアなどの活動一覧　別表2</u>
- <u>資格の証書</u>

図7-6　あじさい看護福祉専門学校看護学科のパーソナルポートフォリオの扉

目標に到達したことを示す成果資料
セクションＥ．課題解決能力，メタ認知，批判的・内省的省察と課題探求力

■趣旨

セクションＥの「課題解決能力」では，観察によって患者が《どのような》状態にあるのかを知るうえで大変重要な観察視点とスキルを身につけます。観察した結果をもとに，思考によって《何を，どのように》しなければならないのか，看護上の問題と目標，看護実践の内容，方法を導くための科学的思考を身につけます。このセッションでは「観察は事実を告げる。思考は事実の意味を知らせる。思考は観察力とともに訓練をも必要とする。」[1]ことを学びます。

また，リフレクションや実践の中でメタ認知を働かせながら，自身の看護と経験を振り返り，実践知とスキルを進歩・向上させ続ける能力も身につけましょう。

■下記は，期待される水準の目安を示したものです。

レベル	期待される水準	レベル到達の確認年月日	
		自己評価	教員の確認
6．合格レベル（優） もしくは特に優れたレベル	□状況の中で的確に自分の役割と看護の優先順位を捉え，チームの一員として，有効的に時間を管理しながら，チームで連携，協働して看護の質を改善できるような貢献ができる。 □自身の看護師としての能力向上と看護の質の向上に向けて，患者―看護師―保健医療チームとの関係における体験を顕在化させて，現実的で発展的な課題解決ができ，臨床で必要な知識と理論的思考を伸ばし続けることができる。		
5．合格レベル（良） （3年次末，卒業時）	□刻々と変化する状況の中で，チームで協働・連携（報告，連絡，相談）して有効な時間の活用ができ，優先順位を考えて的確に個別的な看護が実践できる。 □患者の目標を達成するうえで起こりうる様々な反応を予測し，対応するために，それまでに身につけた知見と経験を活かしつつ，その場に応じた方略を即時的に考えることができる。		
4．合格レベル（可） （専門領域実習終了時）	□複雑な疾病，クリティカルな状況，様々な保健医療従事者との連携が必要な状況にある患者の看護判断と看護をチームメンバーと共同しながらタイムリーにできる。 □目的達成に向けて既習の知識を用いて患者の状況と状態を多面的に把握し，情報の正確さ，原因と因果関係，判断の妥当性，看護の正確性について目標，結果，事実からメタ認知を効果的に働かせて分析し，よりよい看護実践のための探求学習ができる。		
3．専門領域実習で期待されるレベル （2年次11月）	□様々な症状の機序と生活への影響，健康レベルに応じた看護の視点をもとに，症状を緩和し，生活への影響を最小にする看護を考えることができる。 □課題に対してルーブリックを活用して主体的・自律的に学習に取り組み，教科書だけではなく，さまざまな信頼できる文献，研究論文，情報を活用して理解できる。		
2．「生活支援実習」で期待されるレベル（およそ1年次終了時）	□授業・演習のねらいとルーブリックを活用しながら，学んだ知識を関連・統合させて課題のテーマについて理解できる。		
1．学びはじめのレベル （およそ入学してから前期終了時）	□五感をフルに使って幅広く的確な状況把握ができない。 □これまでの人生を振り返り，自分の体験に意味や価値を見出している。		

[1] 湯槇ます他監訳：ナイチンゲール著作集第3巻，現代社，1977，p400.

■下記の目標については，主として次に示した対応する科目等によって達成を目指すことになります。

目標到達の確認指導	対応する科目	関連する科目他
□E1 自己の課題と求められている成果を認識し，その解決にむけて自己研鑽に励むなど，常に学び続けようとする姿勢をもっている。	リフレクティブ・プラクティス	すべての科目
□E2 自分の感情，思考，判断を意識的に俯瞰し，自己認識を高めている。	心の健康 精神臨床看護 生活支援実習 精神看護実習	教科外活動 学校行事
□E3 高い感性で状況を的確に捉え，系統的な観察をもとに（ヘルスアセスメント），患者の療養生活の安楽さ，安寧さを阻害している原因に気づいて，健康状態と回復過程にそった療養環境を整えることができる。	看護現場への招待 生命を護る看護 生活支援実習	すべての臨地実習科目
□E4 心身の機能の低下に伴う症状のメカニズム，検査データの意味がわかる。	意識を運動の科学 生命維持と病気 生命活動と病気	すべての実習科目
□E5 標準看護計画，クリニカルパスを活用しながら個別的な看護を計画し，計画に沿った実践と評価ができる。	生活支援実習 周手術期看護実習 生活再構築支援実習 子どもの看護実習 命を育む人の看護実習	周手術期看護 高齢者の生活支援Ⅰ 高齢者の生活支援Ⅱ 高齢者の生活支援Ⅲ 子どもの看護Ⅰ 子どもの看護Ⅱ 子どもの養育生活支援
□E6 患者が体験している症状について，病態，身体的側面，精神的側面，心理的側面，健康的側面とセルフエフカシーなどの観点から多面的に分析し，看護上のニーズと優先順位を判断し，症状の軽減を通して健康回復の促進ができる。	セルフコントロール支援実習 緩和ケア実習	セルフコントロール支援Ⅰ セルフコントロール支援Ⅱ 意識の拡張を支える看護
□E7 状況に潜むジレンマや，自分の看護判断について批判的・内省的に探求し，的確な看護判断ができる。	ヘルスケアチーム実習	すべての臨地実習科目
□E8 生命の危機的状況にある人の救急救命，終末期を迎えようとしている人の安寧とその家族への看護ができる。	クリティカルケア看護Ⅰ クリティカルケア実習 緩和ケア実習	クリティカルケア看護Ⅰ クリティカルケア看護Ⅱ ゼミナール ACLS 安寧を支える看護
□E9 看護のプロセスの中で，自己認識が看護判断や実践，結果に影響を与えていることを自覚し，自己の認識の傾向を改善できる。	精神臨床看護 精神の病と生活支援	精神看護実習
□E10 患者の健康レベルと回復段階に応じて，個々の患者の健康上のニーズに対し，理論的根拠をもちいて的確な看護を実践できる。（周手術期における合併症予防と退院後の生活指導，残存機能を活かした生活の再構築支援，セルフコントロールのための学習支援，母子の健康支援，子どもの安全と成長を支える支援，精神症状と治療による生活のしづらさの改善と質の維持など）	周手術期看護実習 セルフコントロール支援実習 生活再構築支援実習 命を育む人の看護実習 子どもの看護実習 精神看護実習	周手術期看護 セルフコントロール支援Ⅰ セルフコントロール支援Ⅱ 高齢者の生活支援Ⅰ 高齢者の生活支援Ⅱ 精神の病と生活支援
□E11 様々な社会資源，制度を利用して地域での生活を支える看護をデザインできる。	在宅看護プロジェクト	在宅看護への招待 在宅療養支援 地域生活支援 在宅生活支援実習 社会保障制度 看護関係法規

■ ポートフォリオには，次のような成果資料を残しましょう（下線部は必須）。

- 各実習科目の成長エントリーシートのNo.3のコピー
- Dと共通 履修・成績一覧 別表4－①，4－②，4－③，

図7-6 （続き）あじさい看護福祉専門学校看護学科のパーソナルポートフォリオの扉

あじさい看護福祉専門学校　看護学科　履修カルテ（コピーを学校へ提出する）　＿＿＿年次　　　提出日＿＿＿＿年＿＿月＿＿日

第＿＿　期生　　学籍番号＿＿＿＿＿　氏名＿＿＿＿＿＿＿＿　クラス役員　＿＿＿＿＿＿＿＿　欠席日数＿＿＿日 ・ 遅刻＿＿＿回・ 早退＿＿＿回・ 欠課時間合計＿＿＿＿時間

Ⅱ求められる力量	A．看護師としての適性さ	B．倫理的看護実践	C．看護師に求められる教養	D．看護に関する知識・スキル	E．課題解決力，メタ認知，批判的・内省的省察，課題探求力	F．看護を創造する力	G．患者理解と患者―看護師支援関係（有効な関係の構築）	H．自己評価力・成長力
これまでに達成できた「目標達成の確認指標」 ＊履修カルテ（自己評価用チェックリスト）を参照）								
現在のレベル ＊履修カルテ（自己評価用チェックリスト）を参照）								
パーソナルポートフォリオに蓄積した成果資料のリスト								
力量形成の達成状況に関するコメント								
自分にとって，次年度の主な課題は何か？								
意見・感想・質問など								

図 7-7　あじさい看護福祉専門学校看護学科の履修カルテ（学生自己評価用）

《文献》

1) Gertrude Torres, Marjorie Stanton（著），近藤潤子，小山眞理子（訳）：看護教育カリキュラム　その作成過程，医学書院，1988.
2) 佐伯胖：看護教育への警鐘　いまこそ行動主義的な教育体制からの脱皮を，看護教育 49：391, 2008.
3) 村田久行・窪田俊之：スピリチュアルペインの本質とケアの方法，緩和ケア 15：385-390, 2005.
4) 河正子：系統看護学講座別巻，緩和ケア，医学書院，p.255, 2004.
5) 湯槇ます（監修）：ナイチンゲール著作集　第 2 巻，現代社，p.75, 2003.
6) 上掲 5），p.126.
7) 湯槇ます（監修）：ナイチンゲール著作集　第 3 巻，現代社，p.303, 2006.
8) 上掲 7），p.406.
9) 上掲 5），p.94.
10) 西岡加名恵：教科と総合学習のカリキュラム設計　パフォーマンス評価をどう活かすか，図書文化，pp.171-173, 2016.
11) 鈴木敏恵：総合的な学習・プロジェクト学習ポートフォリオ解説書，教育同人社，p.29, 2003.

第8章

パフォーマンス評価を活かしたカリキュラムと指導

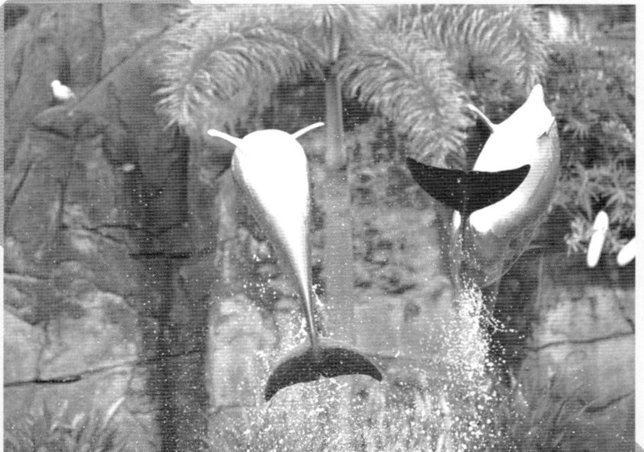

「看護とは，その人の人生の一部分に関わる，重大で責任の大きいものである」

―― 林亜由子（第21期生）

「マクロな設計」——長期的な指導計画

第７章までで紹介してきたように，あじさい看護福祉専門の看護学科(以下，あじさい看護)は，学生たちの実態を踏まえつつ，もう一方では，卒業時に到達させたい姿を明確にすることによって，カリキュラム改善に取り組んできた教育機関です．こちらで最終的に作り出されたカリキュラムは，「逆向き設計」論[1)]の「マクロな設計」の考え方に則ったものとなっています．そこで本章の前半では，あじさい看護のカリキュラムを，最後に改めて「マクロな設計」の視点から分析します[2)]．

同時にあじさい看護では，学生たちの力量を高めるための指導上の工夫をさまざまに凝らしています．そこで本章の後半では，本書の実践例を踏まえつつ，パフォーマンス評価を活かした指導の進め方を検討します[*1]．

1 一貫した見通し

「逆向き設計」論においては，単元末，学年末，卒業時といった修了時から遡って現在何をすべきかを考えることが提言されています(**図 1-2**，p.12)．**図 8-1** が示すように，「逆向き設計」論に基づくカリキュラムでは，各単元でパフォーマンス課題に取り組むことによって「本質的な問い」が探究され，ひいては各科目の包括的な「本質的な問い」に対応する理解が深められていきます．そのことが，さらにはカリキュラム全体で育成されるような「すべての分野に反映される横断的な転移するゴール，知性の習慣，重大な観念」を保障することにつながる，という構造で，カリキュラムが捉えられているのです．

あじさい看護の場合は，「ホリスティックな人間観と健康観を基盤として，人々の健康への願いに寄り添い，支える看護専門職者を育成する」ことを教育目的としています．そのカリキュラムにおいては，一貫して，**「臨床の現場において，患者さんの安全・安楽・安寧・健康の回復に役立つために，看護師はどのようにふるまえばよいのか？」**という**「本質的な問い」**が位置づけられています．また，この問いに対応して，「現場で的確にふるまうには，患者の状況を的確に捉え，課題解決を必要な行動レベルでイメージすることが重要である．また，医療チームの一員という役割と責任を担いつつ臨機応変に，優先順位を考えつつ行動することが必要である」といった**「永続的理解」**が目指されています．さらに，「看護を学ぶには，同僚・先輩から知識・技術だけでなく，知恵を学ぶことが大切である．また，**後付けでも良いから理由づけを考えることが重要である」**ということも強調されています．

＊1 パフォーマンス評価を用いて指導改善を図る方途については，西岡加名恵：教科と総合学習のカリキュラム設計 パフォーマンス評価をどう活かすか，図書文化，2016．の第４章「指導過程の改善」を参照のこと．

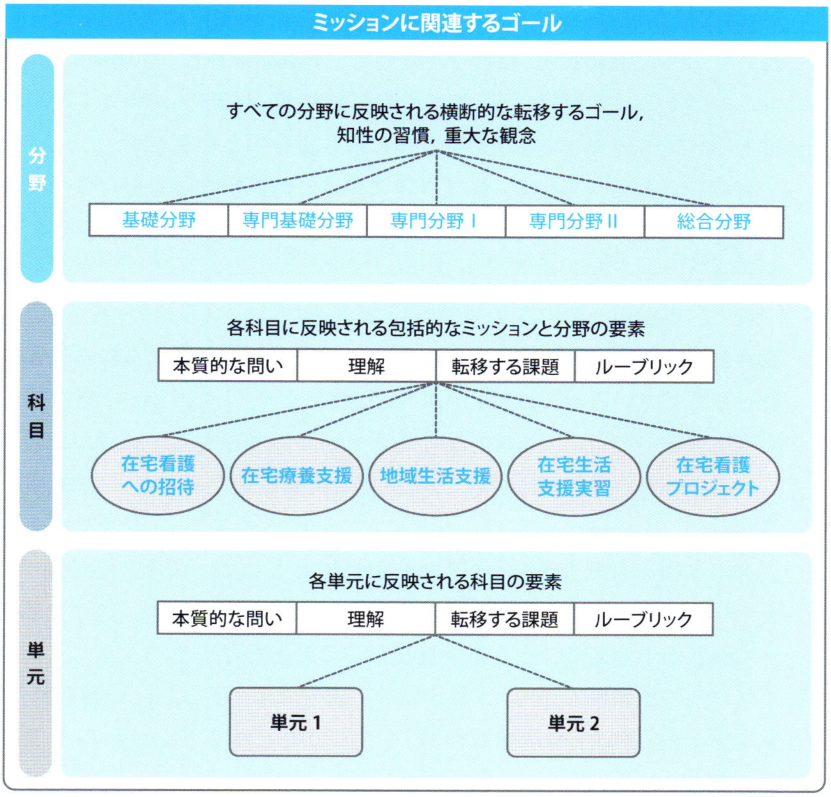

図 8-1　ミッションに基づくカリキュラムの枠組み
(Wiggins G, McTighe J : *Schooling by Design : Mission, Action, and Achievement*, ASCD, p.59 2007. の図を一部改変)

このような**卒業時に到達してほしい看護師像**をゴールとして，入学時のガイダンスから教師と学生の間で共有しています(第 2 章)．そこでは，「どのような看護師を目指すのか？」という包括的な「本質的な問い」に対し，「相手に三重の関心を注ぎ，五感を通した観察をもとに専門的知識・スキルを用いて自然治癒力が最もよく働くようすべてを整えられる看護師である」という包括的な「永続的理解」が目指されています．相手(患者と家族)の視点から看護の質を問い直すことにより，質の高い看護のイメージが明確になっていることがうかがわれます．

このような包括的な「永続的理解」は，一朝一夕に身につくものではありません．そこで，さまざまな科目や単元で，徐々に理解を深めていくことが目指されることとなります．**表 7-1**(p.134)に示したのは，あじさい看護での教育の見通しを，長期的ルーブリックのかたちで表したものです．

2　実習の体系化

長期的ルーブリックに照らして，卒業時までに求められるレベルを達成できるよう，あじさい看護では，実習が体系化されています．1 年次の「看護現場への招待」

「生活支援実習」から始まり，「精神看護実習」「周手術期実習」「クリティカルケア実習」「子どもの看護実習」など専門分野ごとの実習を重ね，3年次の締めくくりには「ヘルスケアチーム実習」を行うこととなります(**図 7-2**，p.138)．実習現場は，まさしく真正のパフォーマンス課題の集合体に取り組む場となります．

あじさい看護の場合は，臨床現場における問題解決能力を身につけさせるという視点から，実習において学生が取り組む課題の真正性をさらに高める工夫が見られます．

まず，現在の一般的な看護教育(3年課程)では，3年次の「統合実習」で初めて複数患者を担当し，優先順位を考えながら行動することが求められる教育機関が多いのに対し，あじさい看護では，1年次の「生活支援実習(基礎看護学実習)」から1人の患者を担当するとともに，さまざまな患者とかかわりをもち，患者が今，自分に何を求めているのかという状況について，「五感と行き届いた心を向けて」観察して得られた情報をもとに，医療チームの一員として自分にできること(生活環境を整える，日常生活への支援を行うなど)をすることが目標となっています．その結果，学生たちは，限られた時間の中で優先順位を考えながら行動することや，自分で目標をもちつつ何をすべきかを考えることの重要性を学ぶこととなります．さらに，例えば，アルツハイマー病の患者さんから，「痛ーい！　痛ーい！　叫ばれ，つねられ，蹴られた」(学生コメント)という経験をしつつ，「なんでこんなことをされるの？という思いが強い」(同前)のだと相手の心情をおもんばかったり，どのぐらいの力でやればよいのかわからずバイタルを測ることを怖いと感じたり，カルテを見るポイントがずれていたりして，「もっと基礎知識を身につけたい！！」という思いを強くしたりします(**図 8-2**)．

従来式では，基礎知識を身につけたうえで初めてリアルな看護にかかわるという発想に立ちがちであるのに対し，**真正性の高い状況**の中で基礎的な看護にかかわりつつ，**基礎知識の重要性を実感させる実習**に転換していることがうかがわれます．

各実習で示されている評価基準を見比べると，看護における重要な観点が繰り返し扱われていることがわかります．例えば，**表 4-3**(p.78)では，実習「看護現場への招待」における評価基準が明示されていました．そこでは，(1)実習計画を立て，計画に沿った準備をして臨んでいる，(2)相手(患者さん)が安楽に療養生活を過ごせるよう，環境を整えている，(3)看護師がしなくてはならないこと，してはならないことを理解している，(4)医療現場の危険に気づき，回避行動がとれる，(5)看護師が療養環境を整える意義を理解できる，という**5つの観点(「具体的な評価規準」)**に即して，**ルーブリック(「評価基準」)**が用意されています．

1年生が取り組む最初の実習において既に，**すべての実習で最も重要になる観点**がおさえられていることがわかります．

このような実習を積み重ねる中で，学生たちは，患者のニーズに応じた看護のあり方を具体的に構想し，行動できる力を身につけていきます．例えば，筆者(西岡)が実地観察した2年次の「クリティカルケア実習」では，学生たちが必要だと思われる知識

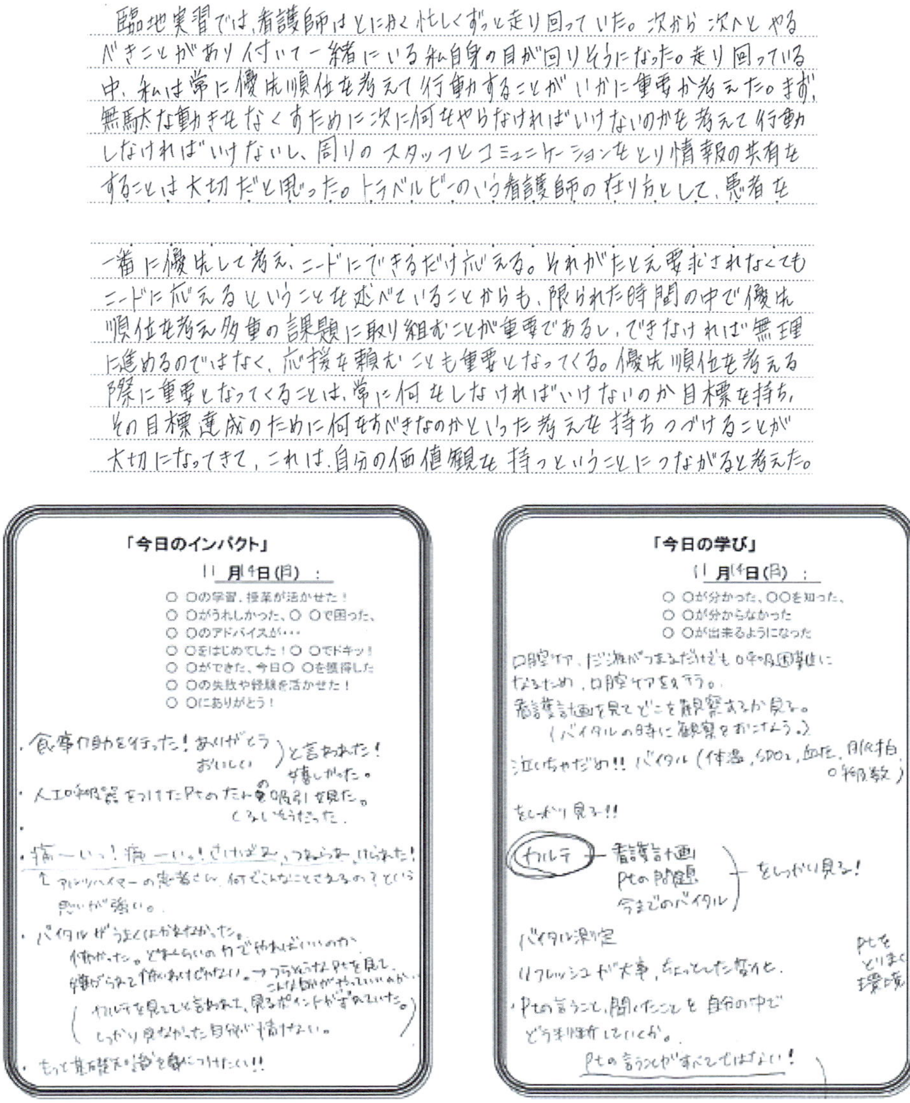

図 8-2　基礎看護学実習での学生の記録
〔上(リフレクション・ノート)板取あゆみさん提供，下(インパクトカード左右)上杉南月さん提供〕

を自らノート1冊分ほど予習するとともに，必要に応じて補足するノートを作成しつつ実習に取り組んでいました．さらに，実際に手術を受ける患者とそのご家族に手術前後の注意点などを伝える役割を担う，それにあたっては患者への提案書をグループ内で相互評価して改善していく，といった姿が見られるようになっていました．

さらに実習後には，「看護の創造」の科目において，各自が対応しきれなかった課題を受けて，その課題にいかに対応するかを考える再構築レポートを執筆しています．

例えば，実習中に認知症の患者から拒否されるという経験をした学生は，科目「精神臨床看護」において，「『たわけ！』『あっちいけ！』と拒否をされる患者さんの看護を提案します」というテーマで再構築レポートを書いていました(**図 7-4**，p.142)．そこでは，文献調査を踏まえ，「拒否は無関心ではない」「拒否された原因を明らかにする」「距離を置くことが患者のためなのかを考えなおす」ことが重要だといった考察が書かれています．

そのような再構築レポートは冊子にまとめられ，他の学生たちの参考に提供されています．実習での経験をそれだけで終わらせることなく，そこで残された課題を学校に戻ってからさらに探究し，その後に活かすことが求められていることがわかります．

3 講義や演習におけるパフォーマンス課題

このような実習に対応できるよう，講義や演習においても，看護の現場での問題解決能力を育成するという視点から，より真正性の高いパフォーマンス課題を与える工夫がなされています．まず，入学直後の科目「看護学への招待（看護学概論）」の授業では，「看護はなぜ専門職でなければならないのか？」という「本質的な問い」に対応するパフォーマンス課題「看護とは？」に取り組みます．これは，次のような課題です．「あなたは看護専門学校の教員です．初めて看護を学ぶ1年生がナイチンゲールの看護の定義をもとに，さまざまな看護理論への関心を高め，7月初めての臨地実習から看護の視点をもって観察し，自分ができる範囲で最善を尽くして相手のニーズに応えられるよう，A3用紙1枚の資料を作成してください」．この課題によって，学生たちは，各自の看護師としての理想の姿を明確にしています（**図8-3**）．

「看護学への招待」と並行して受講する「看護論」の授業では，課題「看護理論の応用」として，次のようなパフォーマンス課題が与えられています．

「この科目では，ワトソン，トラベルビーといったさまざまな理論家の理論を学びます．具体的な患者像を踏まえ，それらの理論家の理論を応用すると，どのような看護を構想できるのかについてグループでまとめ，プレゼンテーションを行いなさい」．

理論を学ぶにあたって，具体的な患者像を想定し，実際の臨床現場への応用を視野に入れた課題となっていることがうかがわれます（**図8-4**）．

このように，あじさい看護の実践においては，長期的な見通しのもと，個々の科目や実習での学習を積み重ねることが目指されているのです．

4 「ミクロな設計」と「マクロな設計」との往還

あじさい看護で2017年現在に完成されているカリキュラムのかたちを見て，自校のカリキュラム改善にはどこから手をつければ良いのかと，途方に暮れる心境になる読者もおられるかもしれません．そのような読者には，いま一度，**「逆向き設計」論において，単元設計（「ミクロな設計」）と長期的な指導計画（「マクロな設計」）を往復させながらカリキュラム改善を進めることが推奨**されていたことに注目していただきたいと思います（**図1-3**，p.13）．あじさい看護の場合も，長期的な見通しを確認しつつ，

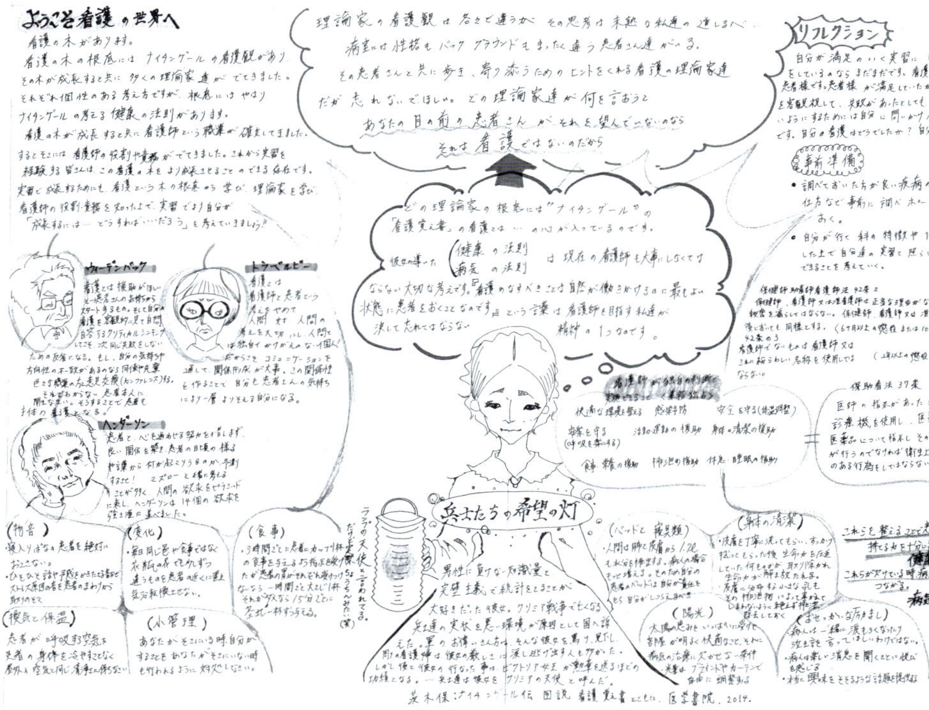

図 8-3　パフォーマンス課題「看護とは？」の作品例（渡邉望生さん提供）

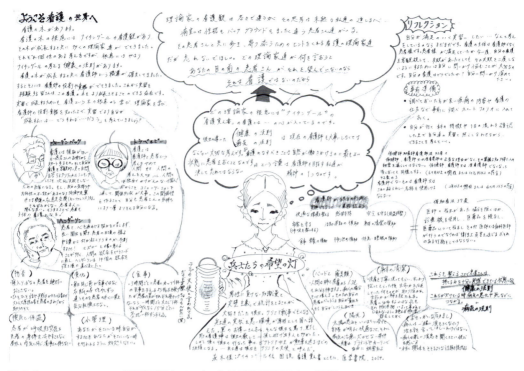

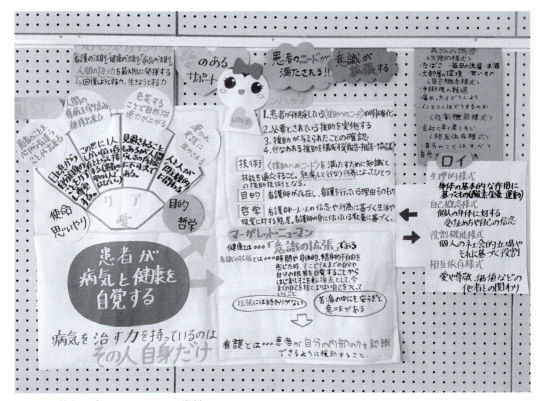

図 8-4　学生のプレゼンテーション資料
（三島昌季さん，永井千穂さん，須田愛美さん，関戸愛矢さん，小瀬本周さん，林婷さん提供）

個々の科目の改善を図り，個々の科目の改善を踏まえて，長期的な見通しを再確定するというプロセスで，繰り返しカリキュラム改善が進められてきました．

例えば，単元「清潔ケア」（第3章）では，手順どおりに「できた」か「できない」かだけを評価するのでは，患者の表情や状況を考えてケアできない学生たちの実態が生まれるという反省に基づき，臨床状況で求められる「清潔ケア」を模したパフォーマンス課題が開発されています．

それぞれの実習についても，「マクロな設計」の視点から位置づけが問い直され，焦点が定められています．例えば，基礎看護学実習「看護現場への招待」（第4章）では，「看護師のように考えて行動できる土台を作る最初の実習」として位置づけられ，「カリキュラム全体を貫く根幹となる力（パフォーマンス）と看護の学び方」を身につけさせることが目指されています．そこで必要となる知識やスキルが明確にされ，そのための準備も関連する科目で学ぶことで，準備が進められています（**表4-1**，p.70）．一方，専門領域の実習で最も予測が難しく，計画どおりにできない成人看護学実習「クリティカルケア実習」（第5章）においては，「マクロな設計」の視点から検討して欠けてしまいかねない「トリアージにおける看護師の役割を学ぶ機会」として位置づけられています．そのうえで，チームでの連携の重要性を学ぶことが目指されています．

時には，「ミクロな設計」で構成された単元・科目間の構造化によって，「マクロな設計」が行われます．そのことを端的に示しているのは，「在宅看護プロジェクト」（第6章）の例でしょう．在宅看護論領域では，「在宅看護への招待」「在宅療養支援」「地域生活支援」という3つの科目，さらには「在宅生活支援実習」で学んだことで，「在宅看護プロジェクト」に取り組むという構造化が図られています（**図6-1，2**，pp.112-113）．これにより，それぞれの科目や実習がバラバラでは到達しえないような水準にまで学生たちが到達していることが，学生たちの作品からはうかがわれます．

現在のあじさい看護では，カリキュラム全体にわたって，それぞれの科目の位置づけが明確になり，重要なポイントは複数の機会で繰り返されると同時に，より上の学年でより発展的な課題に取り組むという構造ができあがっています．しかし，このような構造化は決して一朝一夕にできあがったものではなく，1つひとつの講義・演習や実習の位置づけを問い直し，焦点化しつつ，長期的な見通しを追求していったことにより生み出されたものなのです．

5 学力評価計画を評価するための視点

ここで，学力評価計画の質を評価するための視点を確認しておきましょう[*2]．

第1は，妥当性です．妥当性とは，「評価したいものを，本当に評価できているのか」を問う概念です．妥当性は，従来，個々の評価方法が評価項目に対応しているの

＊2 詳細につきましては，西岡加名恵：教育評価の方法原理，田中耕治（編著）：よくわかる教育評価 第2版，ミネルヴァ書房，pp.68-74，2010．を参照いただきたい．なお以下の視点は，次の文献を踏まえて整理したものである．Wiggins G：*Educative Assessment：Designing Assessment to Inform and Improve Student Performance,* Jossey-Bass Publishers, 1998．ギップス C（著），鈴木秀幸（訳）：新しい評価を求めて テスト教育の終焉，論創社，2001．

かを検討する視点として用いられてきました．しかし，近年では，そこから発展してカリキュラム適合性という概念が提唱されています．カリキュラム適合性とは，学力評価計画がカリキュラムにおいて設定されている目標群に適切に対応するものとなっているかを検討する視点です．

第2は，信頼性です．信頼性とは，「どの程度，正確に評価することができるのか」を問うものです．パフォーマンス課題の実施においては，特に，異なる評価者が評価しても同じような評価になるかが問題になることでしょう．近年では，信頼性を発展させたものとして，比較可能性という概念も提唱されています．比較可能性とは，評価者が評価基準を共通理解し，同じ採点規則に従うことによって，評価の一貫性が確保されているのかどうかを見るものです．なお，比較可能性を高めるための手立てを，**モデレーション(調整)**と言います．**図1-10**(p.23)で紹介したようなルーブリック作りの作業は，モデレーションの方法の1つです[*3]．

第3は，公正性です．これに関しては，①異なる社会集団間の平等は確保されているか(平等性)，②評価を行うことによって，教育が阻害されていないか(結果妥当性)，③評価がどのような条件下で行われるのかといったルールは明瞭か(条件の明瞭さ)，④評価方法と評価規準(基準)を明確にした学力評価計画が作成されて公表されており，社会的に承認されているか(公表と承認の原則)，といった点が問われることとなります．

第4は，実行可能性です．実行可能性とは，入手可能な資源と時間の範囲内で，評価対象としなくてはならない人数の学習者を評価できるかどうかを検討する視点です．教師も学習者もバーンアウトしないような学力評価計画を立てることが重要でしょう．

看護教育の評価を計画する際にも，上記4つの視点から評価計画を検討しておくことをお勧めします．

パフォーマンス評価を活かした指導

1 学習経験と指導を計画するうえでのポイント

学生たちに深い理解と確かな実践力を保証していくためには，長期的な見通しをもつと同時に，それぞれの科目・単元で効果的な指導を組み立てることが必要になります．

「逆向き設計」論においては，「学習経験と指導を計画する」際に，WHERETOと略

＊3　モデレーションの方法としては，他に，明確な評価基準の策定と作品例の提供，評価者への訓練，統計的手法，査察，被評価者によるアピール，機関レベルの認定がある．西岡加名恵：比較可能性とモデレーション，田中耕治(編著)：よくわかる教育評価 第2版，ミネルヴァ書房，pp.72-23, 2010. 参照のこと．

表 8-1 学習経験と指導を計画するうえでの注意事項

W	*Where* are we going? *Why*? *What* is expected? どこへ向かっているのか？ なぜか？ 何が期待されているのか？
H	How will we *hook* and *hold* student interest? どのように生徒の関心を掴み，維持するか？
E	How will we help students to *explore* the Big Ideas and Essential Questions? How will we *equip* students for expected performances? 生徒たちが「重大な観念」と「本質的な問い」を探究するよう，どう助けるか？ 期待されるパフォーマンスに向けて，どのように生徒たちを用意させるか？
R	How will we help students *rethink* and *revise*? どうやって，生徒たちが再考し，改訂するよう手伝うか？
E	How will students self-*evaluate* and reflect on their learning? 生徒たちはどのように，自己評価をし，学習を振り返るか？
T	How will we *tailor* learning to varied needs, interests, [and] styles? 学習をどうやってさまざまなニーズ，関心，スタイルに合わせて調整する(tailor)か？
O	How will we *organize* and sequence the learning? どのように学習を組織し，順序だてるか？

(西岡加名恵：教科と総合学習のカリキュラム設計 パフォーマンス評価をどう活かすか，図書文化，p.119, 2016. より．McTighe J, Wiggins G：*Understanding by Design*：*Professional Development Workbook*, ASCD, p.214, 2004. をもとに筆者作成)

表 8-2 「学習経験と指導」を計画する際の配慮事項

は：はっきりとした見通しを与え，	→パフォーマンス課題のイメージを掴ませる．
ひ：一人ひとりを惹きつける．	→意欲が湧くような工夫をする．
ふ：不安がないよう用意させ，	→パフォーマンスに必要な知識(概念)やスキル(プロセス)を身につけさせる．
へ：下手なところは改めさせる．	→やり直す機会，練り直す機会を与える．
ほ：本人に自覚を促す自己評価．	→正確に自己評価できるよう指導する．
と：ところで個人差，どうするか？	→一人ひとりの習熟度や興味・関心に配慮する．
さ：最後に全体，見渡そう．	→学習活動を魅力的・効果的に配置する．

(西岡加名恵：教科と総合学習のカリキュラム設計 パフォーマンス評価をどう活かすか，図書文化，p.119, 2016. より)

記される7点を考慮することが主張されています(**表 8-1**)．**表 8-2** に示した「はひふへほとさ」は，筆者が WHERETO を日本語版に翻案したものです．

W(は)は，「どこへ向かっているのか？」〔単元の目標，評価方法，評価規準(基準)など〕を，単元の最初に学習者に理解させる重要性を指摘したものです．つまり，単元の初めに「はっきりとした見通しを与え」ることの重要性を指摘したものです．特に，単元末に取り組むパフォーマンス課題がどのようなものになるのかについて最初に示しておくことによって，その後の授業を課題に関連づけつつ進めることができます．あじさい看護においては，どの科目においても，最初に学習活動と評価計画を含んだシラバスが明示され，教師と学生の間で共有されています．このことは，学習に取り組む学生に，明確な見通しを与えるものと言えるでしょう．

H(ひ)は，学習者の心を掴み，興味・関心を維持することである．つまり，学習者「一人ひとりを惹きつける」ような工夫が求められています．具体的な例としては，導入において刺激的な問いや奇妙な事実，謎などを提示することや，実験，ロールプレイやシミュレーション，個人的な経験や選択を採り入れることなどがあげられています．あじさい看護においては，学校で取り組むパフォーマンス課題も，看護実践の現場（より直接的には学生たちが直面する実習）との関連が明確に見えるものとなっています．このことは，学生たちの動機づけを増すものとも言えるでしょう．

E（ふ）は，探究を進めさせ，最終的に期待されるパフォーマンスを行う力を身につけさせるために，経験的・帰納的な学習，直接的な指導，宿題などをどのように取り入れるかを考える観点です．パフォーマンス課題に取り組むのに必要となる知識（概念）やスキル（プロセス）を身につけさせ，「不安がないよう用意させ」るための視点と言えます．ここでぜひ意識しておきたいのが，「単元内の構造化」（**図1-6**，p.18）です．この単元では，パフォーマンス課題に必要となる知識やスキルを習得させ，総合させることとなるのか，あるいは繰り返し練習させてレベルアップを図るのか，といった「単元内の構造」を意識することで，指導計画が立てやすくなることでしょう．たとえば，**表3-1**（p.55）に示した指導計画では，清潔ケアに必要となる知識やスキルを習得させつつ，異なる状況で繰り返し清潔ケアに取り組ませる形となっています．これは，**図1-6**のパターン2に該当すると言えるでしょう．

R（へ）では，学習者がいったん作った作品を作り直す機会を与えることが重視されています．パフォーマンス課題は，かなり挑戦的なものとなるため，いきなり質のいい作品が生み出されるとは考えにくいのが実情です．そこで，やり直す機会，練り直す機会を与え，「下手なところは改めさせる」ことが重要となります．例えば，単元「清潔ケア」（第3章）では，モデル人形の設定を変化させることで，刻一刻と変化する現場への対応力を身につけさせる指導を実現しています．学生たちが「試行錯誤しながらやってみて，つまずきながら理解できること」が目指されているのです．

ただし，単元に割り当てられた時間数が少ない場合，1つの単元・科目においてやり直しの機会を与えることは難しい場合もあります．「マクロな設計」により，複数の単元・科目において重要な目標を繰り返し扱うことは，単元・科目を超えてやり直しの機会を与えるものとも考えられます．

5文字目の**E（ほ）**は，学習者が自己評価する機会を与えることを示しています．パフォーマンス課題に取り組むにあたっては，的確に自己評価し，自己調整に活かす力が求められます．したがって，「本人に自覚を促す自己評価」の力をどのように育てるかという視点をもっておく必要があります．例えば，学生同士で気づきを話し合わせたり，ルーブリックやチェックリストの形で明示された具体的な評価基準（例えば**表3-2**，p.62）に照らして自己評価させたり，といった活動が考えられます．

T（と）は，学習活動を個々の学習者に合わせて調整する重要性を指摘したものです．学習者一人ひとりの習熟度や興味・関心といった「個人差」をどう配慮するかについても検討しておくことが望ましいと言えるでしょう．具体的には，課題を提示したのち，学生たちがパフォーマンス課題に取り組む際には，優れた学生の事例をモデルとして示すことにより，困難を抱えている学生を支援するといった指導が考えられます．教員がポイントをおさえつつデモンストレーションとして演示するとともに，学生からの質問に答えるといったことも重要でしょう．例えば，第3章のp.59「デモンストレーション」（**写真3-5**）は，そういった指導場面の典型例です．

O(さ)は，全体を見渡して学習の順序について考える視点です．上記の視点をヒントとして考えてきた学習経験や指導が魅力的・効果的になるよう，「全体」の配置を考えることが求められます．

2 ルーブリックを理解させる指導

ここで，学習者の自己評価力を育てるための指導について，さらに詳細に検討してみましょう．つまり，「本人に自覚を促す自己評価」（5文字目のE/ほ）をどう実現するか，という視点です．

あじさい看護では，的確に自己評価する力を身につけさせるために，ルーブリックの中身を理解させる指導にも力を入れています．例えば，成人看護学実習「クリティカルケア実習」（第5章）では，学生がルーブリックに対応させて実習計画を立てています．**図5-3**①（p.102）に示した例でも，「危機的状況にある人とその家族に対して苦痛の緩和を行い，危機的状況の中でも安全で安心できる経過を送ってほしい」（ゴール），「自分がチームの一員として何ができるのかを考え，事前にどのような流れで処置や看護が行われているのかを学習する」といった記述に，教師が目標・評価規準として設定している内容が，学生たちに伝わっていることがうかがわれます．

このようなことが可能になっているのは，次のような指導が行われているためです．

まず，学生たちにとって，当該実習のゴールとして明確になっているかどうかを確認します．「患者の安全と安楽を守る看護を実践する」はどの実習でも目指すゴールですが，それぞれ実習には重点目標があります．そこで，学生のゴールの設定が当該実習の重点目標に向かうものになるように，例えば「救急外来に来られる方の安全を守るために，重要な看護はどのようなものですか？」といった**発問**をします．

続いて，現場でパフォーマンスを発揮する知識とスキルの準備状況を確認します．実習で取り組む学習活動に対応しつつ，実習の展開をイメージした方略になっているかどうかについて，シラバスの評価基準に示したチェックボックスを参考に指導します．例えば，「クリティカルケア実習」であれば，実習初日から活用しなければならない知識として，患者受け入れ時のABCDE評価があります．しかし，学生によっては，実際の実習で活用する内容ではなく，「救急看護とは？」といった概念から学習を始める学生がいます．そのような学生は，実習のイメージが描けておらず，**とにかく教科書を網羅してノートにまとめるという作業**をしています．その場合，実際の現場で求められる看護に対し，知識を活用する準備ができていないことがあるので，意識的に補足するように求めます．

「精神看護実習」でも，ノートの1ページ目で，精神医療の変遷「1883年相馬事件」[*4]から始める学生と，精神科看護における「ケアの原則」から始める学生がいます．前者は，実習で患者と出会い，看護するというイメージをもたない学習になっているため患者の看護において知識の活用ができない危惧があります．また，看護することを目的とした学習ができていないことがあるため，「最初の出会いではどんなことが想定されるのか」「そのときにどのような知識をもってその状況に対応するのか」という指導が必要となります．一方，後者の学生は，最初の出会いから関係形成を想定した学習をしているため，患者との関係において起きる出来事について知識を使って意味を考え，コミュニケーションスキルを駆使して看護に活かすことができます．

さらに，不測事態への対応の準備状況の確認もします．臨床現場において柔軟に，臨機応変に対応しながら実習のゴールに向かうには，実習で何が起きる可能性があるのか，予測的に計画を立て，準備をする必要があります．しかし，経験がない学生に予測はできません．そのため，教師が，「もし救急外来に患者がいないときはどうする？」(救急外来は季節，時間によって繁忙期と閑散期がある)とか，「交通外傷で搬入されたときはまず何を準備する？」(自分自身の準備としてガウン，アイゴーグル，グローブ)など，考えておくべき内容について問いを出します．

あじさい看護では，**あえて「この準備をして」とか「この学習をしておいて」とは言わないことが大切**だとされています．あくまで，学生自身が予測して準備が必要だと思える指導が重視されているのです．

3 フィードバック

教師は，学習を進める過程で，その時々に学習者の様子を観察したり，発問に対する応答を聞き取ったり，ノートやワークシートを点検したり，小テストをしたりしながら，それぞれの学習者の学習の状況について形成的評価を行っています．形成的評価によって，学習が順調に進んでいることが明らかになれば，さらに高度なことを補足します．逆に不十分な状態が見られれば，補習をしたり軌道修正したりといった形で，指導の改善が図られます．

学習者が効果的に学習を進められるようにするためには，学生の実態を踏まえて教師の指導を改善するだけでなく，学生自身が的確に自己評価して改善に役立てることができるように，学生の自己評価力を育てることが重要になります．ここでいう自己評価とは，単に，楽しかったかとか頑張ったかを捉えるような種類のものではありません．取り組んでいる課題に対応して，自分のできている部分とできていない部分を正確に把握することによって，自己調整を可能にしていくような力です．

学習者の自己評価力を育てるうえで重要だとされているのが，教師によるフィードバックです．フィードバックとは，意図したことに照らしたときに，どのようにその人が行っているかについて情報を与えることです．**表 8-3** には，効果的なフィードバックと効果的ではないフィードバックを対比的に示しています．

＊4　1883(明治 16)年におきた旧家のお家騒動．精神病者の監護について世論の注目が集まり，1900 年の精神病者監護法制定に至った歴史的事件である．

表 8-3 フィードバックの条件

効果的なフィードバック	効果的ではないフィードバック
パフォーマンスが，その意図に対応するような効果がある（またはない）とはっきりさせるような有用な証拠を提供する．	たとえば「もっとがんばれ」「君の文章はひどい」「よくやった」といった一般的なアドバイスや誉め言葉，非難や奨励の言葉を口にするだけである．または，レポートに点数をつけるだけである．
現在のパフォーマンスや傾向をうまくいった場合の結果（スタンダード：社会的に共通理解されている目標・評価基準）と比較する．子どもの作品を模範例や規準・基準と見比べる．	単純にも，指導，努力，助言プロセスがゴールの達成のために十分だと考える．子どもは課題学習の仕上げ方についてのみ指示され，最終的な完成作品についての特定のスタンダードについての指導は行われない．
時宜にかなっている．	時宜にかなっていない．
頻繁に行われ継続的である．	まれにしか行われず，1回きりである．
パフォーマンスの様相を評価する際に，説明的な言語が優先的に用いられる．ルーブリックではパフォーマンスの質が，各レベルに固有な具体的な指標を用いて説明されている．	パフォーマンスを評価するにあたって，価値判断する言語や比較する言語が優先的に用いられる．ルーブリックは，基本的に「すばらしい」「良い」「普通」「悪い」といっているにすぎず，そのような価値判断がどのような特性に基づいて行われるのかについての洞察が示されていない．
与えられる点数はパフォーマンスの効果を適切に反映しているものだと，パフォーマンスをする人が認識することができる．	どのようなことに基づいて点数が与えられているのかが，パフォーマンスをする人にとって謎のままである．
どのような結果が求められているのかについては，現実世界のモデル（模範例）から導き出されている．パフォーマンスを効果的に行う人が現実に達成している事項といったゴールの観点から，フィードバックが与えられる．	どのような結果が求められているのかが，学習目的のために単純に記述されたゴールから導き出されている．学習するという観点からのフィードバックがあっても，現実にパフォーマンスをするという観点からのフィードバックが十分に行われない．
パフォーマンスをする人が自己評価と自己調整を通じて進歩することを可能にする．	パフォーマンスをする人が，自分がどのように行ったかについての評価を，常に審査員に依存しないと行えないようになってしまう．

〔西岡加名恵：教育実践の改善，西岡加名恵，石井英真，田中耕治（編著）：新しい教育評価入門　人を育てる評価のために，有斐閣，p.159，2015 より．Wiggins G：*Educative Assessment：Designing Assessment to Inform and Improve Student Performance*, Jossey-Bass Publishers, p.49, 1998 を踏まえて筆者作成〕

「よくできた」といった褒め言葉や「これではダメだ」といった非難を投げかけるだけでは，学習者は，どうすれば「よくできた」と言えるのか，どういった問題があるから「ダメ」なのかを理解することができません．たとえばテニスで効果的にスマッシュを打つことを指導するためには，どのようなタイミングで，どのようなラケットの振り方でスマッシュを打ち込めばいいのか，それに対し，現在のスマッシュのタイミングやラケットの振り方はどのようにズレているのか，といった事実を伝える必要があります．このように，目指している結果と照らし合わせつつ事実を伝えることで学習者が自分の実態を把握し自己調整を可能にする行為が，**学習者にとってのフィードバック**です．

例えば，単元「清潔ケア」（第3章）では，「術後1日なので，汗とか，消毒とかで身体が汚れて気持ち悪いと思います」という学生の発言から，学生が先入観で判断しがちだという「つまずき」をもっていることを教師は捉えています．そこで教師は，観察視点と方法に関して「実際に患者さんの肌に触れて確認しましたか？」「消毒の汚れは体のどこの部分でしたか？」といった発問を投げかけることで，事実を確認し，それをもとに判断することの重要性を気づかせようとしています．学生たちが書いたノートへコメントを付すことによって，紙面上でフィードバックを提供する形も考えられます．

4 検討会

学習者にフィードバックを与え，自己評価力を育てるうえで有効な指導方法の1つが，**検討会（conference）**です．検討会とは，学習者の学習の実態について学習者と教師や関係者の間で話し合い，相互の評価のすり合わせを行っていくような対話の機会を指します．

検討会については，次の3つのタイプがあります[3)]．

①学習者の学習の実態をあらかじめ決められた評価規準（基準）に照らし合わせつつ，教師が対話を主導して進めるタイプ
②教師と学習者の間で相互作用しつつ評価規準（基準）を作り出していくタイプ
③学習者が自ら主導して進めるタイプ

表8-4には，検討会における基本的な対話の進め方を整理しています．

表8-4　検討会における対話の流れ

①教師から「このパフォーマンスのいいところはどこかな？」「今，困っていることは何？」といった**オープン・エンドの問い**を投げかけることによって，学習者の自己評価を引き出す．
②学習者の言葉に耳を傾ける．このとき，教師には**「待つ」力**が求められる．
③達成点を確認し，いいところを**褒める**．
④**具体例の比較**を通して，目標・評価規準（基準）を直感的に掴ませる．この際，掴ませたい評価規準（基準）を読み取りやすいような具体例を選んでおくことが重要である．
⑤次の目標について，**合意する**．直感的に把握された目標・評価規準（基準）を言語化するとともに，見通しが立つ範囲の目標に絞り込む．
⑥確認された達成点と課題，目標について**メモを残す**．

（西岡加名恵：教科と総合学習のカリキュラム設計　パフォーマンス評価をどう活かすか，図書文化，p.129，2016．より一部修正）

ここでは，筆者が観察した「周手術期看護実習」の様子を紹介しましょう．この実習で学生たちは，患者さんへの術前・術後の説明を担当していました．その際，事前に用意する説明用のパンフレットについて，夕方の時間を利用して実習生と指導者のグループで検討していたのが，**図8-5**の場面です．既に，同様の課題に取り組んでいた実習生仲間たちは，そのときに検討を受けている学生のパンフレットについて，重要な情報と重要でない情報の区別がつきにくい，もっと優しい雰囲気の色合いに変えたほうがいい，といったレイアウト面のアドバイスをしていました．

一方，実習指導にあたった教員との間では次のような対話が行われました．

教員：ここには退院後の食事についての情報が入れられていますが，この患者さんは退院の目途が立っていますか？

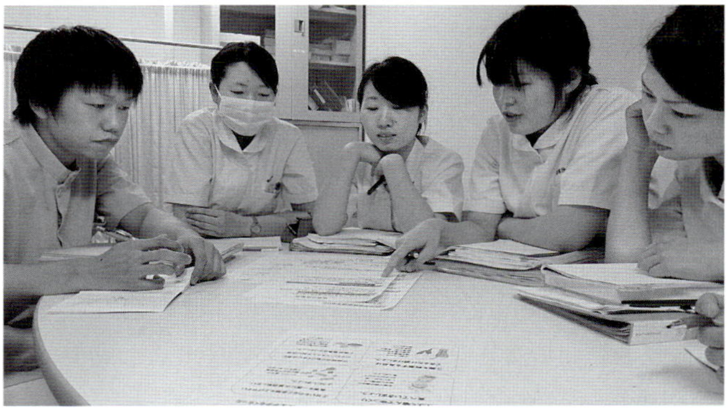
図 8-5 実習生たちの検討会の様子(あじさい看護福祉専門学校提供)

学生：いえ，まだ，いつ退院できるかの見通しは立っていません．
教員：そうですか．だとすれば，この情報を今，ここに入れるのは適切でしょうか？
学生：僕の実習が明日で終わってしまうもので….
教員：それは，あなたの都合ですね．どうしても情報を提供したいというのであれば，術後の説明とは別にまとめて，「退院される際にご覧ください」という形も考えられますね．

「患者の視点から考える」という，あじさい看護の目標について，学生自身の直面している具体的な場面に即して理解させる指導となっていることがうかがわれます．

ただし，このような検討会を個別・グループ別の対話の形で行うのは，通常の授業においては難しいことでしょう．その場合，作品批評会の形であれば，一斉指導の中でも検討会を行うことができます．例えば，ルーブリック作りを通して明らかになった評価規準(基準)が具体的に伝わるような事例をいくつか見せつつ，「どちらのパフォーマンス(作品，実践など)がいいだろうか？　それはなぜか？」などと問いかけ，話し合わせるといった指導です．話し合いの過程で明らかにされた評価規準(基準)を板書で整理するとともに，それらと照らして自らの作品を振り返らせ，既に達成している点と改善すべき点を確認させるという方法が考えられます．

重視されるべきは患者と家族の視点

パフォーマンス課題については，学習者が主体的に取り組む課題となるため，どのようなパフォーマンス(作品，実践など)が望ましいかについて，学習者自身が具体的なイメージを掴み，自己評価力を身につけるような指導が求められます．本章後半で紹介してきたような指導方法の多くは，そのように学習者の自己評価力を高めるための工夫と言えるでしょう．

一方で，教師には長期的な見通しをもちつつ，個々の科目や単元でどんな知識・スキル・理解を身につけさせるかの焦点を絞り，着実な成長を図ることも求められます．「逆向き設計」論において「マクロな設計」と「ミクロな設計」の往還が提唱されていることは，そのようなカリキュラム改善を進めるうえでの具体的な道筋を示してくれるものです．あじさい看護の教育実践の魅力は，「マクロな設計」・「ミクロな設計」の両方において**患者と家族の視点を徹底的に重視**することにより，学生たちに，看護師としての使命感と確かな実践力を身につけさせている点にあると言えるでしょう．

《文献》

1) G. ウィギンズ，J. マクタイ（著），西岡加名恵（訳）：理解をもたらすカリキュラム設計「逆向き設計」の理論と方法，日本標準，2012（原著第 1 版 1998，増補第 2 版 2005）．

2) 西岡加名恵：「マクロな設計」，教科と総合学習のカリキュラム設計　パフォーマンス評価をどう活かすか，図書文化，pp.145-180, 2016.

3) 西岡加名恵：教科と総合に活かすポートフォリオ評価法　新たな評価基準の創出に向けて，図書文化，pp.71-82, 2003.

付録

そこが知りたい!
——看護教員のための実践Q&A

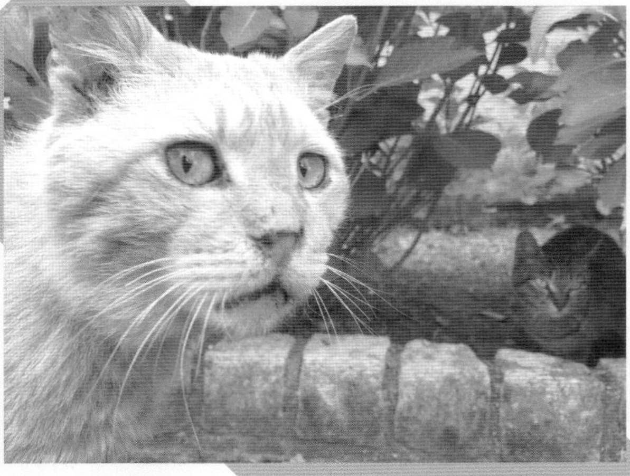

「カルテや検査データばかり見ていても，
その人を知ることはできない」
—— 熊谷沙与加（第21期生）

筆者やあじさい看護福祉専門学校（本校）によくいただくご質問や疑問について紹介・解説します．カリキュラムに関するもの，プロジェクト学習に関するもの，ポートフォリオに関するもの，パフォーマンス評価とルーブリックに関するもの，実習に関するもの，国家試験対策に関するものについて，それぞれテーマ別にまとめました．

カリキュラム Q&A

Q1. 改革の具体的な道筋を教えてください

A1. STEP に分けて，**図 Q-1** に示します．これからパフォーマンス評価を導入されたい学校がこのステップを踏襲する必要はなく，これから取り組まれる学校は，STEP1 から STEP4, STEP5 の流れで改革されると，「逆向き設計論」に基づくカリキュラム改革が実現できるでしょう．

STEP4 で「教師の願い」が明確であれば，STEP2 の活動分析は省けます．また，パフォーマンス評価を取り入れるうえで，学習者をどのように理解するのか，そこから教育をどのように考えるのか，また，パフォーマンス評価が目指す理解と転移の概念についてしっかりとした土台を築くうえで，STEP1 の現状分析は大切です．本校では実習方法の課題が入り口となって，カリキュラムの改革を進めてきました．そのため，プロジェクト学習やポートフォリオのやり方が目的化した時期もありました．

大切なことは，「どんな看護ができる教育を目指すのか」という看護教育の目的と内容に焦点を当てて，失敗にくじけず前向きに改革し続けることだと思います．

Q2. 教員たち・スタッフ側の足並みをどうやって揃えましたか

A2. **図 Q-1** の STEP1 が重要でした．「できない」といって学生の問題にしていたことを，「何が」「なぜ」できないのか，「教育の問題」に転換しました．まずは，課題と原因に気づき，自校の教育理念・目的・目標から，教師の願いを 1 つにすることが大切だと思います．

Q3. 臨床施設にはどのように理解してもらったのですか

A3. 2008 年 4 月の実習調整会議で，看護過程の形式的記録用紙と看護診断を使った実習から，ポートフォリオとリフレクションを使って看護の実践を通して看護が学べる実習に変更する旨を伝えました．当時の木沢記念病院の石山光枝看護部長（元岐阜県看護協会会長）は「どんどん実践して，なんでも見せないと看護は学べない」という考えをもたれており，その場で実習病院との調整ができました．このように本校が恵まれた環境で実習をさせていただいている背景がありましたが，はじめから無理だとあきらめていては，今以上の教育を実現することはでき

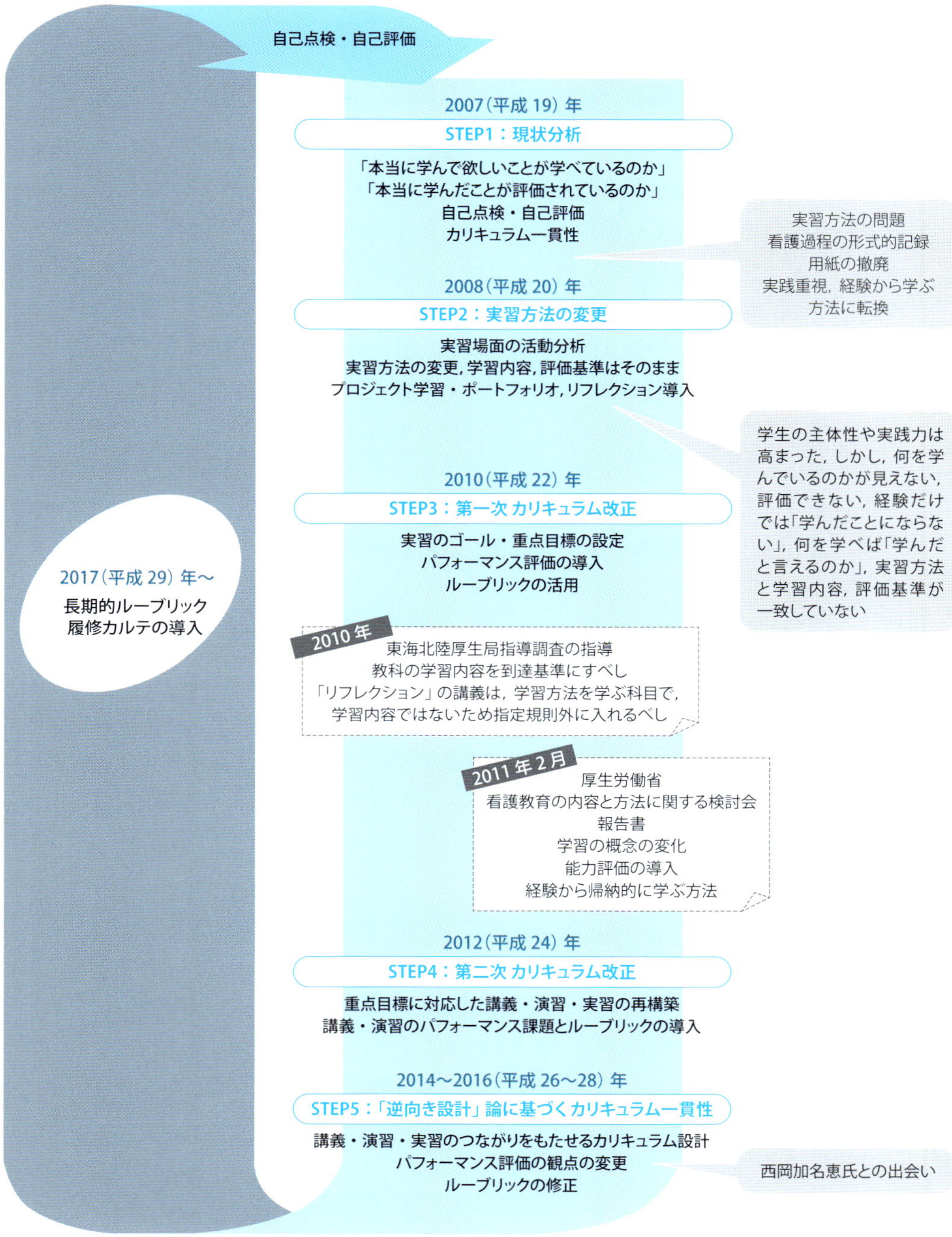

自己点検・自己評価
2007（平成 19）年
STEP1：現状分析
「本当に学んで欲しいことが学べているのか」
「本当に学んだことが評価されているのか」
自己点検・自己評価
カリキュラム一貫性
実習方法の問題
看護過程の形式的記録
用紙の撤廃
実践重視，経験から学ぶ
方法に転換
2008（平成 20）年
STEP2：実習方法の変更
実習場面の活動分析
実習方法の変更，学習内容，評価基準はそのまま
プロジェクト学習・ポートフォリオ，リフレクション導入
学生の主体性や実践力は高まった，しかし，何を学んでいるのかが見えない，評価できない，経験だけでは「学んだことにならない」，何を学べば「学んだと言えるのか」，実習方法と学習内容，評価基準が一致していない
2010（平成 22）年
STEP3：第一次 カリキュラム改正
実習のゴール・重点目標の設定
パフォーマンス評価の導入
ルーブリックの活用
2017（平成 29）年～
長期的ルーブリック
履修カルテの導入
2010 年
東海北陸厚生局指導調査の指導
教科の学習内容を到達基準にすべし
「リフレクション」の講義は，学習方法を学ぶ科目で，
学習内容ではないため指定規則外に入れるべし
2011 年 2 月
厚生労働省
看護教育の内容と方法に関する検討会
報告書
学習の概念の変化
能力評価の導入
経験から帰納的に学ぶ方法
2012（平成 24）年
STEP4：第二次 カリキュラム改正
重点目標に対応した講義・演習・実習の再構築
講義・演習のパフォーマンス課題とルーブリックの導入
2014～2016（平成 26～28）年
STEP5：「逆向き設計」論に基づくカリキュラム一貫性
講義・演習・実習のつながりをもたせるカリキュラム設計
パフォーマンス評価の観点の変更
ルーブリックの修正
西岡加名恵氏との出会い

図 Q-1　カリキュラム改革の道筋（あじさい看護福祉専門学校）

ません．自校の方針や，検討会での議論を提示しながら，臨床現場の理解を得る努力も必要だと思います．

看護実践力の低下や早期離職で困り果てている臨床現場では，こちらの不安を超えて実践的に看護を学べる実習に理解をしてくださる看護部長も多いのです．

プロジェクト学習 Q&A

Q4. プロジェクト学習とパフォーマンス課題の違いは何ですか

A4. プロジェクト学習は，学生自身が課題をもって自分の目標に向かって方略を立て，課題を解決する学習方法の1つです．一方，パフォーマンス課題は，当該科目で到達してほしい重点目標に対応した課題を教師が提示します．この課題がパフォーマンス課題です．パフォーマンス課題にはあらかじめ，どの程度達成すべきか，到達してほしい基準(ルーブリック)が決められています．学生は，ルーブリックを道標に授業・演習・実習に取り組みます．

また教師は，学生がパフォーマンス課題に取り組むための，学習活動と学習方法を設計します．パフォーマンス課題は重点目標に準拠して，パフォーマンス課題に応えるために必要な「知識」「スキル」「思考・判断・表現」といった学習内容を内包しています．なお，**図1-5**(p.16)で示したように，プロジェクト学習は，最も総合的なパフォーマンス課題だと捉える考え方もあります．

Q5. プロジェクト学習の導入とやり方を教えてください

A5. 指定規則外で「リフレクティブ・プラクティス」の講義(16時間)の中で説明しています．上級生の実際のポートフォリオを提示して，プロジェクト学習の目的と内容を説明しています．プロジェクト学習ができる学生を育成するのが目的ではなく，教師が教育の目的においてプロジェクト学習の手法を効果的に活用することが大切です．

Q6. プロジェクト学習で，ビジョン・ゴールが「書けない」学生にどう指導したらいいですか

A6. なぜ書けないのか，その理由から明らかにします．学習内容や学習方法がイメージできていない場合が多くみられます．シラバスとルーブリックから学習のねらいは何か，何をどのように学ぶのか，**まず教員が方向性を示しながら**学生自身がイメージできるように指導していきます．

ポートフォリオ Q&A

Q7. ポートフォリオをどう作らせたらいいですか

A7. 学生には「世界で1つ，自分だけの本を作る」のがポートフォリオだと伝えています．学生が学校生活やボランティア，教科外活動，プライベートなもので「これいいな」「使えるな」と思えるものを入れるパーソナルポートフォリオと，授業，実習で作るポートフォリオは区別しています．

実習では，実習で活用した信頼性のある資料にコメントや使った証拠を残して入れるように指導しています．「資料を集めて満足！」には注意が必要です．ポートフォリオには学生自身が課題に取り組んだプロセスを蓄積すること，教師はポートフォリオを指導の評価資料として活用することが目的です．「真正の評価」(p.9)ではポートフォリオを活用しますが，ポートフォリオの厚さや重さが評価の対象ではなこと，学習のプロセスを残すことが大切であることを伝えています．

それでもなお，「ポートフォリオをどうやって作ったらいいですか」と尋ねる学生がいれば，「自分ではどんなポートフォリオを作りたいのか」を逆に問いかけます．学生自身が目的と必要に応じて作るポートフォリオであることが大切です．

Q8. ポートフォリオを指導や評価にどう活用したらよいですか

A8. 学習に活用した**形跡**があるかどうかをみます．資料は入っていても全く活用されていない場合は「これを何に，どう使ったのか？」学生に確認することがあります．

反対に，ポートフォリオにほとんど資料が入っていなくても，リフレクションの中で知識を活用していて，実践からさらに探究学習した資料のコピーをノートに貼る学生もいます．ポートフォリオはあくまでも評価資料の１つとして他の評価資料(リフレクション・ノート，観察，対話など)と合わせて，活用しています．

パフォーマンス評価＆ルーブリック Q&A

Q9. パフォーマンス課題が重なると学生が大変ですが，どうしたらいいですか

A9. 2年次になって専門科目Ⅰ，Ⅱが始まると，複数科目でパフォーマンス課題が重なります．そのようなときは，提出日時が重ならない時間割と授業計画にします．科目によっては，授業計画を立てる段階で，授業時間内にパフォーマンス課題を行う時間を作ることもあります．「パフォーマンス課題は大変だけど，完成したときの達成感がたまならい．だからがんばってしまう」という学生の気持ちを持続できる配慮が必要です．図 Q-2 にパフォーマンス課題をした学生の感想例を示します．

Q10. 課題を提出しない学生はどう評価しますか

A10. 学生には課題と一緒にルーブリックも提示しています．シラバスには，「**期限までに課題の提出がなければ評価の対象としない**」と明記しています．ルーブリックに基づいて期限までに未提出の場合は，評価の点数として加算しません．ただ

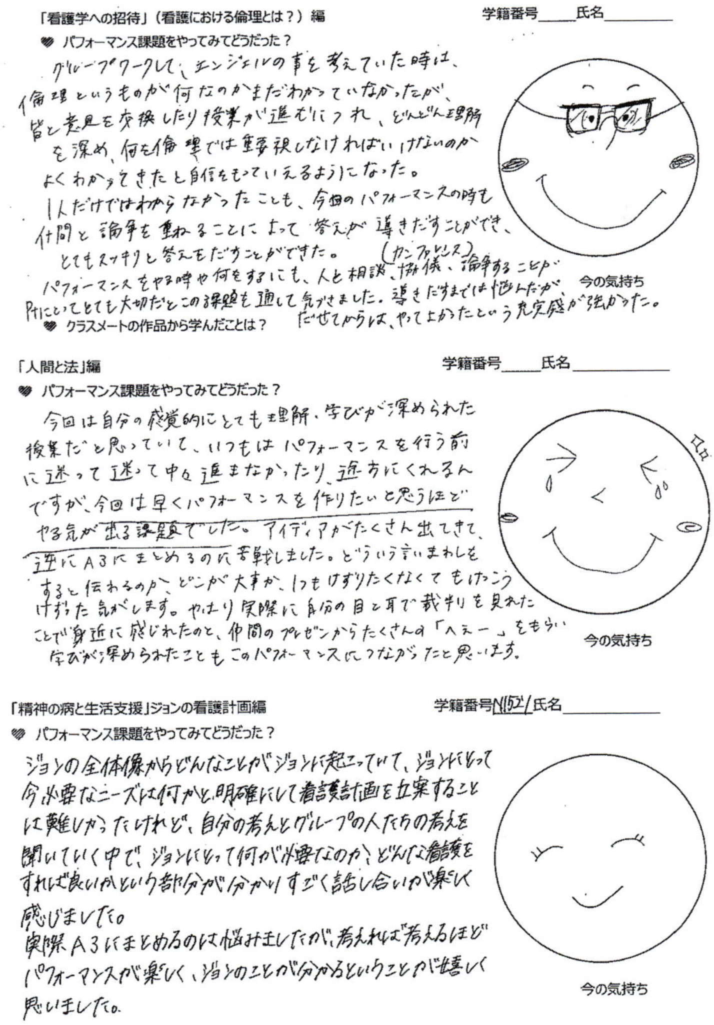

「看護学への招待」（看護における倫理とは？）編　　学籍番号＿＿＿＿氏名＿＿＿＿＿＿

♥ パフォーマンス課題をやってみてどうだった？

グループワークして、エンジェルの事を考えていた時は、倫理というものが何なのかまだわかっていなかったが、皆と意見を交換したり授業が進むにつれ、どんどん理解を深め、何を倫理では重要視しなければいけないのかよくわかってきたと自信をもっていえるようになった。
1人だけではわからなかったことも、今回のパフォーマンスの時も仲間と論争を重ねることによって答えが導きだすことができ、とてもスッキリと答えをだすことができた。（カンファレンス）
パフォーマンスをやる時や何をするにも、人と相談、協議、論争することが Ptにとってとても大切だとこの課題を通して気づきました。導きだすまでは悩んだが、だせてからは、やってよかったという充実感が強かった。

♥ クラスメートの作品から学んだことは？

今の気持ち

「人間と法」編　　学籍番号＿＿＿＿氏名＿＿＿＿＿＿

♥ パフォーマンス課題をやってみてどうだった？

今回は自分の感覚的にとても理解・学びが深められた授業だと思っていて、いつもはパフォーマンスを行う前に迷って迷って中々進まなかったり、途方にくれるんですが、今回は早くパフォーマンスを作りたいと思うほどやる気が出る課題でした。アイディアがたくさん出てきて、逆にA3にまとめるのに苦戦しました。どういう言いまわしをすると伝わるのか、どこが大事か、1つもけずりたくなくてもけっこうけずった気がします。やはり実際に自分の目と耳で裁判を見れたことで身近に感じれたのと、仲間のプレゼンからたくさんの「へぇー」をもらい学びが深められたこともこのパフォーマンスにつながったと思います。

今の気持ち

「精神の病と生活支援」ジョンの看護計画編　　学籍番号N152／氏名＿＿＿＿＿＿

♥ パフォーマンス課題をやってみてどうだった？

ジョンの全体像からどんなことがジョンに起こっていて、ジョンにとって今必要なニーズは何かと明確にして看護計画を立案することは難しかったけれど、自分の考えとグループの人たちの考えを聞いていく中で、ジョンにとって何が必要なのか、どんな看護をすれば良いかという部分が分かりすごく話し合いが楽しく感じました。
実際A3にまとめるのは悩みましたが、考えれば考えるほどパフォーマンスが楽しく、ジョンのことが分かるということが嬉しく思いました。

今の気持ち

図 Q-2　パフォーマンス課題の感想〔加藤沙里さん（上・中段），松原茜さん（下段）提供〕

し，学則上やむを得ない事情に該当する場合は，評価します．

本校の例では，教師がこのような統一した対応をとるため，どの科目においても課題を提出しない学生はいません．

Q11. 作品の評価をどうしていますか

A11. 科目担当教員がまず，ざっと見た印象で「A．大変良い」「B．よい」「C．努力を要する」の3段階程度に作品を分けます．その後，学生間でルーブリックに基づいて，良いところ，もっと良くしたらよいところを具体的にコメントします．10名の評価をするには90分が必要です．授業の時間の中で，何人の相互評価が可能かを考慮して人数を決めています．

学生は他者評価をすることで新たな気づきや学びがあります．学生から希望があればやり直しの機会を与えています．また，相互評価を通して学んだことを振り返っています．「パフォーマンス課題をやってどうだった？」「他者の評価から学んだことは？」「他者の評価をして学んだことは？」「次に作品にどう活かす？」という項目です．

評価しっぱなしにして終わらないことが大切です．

Q12. グループワークの評価をどうしていますか

A12. 総合的にルーブリックで評価をしています．グループ全体での評価と別に最終的に個人のポートフォリオを提出してもらい評価をしています．また，グループワークでのワークシートの記入やグループワークでの取り組みを別の学生に他者評価してもらったり，さまざまな方法を内容によって組み合わせています．

Q13. プレゼンテーションの評価をどうしていますか

A13. グループワーク同様に，グループ全体の評価と個人のポートフォリオの評価を総合してルーブリックで評価しています．プレゼンテーションの課題とともにルーブリックも提示しています．学生同士による評価をルーブリックで行い，他者評価として加点することもあります．

Q14. ルーブリックの基準がどうしても行動目標化してしまいます

A14. 本校ではレポートなどのルーブリックであれば，教科書，資料を写しているだけで自ら考えていなければ「C」，教科書，資料を活用して自分なりに考えた内容があれば「B」，さらにさまざまな調べ学習をして，探究していれば「A」という大枠の基準があります．あとは課題のテーマの内容ごとに，どの程度理解してほしいのかで内容を加えています．

実習のルーブリックは，看護の質です．たとえば，知識とスキルを使って看護を実践していなければC，教科書的知識やスキルを使って看護をしていればB，相手の立場に立って知識とスキルを使って的確に看護をしていればAという基準があります．また，状況を考慮して予測や推論を働かせながら看護しているかどうかを基準にすることも可能です．基準は，自校が目指す看護を質として段階にしています．細目標の達成の数にはなりません．手順や方法，原理・原則で重要な項目は，ポイントとして示しています．第3章の**表3-2**(p.62)を参照されるとよいでしょう．

Q15. 教育方法として統一するために，全領域に取り入れる必要がありますか

A15. 必要ありません．授業のねらい，重点目標に対応させて，パフォーマンス課題を

用いることが最も適切だと判断すれば活用します．本校では，専門科目Ⅰ，専門科目Ⅱ，統合分野の中で，教員が担当する科目では多く活用しています．実習で学生がどのように看護してほしいか，その情景をイメージして授業を設計するため，パフォーマンス課題が必要となります．ただ，**パフォーマンス課題の作品をすべての教員の授業で求めては学生がパフォーマンスを発揮することはできません**．その作品の提出時期が重ならないよう，時間割や授業内で作成する時間を設けるなど，配慮が必要となります．

専門基礎科目では，本校の教師が担当する「人間と法」の科目でパフォーマンス課題を活用した授業を設計しています．

Q16. ルーブリックで失敗したことはありますか

A16. あります．**図 Q-3** にその再構築（抜粋）の 1 例を示します．2010（平成 22）年に初めてルーブリックを活用して実習をした「精神看護実習」でルーブリックの基準と，実際の看護がかみ合わなかった事例です．このルーブリックを作成したのは筆者です．まだ，行動目標から抜け切れていないままの思考で，ルーブリックの 3 段階のマス目を埋めるのに苦労しました．そのため，「何が」「どの程度」到達すればよいのか，教科書を見ながら，そこで示される精神看護の精神やゴールをそのままルーブリックにしたところ，患者目線の看護を目指している学生と，教師目線で示したルーブリックとで，看護に大きな隔たりを生じました．学生は，ルーブリックに従った実習をして合格すべきか，それとも患者目線の看護を実践して評価をあきらめるか，大きなジレンマ状況に置かれました．特に臨地実習のルーブリックは，臨床状況と患者の看護へのニーズを熟慮して考える必要があります．

いうまでもなく，実習のルーブリックは，**患者目線で看護の質を問う基準**にする必要があります．

実習 Q&A

Q17. 評価者（教師と指導者，学生と教師）によって採点が変わってしまいます．

A17. 教師と（実習）指導者では，見ている実習場面が違うこともあるため**評価が異なることが前提**となります．そのため，異なった理由を相互で確認します．学生と教師で評価に差がある場合は，ポートフォリオやリフレクション・ノートを用いてルーブリックの基準に照らし合わせながら，教師の採点の根拠を学生に伝えます．

学生は「学んだ」「できた」と自己評価していても，ポートフォリオやリフレクション・ノートから確認できないこともあります．そのような場合でもしっかり対話をもつことで，どこまで理解できているのかを確認することができます．

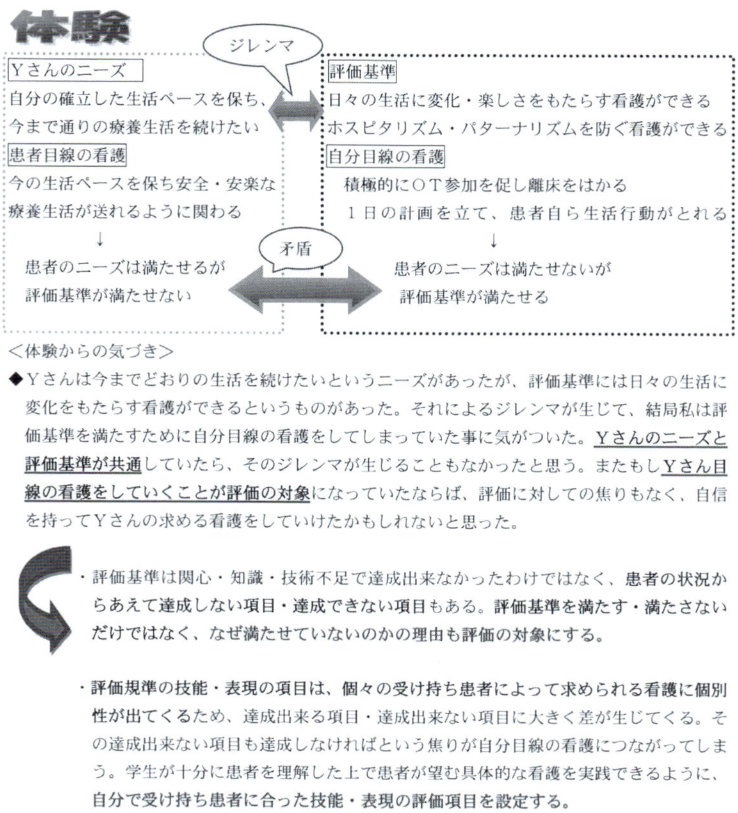
体験
ジレンマ
Yさんのニーズ
自分の確立した生活ペースを保ち、
今まで通りの療養生活を続けたい
患者目線の看護
今の生活ペースを保ち安全・安楽な
療養生活が送れるように関わる
↓
患者のニーズは満たせるが
評価基準が満たせない
評価基準
日々の生活に変化・楽しさをもたらす看護ができる
ホスピタリズム・パターナリズムを防ぐ看護ができる
自分目線の看護
積極的にＯＴ参加を促し離床をはかる
１日の計画を立て、患者自ら生活行動がとれる
↓
患者のニーズは満たせないが
評価基準が満たせる
矛盾
＜体験からの気づき＞
◆Ｙさんは今までどおりの生活を続けたいというニーズがあったが、評価基準には日々の生活に変化をもたらす看護ができるというものがあった。それによるジレンマが生じて、結局私は評価基準を満たすために自分目線の看護をしてしまっていた事に気がついた。Ｙさんのニーズと評価基準が共通していたら、そのジレンマが生じることもなかったと思う。またもしＹさん目線の看護をしていくことが評価の対象になっていたならば、評価に対しての焦りもなく、自信を持ってＹさんの求める看護をしていけたかもしれないと思った。
・評価基準は関心・知識・技術不足で達成出来なかったわけではなく、患者の状況からあえて達成しない項目・達成できない項目もある。評価基準を満たす・満たさないだけではなく、なぜ満たせていないのかの理由も評価の対象にする。
・評価規準の技能・表現の項目は、個々の受け持ち患者によって求められる看護に個別性が出てくるため、達成出来る項目・達成出来ない項目に大きく差が生じてくる。その達成出来ない項目も達成しなければという焦りが自分目線の看護につながってしまう。学生が十分に患者を理解した上で患者が望む具体的な看護を実践できるように、自分で受け持ち患者に合った技能・表現の評価項目を設定する。

図 Q-3　ルーブリックの失敗例――「精神看護実習再構築」より抜粋
（森菜月さん提供）

Q18. 受け持ち患者の重症度で評価の違いが出ませんか

A18. 重症度が違っても，一人ひとり，目の前の患者の状況で最善となるよう判断し実践し，振り返りからその人の看護が考えられているかを評価します．ルーブリックは，受け持ち患者の状況ではなく，学習活動を軸にしています．そのため，重症度の違いだけで評価に差が出ることはありません．教員は学生が実習の目標に到達できるよう看護を実践できる環境を最大限整えるように努めています．

Q19. 情意領域の評価はどうしていますか

A19. パフォーマンス評価の観点は，当該科目における「知識」「スキル」「思考・判断・表現」に絞っています．従来式のようにどの実習でも通用するような評価基準にはなりません．そこで問題となるのが，いわゆる「情意領域」です．評価の観点としては表に出てきませんが，学生の「思考・判断・表現」の中で，患者にどのような関心を注ぎ，心のこもった配慮を考え，誠実な態度で看護を表現しているか，からみることができます．どの領域にもかかる情意領域，たとえばチームメンバーとの協力や，報告・連絡・相談，遅刻・欠席に関する内容などは評定点に含めず，学生自身が自己評価し，教師が指導をする項目として別に提示することも可能です．人格や個性に点数をつけることの是非も，教育者として考慮すべき事項かもしれません（第7章，**図 7-6**，p.148）．

Q20. 看護過程の思考過程を学習活動にすれば，すべての実習が同じルーブリックになりますが，いいのでしょうか

A20. なりません．思考スキルは手段です．学習活動は，当該領域でしか体験できない看護実践になります．科学的思考を使いながら，どのような看護が実践できているのか，そのパフォーマンスを評価するのがパフォーマンス評価です．思考スキルのステップがルーブリックになることもありません．

Q21. リフレクションが書けない学生はどうしたらよいですか

A21. リフレクションを書くことが実習の目的ではありません．リフレクションに書かれていなくても実践の中で見事に「知識」「スキル」「思考・判断・表現」が統合されている学生もいます．リフレクションは，あくまでも学生が知識を活用してメタ認知を働かせ，帰納的に学習を深め，広げるツールです．教師が当該実習のねらいに向かって指導に活用することが大切です．それでも，「書けない」「日記になる」のであれば，仮説や推論を働かせ，その根拠を探究し，結果を予測するような思考に導く指導をします．

Q22. リフレクションでは SOAP で記録しないので，就職してから困るのでは

A22. SOAP（Subjective Objective Assessment Plan）方式も，1年次の「生命を護る看護」の中でフィジカルアセスメントの記録法として教えていますので，リフレクションの中で SOAP で記載してくる学生もいます．「看護師らしく考え行動する」実習をしていると，卒業が近づくにつれて現場ナースのように SOAP で記録が必要だと自ら気づき，書き始めるケースが出てきます．その自発性を歓迎しています．

Q23. 看護診断ができなくてもいいのですか

A23. 本校では，1994（平成6）年に第一期生を迎えて以来，2008（平成20）年まで NANDA の看護診断を指導していました．それまでの実習で学生と教師が議論したのは，看護診断用語が適切かどうかということでした．その患者個別の看護上のニーズや配慮に気づいても，診断用語が当てはまらないと看護計画にあげられないという現象が多々ありました．患者を一般化する思考を育てるのではなく，個々の患者の個別的な看護を学んでほしいと思います．

臨床での経験を積めば，診断用語はそれからでも扱えるようになります．現

在，実習病院で使われている電子カルテはパソコン上での運用がほとんどで，個別的な看護問題はフォーカスで記録されています．「看護診断ができる」ことが看護基礎教育の目的ではなく，電子カルテを活用しながら，いかに個別的な質の高い看護ができるかが大切だと思います．

Q24. アセスメント用紙を使わないと，施設側から「（アセスメントが）できていない」と言われます．アセスメント用紙がなくても大丈夫ですか

A24. アセスメントは非常に重要ですが，用紙の有無にはかかわりありません．

「アセスメントができる」とはどのようなことができることを意味しているのでしょうか．看護系の教科書で，「アセスメントとは情報収集である」という表記が見られ，「情報収集ができなければ看護できない」と指導される学校もあるようです．本来，臨床で看護師が行っているアセスメントは，刻々と変化する状況の中で，直接的観察を通して得られた情報を手掛かりに，系統的に観察を行い，変化や重大な徴候を起こしている原因を分析し，看護判断をします．この直接的観察には，観察視点となる病気と症状，看護の知識が必要です．また，直接的観察にはヘルスアセスメントのスキルが必要となります．また，患者への心のこもった関心がなければ患者の変化や思いを感じ取ることはできません．患者の変化を感じ取るには研ぎ澄まされた五感を使わなくてはなりません．患者に心のこもっ

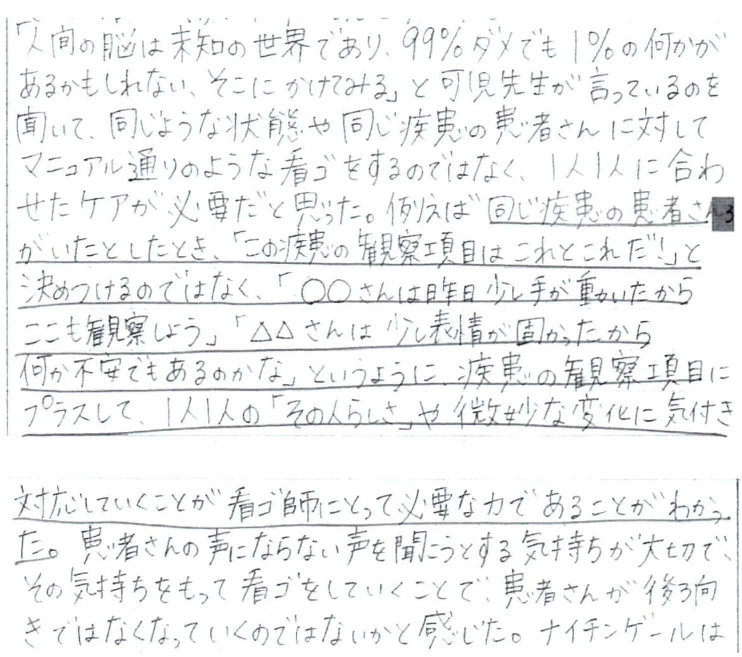
「人間の脳は未知の世界であり、99%ダメでも1%の何かがあるかもしれない、そこにかけてみる」と可児先生が言っているのを聞いて、同じような状態や同じ疾患の患者さんに対してマニュアル通りのような看ゴをするのではなく、1人1人に合わせたケアが必要だと思った。例えば同じ疾患の患者さんがいたとしたとき、「この疾患の観察項目はこれとこれだ！」と決めつけるのではなく、「○○さんは昨日少し手が動いたからここも観察しよう」「△△さんは少し表情が固かったから何か不安でもあるのかな」というように、疾患の観察項目にプラスして、1人1人の「その人らしさ」や微妙な変化に気付き

対応していくことが看ゴ師にとって必要な力であることがわかった。患者さんの声にならない声を聞こうとする気持ちが大切で、その気持ちをもって看ゴをしていくことで、患者さんが後ろ向きではなくなっていくのではないかと感じた。ナイチンゲールは

図 Q-4　学生の記録（山田克枝さん提供）

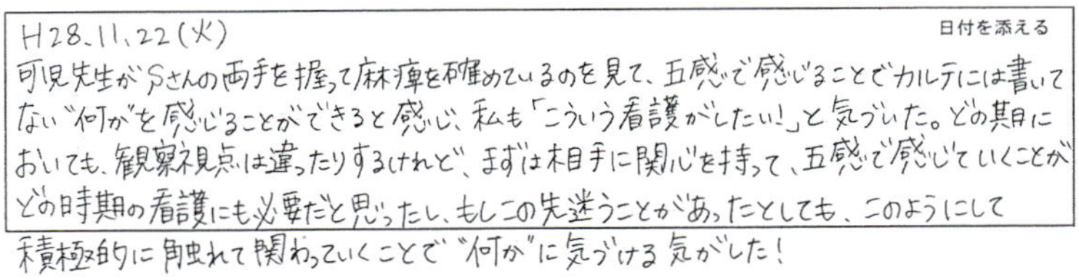

H28.11.22(火)
日付を添える
可児先生がSさんの両手を握って麻痺を確めているのを見て、五感で感じることでカルテには書いてない"何か"を感じることができると感じ、私も「こういう看護がしたい!」と気づいた。どの期においても、観察視点は違ったりするけれど、まずは相手に関心を持って、五感で感じていくことがどの時期の看護にも必要だと思ったし、もしこの先迷うことがあったとしても、このようにして積極的に触れて関わっていくことで"何か"に気づける気がした!

図 Q-5 学生の記録（山田克枝さん提供）

た関心を向けなくては，顕在化していないニーズに気づくことができません．観察技術には，看護としての態度や看護への意欲も必要です．このように，アセスメントにはさまざまな知識とスキルが必要です．アセスメント力を高めるには，どれだけ患者のベッドサイドで看護をしたかに尽きると考えています．

アセスメントとは何か，よいアセスメントとはどのようなアセスメントなのか，良い看護のためになぜアセスメントが重要であるかを学ぶのが実習です．そして，よいアセスメントができるためには，現場で看護師とともに看護しながら，看護師のアセスメントから学ぶことが不可欠だと思います．学生が実習でよいアセスメントをするために必要な力をどのように育んでいるのか**図 Q-5** に示します．1 年次 11 月，初めて患者のバイタルサインの測定をする実習での学生の学びです．

国家試験 Q&A

Q25. 国家試験対策はどのようにされていますか

A25. 「国家試験に合格させることが看護基礎教育のゴールだから，そのために授業や実習を計画する」という考え方があります．それぞれの学校がどのようなゴールを設定しているかについての是非は語れませんが，本校が目指しているのは，国家試験の先にある 4 月の，新人看護師としての入職スタートです．現場からいただく評価・ポジティブフィードバックがなによりの教育評価だと思います．よって，国家試験に合格すること自体を目的とせずそれに絞った特別な対策をとっていないため，本書では割愛します．なお本校の合格率はウェブサイト（http://www.ajisai.ac.jp/other/syogakukin.html）で公開しています．

さらなる未来に向けたQ&A

Q26. カリキュラム設計を「逆向き」にしても，なお残る課題は何でしょうか

A26. 「逆向きの設計」のステップを踏んでも，最終的な授業計画は従来式と同じく網羅的で，相互の脈絡に乏しい構成になることが見受けられるのが大きな課題です．それですと，結局「ゴール」「重点目標」「パフォーマンス課題」は何だったの？という疑問しか残りません．重点目標につながらない本時の主発問は，目標分析が中心だった時代の教育で養成された世代に身についた，負の遺産だと思います．それが根づきすぎて，教員本来の力量が発揮されなくなっていました．学生にとって「面白くない」授業計画は，だいたいこのパターンですし，残念ですが，「逆向き設計」のフェイクとして捉えられます．そうならないためには，結局一人ひとりの教員の総合的な力量の向上，意識改革の問題として立ち返ってくるとも言えるでしょう．筆者もがんばります．みんなでがんばりませんか．

（糸賀暢子・元田貴子）

索引

数字・欧文

◆す・せ

◆そ

◆た

◆ち